140

Anaesthesiologie und Intensivmedizin
Anaesthesiology
and Intensive Care Medicine

W0232564

Herausgeber:
H. Bergmann · Linz (Schriftleiter)
J.B. Brückner · Berlin   R. Frey · Mainz
M. Gemperle · Genève   W.F. Henschel · Bremen
O. Mayrhofer · Wien   K. Peter · München

Band 2
ZAK Innsbruck 1979
Hauptthema I: Regionalanaesthesie
Freie Themen: Elektrostimulationsanalgesie
Panel II: Perinatalperiode

Zentraleuropäischer Anaesthesiekongreß

Regionalanaesthesie, Perinatologie
Elektrostimulationsanalgesie

Herausgegeben von
B. Haid und G. Mitterschiffthaler

Mit 136 Abbildungen und 51 Tabellen

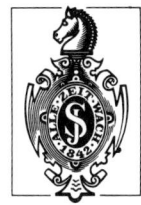

Springer-Verlag
Berlin Heidelberg New York 1981

Univ.-Prof. Dr. med. Bruno C. Haid und
OA Dr. med. Gottfried Mitterschiffthaler

Klinik für Anaesthesiologie der
Universität Innsbruck
Anichstraße 35, A-6020 Innsbruck

ISBN 3-540-10943-9 Springer-Verlag Berlin Heidelberg New York
ISBN 0-387-10943-9 Springer-Verlag New York Heidelberg Berlin

CIP-Kurztitelaufnahme der Deutschen Bibliothek
ZAK <1979, Innsbruck>:
Zentraleuropäischer Anaesthesiekongreß / hrsg. von B. Haid und
G. Mitterschiffthaler. – Berlin; Heidelberg; New York: Springer
(Anaesthesiologie und Intensivmedizin; . . .)
NE: Haid, Bruno [Hrsg.]; HST
Bd. 2 → Regionalanaesthesie

Regionalanaesthesie. Perinatologie. Hrsg. von B. Haid u. G. Mitterschiffthaler.
Berlin; Heidelberg; New York: Springer, 1981.
(Zentraleuropäischer Anaesthesiekongreß; Bd. 2)
(Anaesthesiologie und Intensivmedizin; 140)
ISBN 3-540-10943-9 (Berlin, Heidelberg, New York)
ISBN 0-387-10943-9 (New York, Heidelberg, Berlin)
NE: Haid, Bruno [Hrsg.]; beigef. Werk; 2. GT

Satz: Schreibsatz Service Weihrauch, Würzburg
Druck und Bindearbeiten: Offsetdruckerei Julius Beltz KG, Hemsbach
2127/3321-543210

Inhaltsverzeichnis

Hauptthema I
Regionalanaesthesie II
(Vorsitz: O. Schulte-Steinberg und F. Porges)

Freie Themen
Elektrostimulationsanaesthesie
(Vorsitz: O.H. Just und G. Pauser)

Panel II
Perinatologie
(Vorsitz: J. Neumark)

Verzeichnis der Referenten und Vorsitzenden

Antal M., Dr. med., Institut für Anaesthesiologie der Akademie der Wissenschaften, Budapest, Ungarn

Aroński A., Prof. Dr. med., Institut für Anaesthesiologie und Reanimation der Medizinischen Akademie, Wrocław, Polen

Baum J., Dr. med., Klinik für Anaesthesiologie und Operative Intensivmedizin der Universität Münster, D-4440 Münster

Bayer H., Dr. med., Institut für Anaesthesiologie der Universität Graz, A-8036 Graz

Benke A., Prof. Dr. med., Institut für Anaesthesiologie der Krankenanstalten Rudolfstiftung, A-1030 Wien

Bergmann H., Prof. Prim. Dr. med., Institut für Anaesthesiologie (Blutzentrale) des Allgemeinen Krankenhauses, A-4020 Linz

Bonica J.J., Prof. Dr. med., Department of Anesthesiology, University of Washington, Seattle, USA

Dennhardt R., Prof. Dr. med., Anaesthesie-Zentrum der Universitätskliniken Marburg, D-3550 Marburg a.d. Lahn

Dick W., Prof. Dr. med., Department für Anaesthesiologie des Zentrums für Interdisziplinäre Medizinische Einheiten der Universität Ulm, D-7900 Ulm

Diemer H.P., Dr. med., Universitätsfrauenklinik Düsseldorf, D-4000 Düsseldorf

Driessen A., Dr. med., Department für Anaesthesiologie des Zentrums für Interdisziplinäre Medizinische Einheiten der Universität Ulm, D-7900 Ulm

Firn S., Dr. med., Department of Anaesthetics, Pinderfield General Hospital, Wakefield, Großbritannien

Fischer M., Dr. med., Abteilung für Anaesthesiologie der Universitätskliniken Heidelberg, D-6900 Heidelberg

Grabow L., Prof. Dr. med., Zentrale Abteilung für Anaesthesiologie und Intensivmedizin, Evangelisches Krankenhaus, D-4100 Duisburg-Nord

Hammerle A.F., Dr. med., Klinik für Anaesthesie und Allgemeine Intensivmedizin, A-1090 Wien

Havers L., Prof. Dr., Institut für Anaesthesiologie, Universitäts-Kliniken, D-5300 Bonn

Helms U., Priv. Doz. Dr. med., Institut für Anaesthesiologie der Medizinischen Hochschule, D-3000 Hannover

Hempel V., Priv. Doz. Dr. med., Zentralinstitut für Anaesthesiologie der Universität Tübingen, D-7400 Tübingen

Ilias W., Dr. med., Klinik für Anaesthesie und Allgemeine Intensivmedizin der Universität Wien, A-1090 Wien

Just O.H., Prof. Dr. med., Abteilung für Anaesthesiologie der Universitätskliniken Heidelberg, D-6900 Heidelberg

Klein A., Dr. med., Institut für Anaesthesiologie der Universität Mainz, D-6500 Mainz

Knitza R., Dr. med., Physiologisches-Chemisches Institut der Universität Mainz, D-6500 Mainz

Knoche E., Dr. med., Department für Anaesthesiologie des Zentrums für Interdisziplinäre Medizinische Einheiten der Universität Ulm, D-7900 Ulm

Kun M., Prof. Dr. med., Institut für Anaesthesiologie der Akademie der Wissenschaften, Budapest, Ungarn

Lanz E., Dr. med., Institut für Anaesthesiologie der Universität Mainz, D-6500 Mainz

Mutz N., Dr. med., Klinik für Anaesthesie und Allgemeine Intensivmedizin der Universität Wien, A-1090 Wien

Munteanu S., Dr. med., Anaesthesieabteilung des Malteser Krankenhauses, D-4700 Hamm

Neumark J., Dr. med., Klinik für Anaesthesie und Allgemeine Intensivmedizin der Universität Wien, A-1090 Wien

Nolte H., Prof. Dr. med., Institut für Anaesthesiologie des Klinikums, D-4950 Minden

Patschke D., Prof. Dr. med., Abteilung für Anaesthesiologie und Intensivmedizin der Universität Giessen, D-6300 Giessen

Pauser G., Univ. Doz. Dr. med., Klinik für Anaesthesie und Allgemeine Intensivmedizin der Universität Wien, A-1090 Wien

Ponhold H., Dr. med., Institut für Anaesthesiologie der Universität Graz, A-8036 Graz

Poppers P.J., Prof. M.D., Department of Anaesthesiology, University Stony Brook, Long Island, New York, USA

Porges F., Univ. Doz. Dr. med., Klinik für Anaesthesiologie und Allgemeine Intensivmedizin der Universität Wien, A-1090 Wien

Rizzi R., Prof. Dr. med., Servizio Anestesia e Reanimazione, Ospedale Civile, Vicenza, Italien

Rothe K.F., Dr. med., Zentralinstitut für Anaesthesiologie der Universität Tübingen, D-7400 Tübingen

Sprotte G., Dr. med., Institut für Anaesthesiologie der Universität Würzburg, D-8700 Würzburg

Schmidt H., Dr. med., Institut für Anaesthesiologie der Universität Frankfurt, D-6000 Frankfurt

Schulte-Steinberg O., Prof. Dr. med., Institut für Anaesthesiologie am Kreiskrankenhaus, D-8130 Starnberg

Stoll W., Priv. Doz. Dr. med., Frauenklinik, Kantonspital, CH-5000 Aarau

Tassonyi E., Dr. med., Institut für Anaesthesiologie der Akademie der Wissenschaften, Budapest, Ungarn

Theiss D., Dr. med., Institut für Anaesthesiologie der Universität Mainz, D-6500 Mainz

Tolksdorf W., Dr. med., Institut für Anaesthesiologie und Reanimation der Städtischen Krankenanstalten, D-6800 Mannheim

Tonczar L., Dr. med., Klinik für Anaesthesiologie und Allgemeine Intensivmedizin der Universität Wien, A-1090 Wien

Ungemach J.A., Dr. med., Institut für Anaesthesiologie und Reanimation der Städtischen Krankenanstalten, D-6800 Mannheim

Varga L., Dr. med., Abteilung für Anaesthesiologie und Intensivtherapie des Allgemeinen Krankenhauses, Györ, Ungarn

Weiss V., Dr. med., Institut für Anaesthesiologie, Kantonspital, CH-1206 Genf

Zimpfer M., Dr. med., Klinik für Anaesthesiologie und Allgemeine Intensivmedizin der Universität Wien, A-1090 Wien

Hauptthema I
Regionalanaesthesie I

Vorsitz: H. Nolte und H. Bergmann

Gegenwärtiger und zukünftiger Stand der Regionalanaesthesie

H. Nolte

Fast 100 Jahre sind es her, seit Koller über die lokalanaesthetische Wirkung des Cocains am Auge berichtete. Nur wenig später – nämlich 1885 – berichtete Corning nach einer akzidentellen Spinalanaesthesie am Hund folgendes: „Mag die Bedeutung dieser Beobachtung sein was sie will. Ich hatte das Gefühl, daß sie als Ganzes wert sei, berichtet zu werden!" Nur einige Jahre darauf – 1889 – publizierte Bier seine klassischen Untersuchungen: „Versuche über Cocainisierung des Rückenmarks".

Seit dieser Zeit hat sich die Popularität der Regionalanaesthesie über Höhen und durch Tiefen bewegt. Während der letzten 30–40 Jahre haben die explosionsartige Entwicklung der Allgemeinanaesthesie und die teilweise alarmierenden Berichte über neurologische Schäden nach Regionalanaesthesie – hier besonders nach Spinalanaesthesie – ihre Popularität wieder einmal auf den Null-Punkt sinken lassen. Im zentraleuropäischen Raum mag hinzukommen, daß hier in den frühen 50er Jahren der Beginn der modernen Anaesthesie zu finden ist. Aufgrund der überlegenen technischen Fertigkeit des Anaesthesisten bei der Allgemeinanaesthesie wurde die Regionalanaesthesie, die damals ohnehin von den Chirurgen besser beherrscht wurde, vernachlässigt. Erst in den letzten 10 Jahren ist in Mitteleuropa zu beobachten, daß die Regionalanaesthesie in ihrer quantitativen Anwendung zunimmt. Verbessertes Wissen über Physiologie und Pathophysiologie der Nervenfunktion, teilweise bessere Ausbildung junger Anaesthesisten in der Technik, Verfeinerung der Methoden und die Entwicklung neuer, langwirkender Lokalanaesthetika haben zu dieser Zunahme der Anwendung der Regionalanaesthesie geführt.

Während die „Wiederbelebung" der Regionalanaesthesie in Nordamerika und den skandinavischen Ländern relativ zügig voran ging, ist demgegenüber in Zentraleuropa doch eine eher schleppende Entwicklung zu beobachten. Dieses beweist die Tatsache, daß aufgrund von wissenschaftlichen Publikationen oder Stellenangeboten in Fachzeitschriften der Eindruck entsteht, als ob in vielen Zentren, besonders des deutschen Sprachraumes, die Regionalanaesthesie einen weiten Platz einnimmt. Andererseits läßt sich über die pharmazeutische Industrie feststellen, daß der effektive Verbrauch an Lokalanaesthetika sehr sehr langsam steigt. Hieraus muß geschlossen werden, daß vielerorts die Anwendung der Regionalanaesthesie sich lediglich auf Lippenbekenntnisse beschränkt!

Wenn man über den heutigen Stand der Regionalanaesthesie in Zentraleuropa sprechen soll, dann geht das bedauerlicherweise nicht ohne erhebliche Kritik. Noch vor 10–15 Jahren wurde denjenigen unter uns, die sich intensiv und auf breiter Basis mit der Regionalanaesthesie befaßten, von Kollegen immer wieder gesagt, daß sie nicht verstehen könnten, wie man sich für Methoden des 19. Jahrhunderts begeistern könne!! Intensive, experimentelle Untersuchungen und ganz besonders breitbasige, fundierte klinische Erfahrungsberichte haben aber gezeigt, daß die Regionalanaesthesie eine durchaus ernstzunehmende Alternative zu den vielen unterschiedlichen Techniken der Allgemeinanaesthesie darstellt. Es ist daher heute nicht mehr möglich, daß auf wissenschaftlichen Tagungen renommierte Anaesthesisten aufstehen und widerspruchslos die Regionalanaesthesie als veraltete Methoden in Bausch und Bogen verdammen können!

Wie sieht jedoch trotz aller löblicher Fortschritte auf diesem Gebiet die Praxis aus? Wenn wir die wenigen Anaesthesieabteilungen in Zentraleuropa – es sind sicherlich weniger als 20 –, die sich intensiv mit der Regionalanaesthesie befassen, einmal ausklammern, dann läßt sich doch feststellen, daß die Relation zwischen Allgemeinanaesthesie und Regionalanaesthesie immer noch stark zum Vorteil der Allgemeinanaesthesie dasteht. Das bedeutet, daß die echten Indikationen für die Anwendung der unterschiedlichen Regionalanaesthesieverfahren entweder vom Anaesthesisten nicht berücksichtigt werden, oder er aber aus mangelnder technischer Fertigkeit bzw. wegen Kooperationsproblemen mit den operativen Fächern nicht bereit ist, diese Verfahren in dem ihnen gebührenden Prozentsatz anzuwenden.

In Abteilungen, in denen Regionalanaesthesien in akzeptablem Prozentsatz durchgeführt werden, kann man aber feststellen, daß die Variationsmöglichkeiten in bezug auf die einzelnen Regionalanaesthesietechniken nicht genutzt werden. Es ist mein ganz persönlicher Eindruck – und dieser mag durchaus verkehrt sein –, daß von den rückenmarksnahen Anaesthesien sicherlich die Spinalanaesthesie zu 80–90% angewendet wird und den epiduralen Anaesthesieverfahren nur 10–20% eingeräumt werden. Noch deutlicher scheint der Prozentsatz bei den peripheren Plexusanaesthesien zu sein. Hier werden, wenn überhaupt, Plexusanaesthesien für die obere Extremität durchgeführt. Nur in ganz ganz wenigen Abteilungen wird auch die untere Extremität oder der Körperstamm mit Plexus- bzw. Paravertebralanaesthesien für operative Eingriffe versorgt. Wenn die Plexusanaesthesien dennoch in ausreichendem Maße angewendet werden, dann wiederum bedient man sich häufig nur jeweils eines Verfahrens. Man sollte aber bedenken, daß allein für den Plexus cervicalis bzw. brachialis 5 Verfahren zur Verfügung stehen. Die gleiche Zahl ist auch zur Blockade des N. ischiadicus möglich. Mit anderen Worten: Eine breitgefächerte Ausbildung wird nicht geboten.

Es besteht demnach alles in allem kein Anlaß, daß wir uns gegenseitig schulterklopfend einen hohen Stand der Regionalanaesthesie in Zentraleuropa bescheinigen. Man muß aber anerkennen, daß in den letzten 5–10 Jahren zwar zögernd, aber doch deutliche Fortschritte sich abgezeichnet haben und die Hoffnung besteht, daß in weiteren 5–10 Jahren die Regionalanaesthesie vielleicht zu einem akzeptablen Rüstzeug der klinisch tätigen Anaesthesisten werden wird.

Wenn man also der Regionalanaesthesie eine positive Zukunft voraussagt, dann ist es zu wünschen, daß einige Überlegungen wirklich ernsthaft und intensiv durchgeführt werden.
1.   Die Ausbildung junger Anaesthesisten in einer möglichst breiten Palette von Regionalanaesthesietechniken sollte verbessert werden. Nur so läßt sich neben der echten Indikationsstellung besonders die Morbidität und Mortalität, bedingt durch Unerfahrenheit oder Nichtwissen, verringern.
2.   Die Regionalanaesthesie sollte wirklich nur dann durchgeführt werden, wenn sie auch indiziert ist, d.h. gegenüber der Allgemeinanaesthesie echte Vorteile bietet, was besonders die Sicherheit des Patienten angeht. Darüber hinaus sollte man die Vor- und Nachteile der einzelnen Regionalanaesthesietechniken für den Patienten und für die Operation gegeneinander abwägen und dann entsprechend entscheiden. Dies bedeutet ganz besonders, daß man nicht nur die Methoden durchführt, die, wie z.B. die Spinalanaesthesie, technisch relativ einfach anzuwenden sind. Erst die Kenntnis unterschiedlicher Techniken garantiert zufriedenstellende Resultate mit der Regionalanaesthesie.

Auch die Kontraindikationen sollten nicht vernachlässigt werden und besonders dort, wo sowohl eine allgemeine als auch regionale Anaesthesie möglich ist, ganz streng beachtet werden. Dieses gilt nicht nur für die allgemeinen Kontraindikationen zur Regionalanaesthesie, sondern auch für die jeder einzelnen Technik zuzusprechenden Kontraindikationen.

3.   Die experimentelle und klinische Forschung auf dem Sektor der Regionalanaesthesie sollte intensiviert werden. Noch immer wird ein Vielfaches der klinisch-anaesthesiologischen Forschung auf die Allgemeinanaesthesie oder Intensivmedizin verwandt, während für die Regionalanaesthesie nur sehr wenig Raum bleibt. Es muß jedoch klar herausgestellt werden, daß Forschungsergebnisse, die nur um der Forschung willen erzielt werden — und derer gibt es auf dem Sektor Regionalanaesthesie in den letzten 2—3 Jahren leider all zu viele — doch unterlassen werden sollten. Die Regionalanaesthesie befindet sich in einem so jungen Stadium in Zentraleuropa, daß doch der klinisch relevanten, dafür aber aussagekräftigen Forschung mehr Gewicht beigemessen werden sollte. Natürlich setzt eine solche Forschung voraus, daß derjenige, der die Forschung betreibt, auch selbst die Durchführung und Anwendung der Regionalanaesthesietechniken beherrscht. Damit ist dieser Bereich der Forschung nicht für das Labor, sondern sie muß in der Klinik zu betreiben sein.

4.   Schließlich sollte die Kooperation zwischen den Zentren verbessert werden, die sich extensiv mit der Regionalanaesthesie befassen. Nur durch sorgfältig geplante, gemeinsame, prospektive Studien, besonders in bezug auf mögliche Nebenwirkungen, werden wir in die Lage versetzt, den Patienten die ihnen zustehende Sicherheit nicht nur zu versprechen, sondern auch zu garantieren.

Elektrische Nervenlokalisation mit verschiedenen Elektrodenkanülen

D. Theiss, G. Robbel und G. Corinth

Bei Leitungsanaesthesien soll die Kanülenspitze den Nerven mit möglichst wenig Versuchen auf möglichst geringe Entfernung angenähert werden. Erregung von Nerven, die motorische Fasern enthalten, führt zu Muskelzuckungen.

Werden über eine ins Gewebe eingestochene Kanüle elektrische Impulse ausgesandt, so nimmt die Stromdichte dieser Impulse und damit ihre Reizstärke mit der Entfernung von der Kanüle ab. Die Entfernung der Kanüle von einem Nerven kann an der Impulsstärke abgeschätzt werden, die zum Auslösen der Muskelzuckungen notwendig ist.

Elektrische Reizung über die Injektionskanüle kann deshalb die Annäherung der Kanülenspitze an den Nerven in folgender Weise erleichtern:

1. Bei größeren Impulsstärken zeigen Muskelzuckungen an, daß sich die Kanüle in der Umgebung des Nerven befindet. Damit wird die weitere Suche auf eine kleinere Gewеberegion eingegrenzt.

2. Stärker- bzw. Schwächerwerden der Muskelzuckungen bei konstanter Impulsstärke läßt erkennen, ob die Kanüle sich dem Nerven nähert oder ob sie sich weiter von ihm entfernt.

3. Muskelzuckungen bei kleinen Reizstärken, bei denen die zur Nervenerregung ausreichende Stromdichte sich auf die unmittelbare Umgebung der Kanülenspitze beschränkt, bedeuten, daß die Kanülenspitze sich in unmittelbarer Nähe des Nerven befindet.

Zur elektrischen Nervenlokalisation verwendbare Elektrodenkanülen s. Abb. 1. Die einfachste Form der Elektrodenkanüle besteht aus einer gewöhnlichen, nicht isolierten Injektionskanüle, die gegen eine Oberflächenelektrode geschaltet wird (Typ 1) [3].

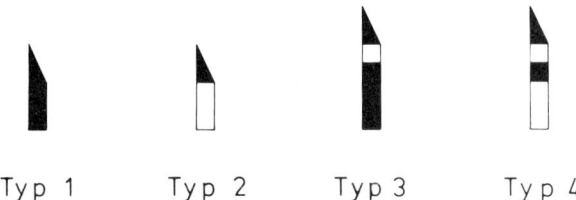

Typ 1   Typ 2   Typ 3   Typ 4

Abb. 1. Zur elektrischen Nervenlokalisation verwendbare Typen von Elektrodenkanülen. **Schwarz** = elektrisch leitend; **weiß** = elektrisch isolierend

Die Isolation des Kanülenschaftes beschränkt die Elektrodenwirkung auf die Kanülenspitze. Diese Art der Elektrodenkanüle, die im folgenden Typ 2 genannt wird, empfahl von Perthes schon 1912 zur „Leitungsanästhesie unter Zuhilfenahme elektrischer Reizung" [4]. Bei diesen monopolaren Elektrodenkanülen ist es schwer, die zur Nervenerregung führende

Stromdichte zuverlässig auf die unmittelbare Nähe der Kanülenspitze zu beschränken. Die Ursachen hierfür sind die variable Entfernung der Elektroden voneinander, ihre variable Anordnung zueinander, die großen Schwankungen des Gesamtwiderstandes und die nicht homogene Verteilung der Leitfähigkeit zwischen den Elektroden.

Deshalb entwickelten wir bipolare Elektrodenkanülen [5, 6, 7]. Sie gewährleisten eine konstante Elektrodengeometrie. Die Oberflächenelektrode entfällt und mit ihr die Hauptursache der großen Variationsbreite des Widerstandes zwischen den Elektroden. Die Spitze der Kanüle kann gegen den Kanülenschaft isoliert werden, der die Gegenelektrode zur Kanülenspitze darstellt (Typ 3).

Wenn auch noch der Kanülenschaft bis auf einen schmalen Ring an der Kanülenspitze isoliert wird, entstehen zwei kleinflächige Elektroden an der Kanülenspitze (Typ 4). Abb. 2 zeigt, daß derartige bipolare Elektrodenkanülen durch Beschichten einer Injektionskanüle mit einer leitenden und zwei isolierenden Schichten und geeignetes Anschleifen der Spitze verwirklicht werden können.

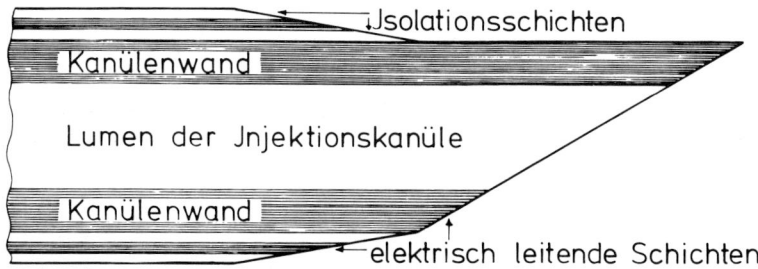

Abb. 2. Längsschnitt durch eine Elektrodenkanüle vom Typ 4, die durch dreifache Beschichtung einer Injektionskanüle entstand. **Schraffiert** = elektrisch leitend; weiß = elektrisch isolierend

Reizintensitätsverteilung dieser Elektroden-Kanülen: Mit Hilfe eines Nerv-Muskelpräparates vom Frosch wurde die Reizintensitätsverteilung in der Umgebung der vier beschriebenen Elektrodenkanülentypen in Ringerlösung untersucht [1, 2].

Dabei wurde die Elektrodenkanüle mit einem Mikromanipulator dem Nerv auf verschiedene Entfernungen angenähert und die Impulsstärke gemessen, die zur Auslösung einer definierten Muskelantwort nötig war. Die so gefundenen Impulsstärken wurden in Beziehung gesetzt zur Impulsstärke, die bei Berührung des Nerven mit der Kanülenspitze die genannte Muskelantwort bewirkte. Die so gefundenen relativen Reizintensitäten wurden in Prozent der Reizintensität an der Kanülenspitze ausgedrückt.

Abb. 3 zeigt die Reizintensitätsverteilung um eine Elektrodenkanüle vom Typ 1. Punkte gleicher Reizintensität wurden durch Linien zu geometrischen Orten gleicher Reizintensität verbunden. Sie umgeben die Kanüle annähernd als koaxiale, an der Spitze abgerundete Zylinderoberflächen. Die höchste Reizintensität (100%) ist nicht auf die Kanülenspitze beschränkt, sie findet sich auch am Kanülenschaft. Bei elektrischer Nervenlokalisation werden Impulsstärken angewendet, die 20mal so groß sind wie die Impulsstärken, die nach optimaler Annäherung der Kanüle an den Nerv zu Muskelzuckungen führen. Der geometrische Ort der gegenüber der Kanülenspitze auf 5% abgefallenen Reizintensität entspricht deshalb der Reichweite der Reizwirkung bei großen Impulsstärken. Sie beträgt bei dieser Elektrodenkanüle 12 mm.

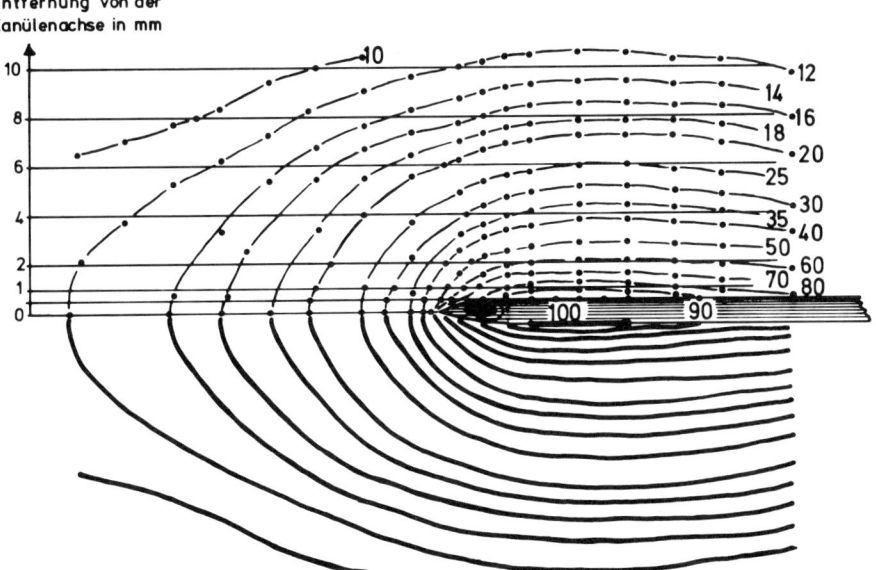

Abb. 3. Reizintensitätsverteilung um eine Elektrodenkanüle vom Typ 1. Die Punkte gleicher Reizintensität sind durch Linien zu geometrischen Orten gleicher Reizintensität verbunden. Die Zahlen an diesen Linien beschreiben die relative Reizintensität in Prozent der höchsten gemessenen Reizintensität

Abb. 4 zeigt die Reizintensitätsverteilung um eine Elektrodenkanüle vom Typ 2. Die geometrischen Orte gleicher Reizintensität entsprechen konzentrischen Kugeloberflächen um die Kanülenspitze. Der Abfall der Reizintensität erfolgt deutlich steiler als bei der Elektrodenkanüle vom Typ 1. In 12 mm Entfernung von der Kanülenspitze ist die Reizintensität auf 5% der maximalen Reizintensität abgefallen.

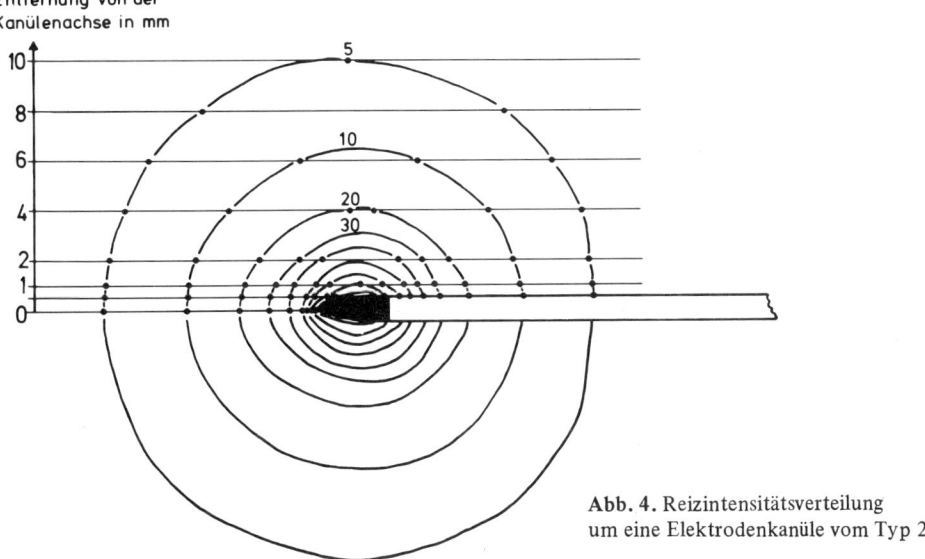

Abb. 4. Reizintensitätsverteilung um eine Elektrodenkanüle vom Typ 2

Abb. 5 zeigt Linien gleicher Reizintensität um die Spitzen von Elektrodenkanülen vom Typ 3. Der Verlauf dieser Linien hängt von der Entfernung der Elektroden und von ihrem Größenverhältnis ab. Nur bei größerer Entfernung der Elektroden voneinander ergibt sich eine annähernd kugelförmige Verteilung der Reizintensität um die Kanülenspitze. Bei kleinem Elektrodenabstand entsprechen die geometrischen Orte gleicher Reizintensität den Oberflächen von eiförmig verformten Kugeln. Die Reizintensität ist bereits in 4 mm Entfernung von der Kanülenspitze auf 10% abgefallen.

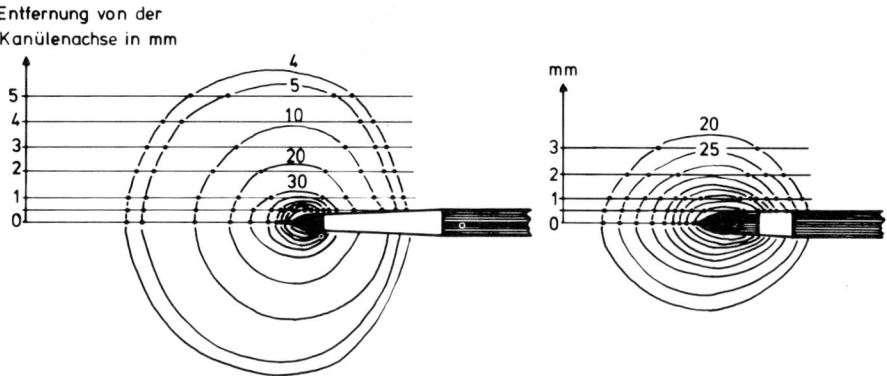

Abb. 5. Reizintensitätsverteilung um zwei Elektrodenkanülen vom Typ 3. Die Reizintensitätsverteilung wird von der Größe der Elektrode an der Spitze und von der Entfernung der Elektroden voneinander beeinflußt

Abb. 6 zeigt die Reizintensitätsverteilung um eine Elektrodenkanüle vom Typ 4 mit 2 kleinflächigen Elektroden in sehr kleinem Abstand. Der Verlauf der Linien gleicher Reizintensität entspricht einem verformten Kreis. Der Abfall der Reizintensität entspricht dem der Elektrodenkanüle vom Typ 3.

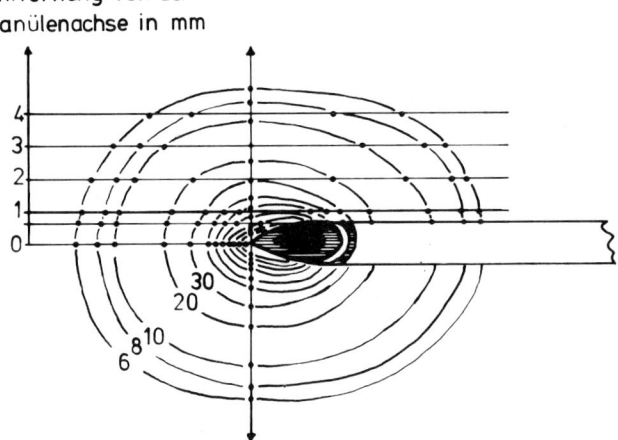

Abb. 6. Reizintensitätsverteilung um eine Elektrodenkanüle vom Typ 4 mit sehr kleinem Abstand der Elektroden voneinander

Abb. 7 zeigt den Abfall der Reizintensität mit der Entfernung von der Kanülenspitze bei den 4 beschriebenen Elektrodenkanülen. Die beiden bipolaren Kanülen zeigen den steilsten Abfall der Reizintensität. Im Abstand von etwa 6 mm ist diese auf 5% der maximalen Reizintensität abgefallen.

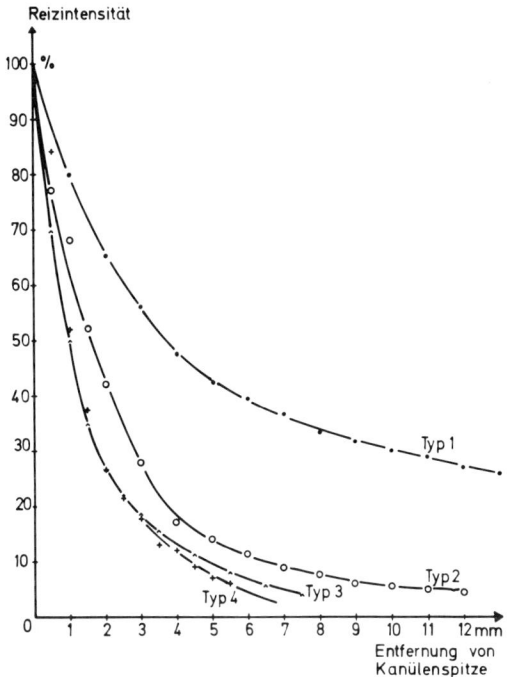

Abb. 7. Abfall der Reizintensität mit der Entfernung von der Kanülenspitze bei den vier beschriebenen Elektrodenkanülen, gemessen auf der die Kanülenachse fortsetzenden Geraden

Bewertung der beschriebenen Elektrodenkanülen: Bei der Bewertung der beschriebenen Elektrodenkanülen ist die Form der Reizintensitätsverteilung, der Abfall der Reizintensität mit der Entfernung von der Kanülenspitze und die Steuerbarkeit der Reizstärke über den angelegten Impuls zu berücksichtigen.

Die annähernd radialsymmetrische Reizintensitätsverteilung um die Kanülenspitze bei den Typen 2, 3 und 4 macht diese für die Nervenlokalisation geeigneter als den Typ 1.

Der steilere Abfall der Reizintensität bei den bipolaren Kanülen ermöglicht eine zuverlässigere Lokalisation des Nerven, weil bei kleinen Impulsstärken die zur Nervenerregung führende Reizintensität auf die unmittelbare Umgebung der Kanülenspitze beschränkt ist. D.h. der Nerv kann nur erregt werden, wenn ihn die Kanülenspitze fast berührt.

Ein großer Reizintensitätsgradient relativiert die Auswirkung unterschiedlicher elektrischer Leitfähigkeit um die Kanülenspitze, verursacht durch unterschiedliche Gewebearten.

Für diese Vorteile muß der Nachteil der kleineren Reichweite der Reizwirkung in Kauf genommen werden. D.h. bipolare Kanülen eignen sich weniger zum Aufsuchen des Nerven aus großer Entfernung als monopolare.

Der relativ konstante Widerstand zwischen den Elektroden bipolarer Kanülen ermöglicht eine ausreichend zuverlässige Steuerung der Reizintensität über die angelegte Impulsspannung.

Impulsgenerator für Elektrodenkanülen: Zur Nervenlokalisation mit den beschriebenen Elektrodenkanülen entwickelten wir einen batteriebetriebenen Impulsgenerator.

Sowohl mit monopolaren wie mit bipolaren Elektrodenkanülen können Nerven mit zwischen 0 und 10 Volt einstellbaren Rechteckimpulsen lokalisiert werden, wenn für monopolare Kanülen die Impulsbreite 1 msec und für bipolare Kanülen die Impulsbreite 0,1 msec gewählt wird.

An unserem Impulsgenerator können deshalb diese beiden Impulsbreiten eingestellt werden. Synchron mit dem Impuls blinkt in Abhängigkeit von der Impulslänge eine gelbe oder eine grüne Leuchtdiode auf und zeigt an, daß der Generator Impulse erzeugt. Die Farbe der Leuchtdiode läßt erkennen, welche der beiden Impulsbreiten gewählt wurde. Die Blinkfrequenz der Leuchtdiode entspricht der Impulsfolgefrequenz.

Bei 3 Reizimpulsen pro Sekunde wird jeder Impuls mit einer noch deutlich erkennbaren Einzelzuckung beantwortet und der Erfolg einer Kanülenverlagerung wird ausreichend schnell am Stärker- oder Schwächerwerden der Muskelzuckungen erkennbar. Unser Impulsgenerator arbeitet deshalb mit der fest eingestellten Frequenz von 3 Hz.

Die Spannung der Rechteckimpulse kann zwischen 0 und einer um etwa 2 Volt unterhalb der Versorgungsspannung liegenden Höhe eingestellt werden. Sie wird von einem Digitalvoltmeter angezeigt.

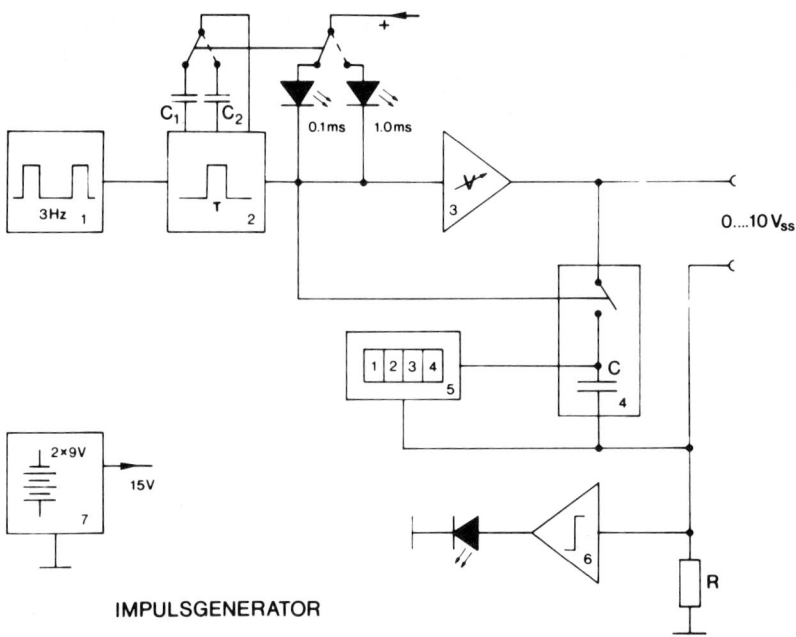

Abb. 8. Prinzip-Schaltbild des zur elektrischen Nervenlokalisation entwickelten Impulsgenerators.
1 astabiler Multivibrator (3 Hz); **2** monostabiler Multivibrator (T = 0,1 bzw. 1,0 msec); **3** regelbarer Verstärker mit niederohmigem Ausgang; **4** Abtast-Halte-Schaltung zur Messung der Ausgangsspannung; **5** digitales Voltmeter; **6** Komparator zum Nachweis des Ausgangsstromes; **7** Spannungsversorgung

Sobald am Ausgang Strom fließt, leuchtet eine dritte Leuchtdiode impulssynchron. Auf diese Weise wird sowohl eine Unterbrechung wie ein Kurzschluß in dem die Elektrodenkanüle·versorgenden Stromkreis erkennbar. Die Leuchtdiode darf nur aufleuchten, wenn die Kanüle eingestochen ist. Bei Kurzschluß blinkt die Leuchtdiode hiervon unabhängig und das Voltmeter zeigt die Spannung 0 an. Bei Unterbrechung des Stromkreises blinkt die Leuchtdiode nicht, obwohl die Kanüle eingestochen ist und das Voltmeter Spannung anzeigt.

Der Impulsgenerator hat eine Ausgangsimpedanz von weniger als 25 Ohm und ist kurzschlußfest. Die Stromversorgung erfolgt durch 2 in Serie geschaltete 9-Volt-Batterien. Eine dritte 9-Volt-Batterie liefert die Versorgungsspannung für das Voltmeter. Der Impulsgenerator arbeitet, bis die Versorgungsspannung unter 4,5 Volt abgefallen ist. Dann werden keine Impulse mehr abgegeben, die Leuchtdioden bleiben dunkel und das Voltmeter zeigt die Spannung 0 an.

Schwächerwerden der Batterien zeigt sich daran, daß die maximal einstellbare Impulsspannung kleiner wird. Die Erneuerung der Batterien scheint nach unseren Erfahrungen im Abstand von etwa 6 Monaten notwendig zu werden, bei etwa zweimaliger Verwendung des Impulsgenerators pro Tag.

Zur technischen Realisierung des beschriebenen Impulsgenerators triggert ein astabiler Multivibrator mit der Frequenz 3 Hz einen monostabilen Multivibrator (Abb. 8).

Der Impuls des monostabilen Multivibrators schaltet erstens einen Transistor zum impulssynchronen Betrieb einer Leuchtdiode. Zweitens steuert er an einem Potentiometer zwischen seinem Maximalwert und 0 abschwächbar die Emitterspannung des Ausgangstransistors und dadurch die Ausgangsspannung des Impulsgenerators. Drittens schließt er einen elektronischen Schalter und verbindet dadurch den Ausgang des Impulsgenerators impulssynchron mit einem Kondensator, so daß dieser sich auf die Ausgangsspannung des Generators auf- bzw. ablädt. Diese Spannung am Kondensator wird von einem Digitalvoltmeter angezeigt.

Wenn am Ausgang des Generators Strom fließt, erzeugt dieser an einem Widerstand einen Spannungsabfall, der über einen als Komparator geschalteten Verstärker impulssynchron eine Leuchtdiode betreibt.

Die Wahl der Impulsbreite erfolgt durch Umschalten zwischen zwei Kondensatoren. Dieser Schaltvorgang bewirkt gleichzeitig die Umschaltung zwischen zwei Leuchtdioden verschiedener Farbe.

Literatur

1. Bagshaw EV, Evans MH (1976) Measurement of Current Spread from Microelectrodes when Stimulating within the Nervous System. Exp Brain Res 25:391
2. Gustafsson B, Jankowska E (1976) Direct and indirect activation of nerve cells by electrical pulses applied extracellularly. J Physiol (London) 258/1:33
3. Montgomery SJ, Raj PP, Nettles D, Jenkins MT (1973) The Use of the Nerve Stimulator With Standard Unsheathed Needles in Nerve Blockade. Cur Res Anesth Analg 52:827
4. von Perthes G (1912) Über Leitungsanästhesie unter Zuhilfenahme elektrischer Reizung. Med Wochenschr 47:2545
5. Stark P, Fazio G, Boyd ES (1962) Monopolar and bipolar stimulation of the brain. Am J Physiol 203:371
6. Theiß D, Robbel G, Theiß M, Gerbershagen HU (1977) Experimentelle Bestimmung einer optimalen Elektrodenanordnung zur elektrischen Nervenlokalisation. Anästhesist 26:411
7. Valenstein ES, Beer B (1961) Unipolar and bipolar electrodes in self-stimulation experiments. Amer J Physiol 201:1181

Motorische Blockade bei Periduralanaesthesie mit CO_2-Bupivacain und Etidocain

A. Klein, D. Theiss und E. Lanz

Von den langwirkenden Lokalanaesthetika (LA) Bupivacain und Etidocain hat Etidocain bekannterweise eine kürzere Latenzzeit und eine intensivere motorische Blockade [1, 2, 6, 7, 8, 9, 10]. Durch Karbonisierung soll die häufig als Nachteil des Bupivacain-HCL empfundene längere Latenzzeit verkürzt und die schlechtere motorische Blockade intensiviert werden [4, 5, 12]. Wir verglichen deshalb CO_2-Bupivacain 0,5% und Etidocain 1% bezüglich der Latenzzeit und Intensität der sensiblen und motorischen Blockade bei Periduralanaesthesie (PA).

Methodik

Die beiden Medikamente wurden an jeweils 15 unfallchirurgischen Patienten untersucht. Die Dosis betrug 30 ml bzw. 25 ml, als Vasokonstriktor wurde Ornithin (POR 8) 1 IE pro 10 ml zugesetzt. Die PA wurde am sitzenden Patienten bei L_3/L_4 angelegt. Nach einer Testdosis von 3 ml und einem Beobachtungsintervall von 3 min wurde der Rest der vorgesehenen Dosis injiziert. Danach verblieb der Patient nochmals 3 min in sitzender Position und nahm dann die Horizontallage ein.

Die Sensibilität wurde nach der Nadelstichmethode mit dem Algesiemeter nach Kaltenbach alle 5 min mit maximaler Einstellung (= Stufe 7) über einen Zeitraum von 45 min geprüft. Dabei wurde unterschieden: normale Empfindung, ,,Analgesie`` (= stumpf) und ,,Anaesthesie`` (= gar keine Empfindung). Als Latenzzeit der sensiblen Blockade bezeichneten wir die Zeitspanne, bis 2 Segmente analgetisch waren. Die Latenzzeit der maximalen Ausbreitung war der Zeitraum, nach dem sich keinerlei Änderungen der sensiblen bzw. motorischen Blockade mehr ergaben.

Zur Untersuchung der Motorik verwandten wir zwei Verfahrensweisen: neben dem von Bromage entwickelten Schema [3] führten wir gleichzeitig eine elektromyographische Untersuchung mittels eines von uns entwickelten Elektromyographen durch. Dabei beurteilten wir den Grad der motorischen Blockade an der Abnahme des EMG-Integrals bei maximaler isometrischer Kraftentfaltung des m. quadriceps und des m. tibialis ant. Der zeitliche Verlauf des Integrals entspricht mit guter Korrelation einer e-Funktion, deren Exponent bzw. Halbwertzeit die Geschwindigkeit der motorischen Blockadeausbildung beschreibt.

Ergebnisse

Die Latenzzeit der sensiblen Blockade war für beide Medikamente gleich und betrug im Mittel weniger als 5 min. Die maximale Ausbreitung unterschied sich mit 14 bzw. 15 Segmenten kaum; die craniale Ausbreitung erreichte im Mittel jeweils Th 8. Die Latenzzeit der maximalen Ausbreitung der sensiblen Blockade wurde durch CO_2-Bupivacain mit 31 min später erreicht als durch Etidocain mit 25 min. Dieser Unterschied war statistisch jedoch nicht signifikant. Die Latenzzeit der sensiblen Blockade in den einzelnen Segmenten ergab keinen klinisch relevanten Unterschied zwischen den beiden Medikamenten (Abb. 1). Bei Etidocain waren jedoch die einzelnen Segmente 45 min nach Injektion bedeutend häufiger „anaesthetisch" als bei CO_2-Bupivacain (Abb. 2). Trotzdem bewirkte Etidocain bei 2 von 15 Patienten keine ausreichende operative Analgesie, während CO_2-Bupivacain bei allen 15 Patienten zu vollständiger operativer Analgesie führte. Die Qualität des Schmerzes wurde bei Etidocain als brennend geschildert.

Die motorische Blockade zeigte ausgeprägtere Unterschiede als die sensible. Die maximale motorische Blockade lag bei CO_2-Bupivacain zwischen Bromage 1 und Bromage 2 (der Median und der Modus bei Bromage 1), bei Etidocain hingegen zwischen Bromage 2 und Bromage 3 (der Median und der Modus bei Bromage 3) (Abb. 3). Die Latenzzeit für diese unterschiedliche maximale motorische Blockade war mit 40 min jedoch für beide LA gleich.

Abb. 4 zeigt, daß eine vollständige motorische Lähmung, d.h. Bromage 3, bei CO_2-Bupivacain nur in einem Fall, erreicht wurde und Bromage 2 nur von 7 Patienten. Etidocain hingegen rief bei 8 Patienten vollständige motorische Lähmung hervor und bewirkte bei allen Patienten mindestens Bromage 2. Der Unterschied der motorischen Blockade nach Bromage war nach der 15. min signifikant.

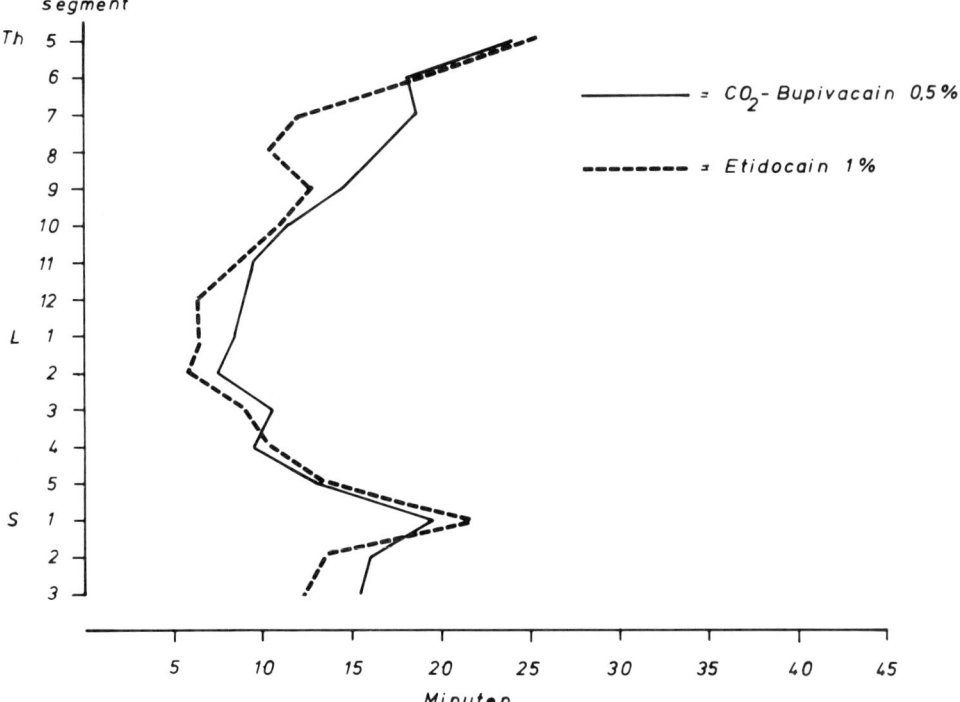

Abb. 1. Die Latenzzeit und segmentale Ausbreitung der sensiblen Blockade nach Periduralanaesthesie mit CO_2-Bupivacain 0,5% und Etidocain 1%

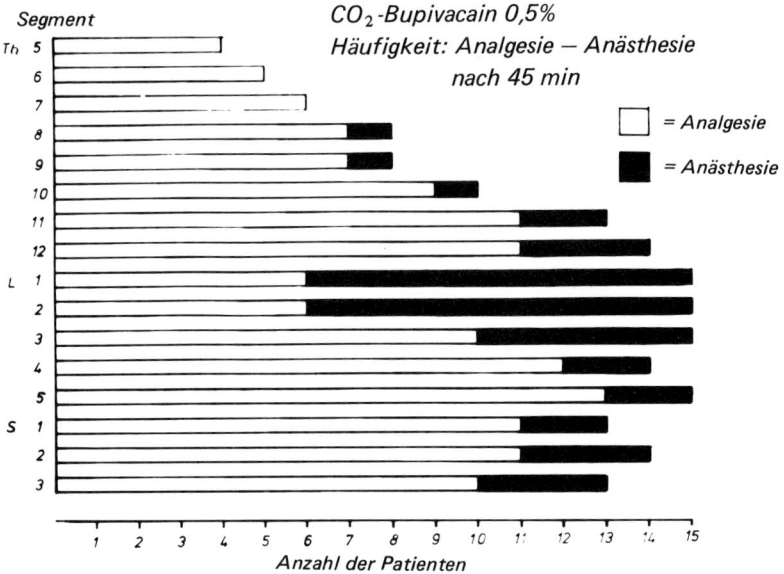

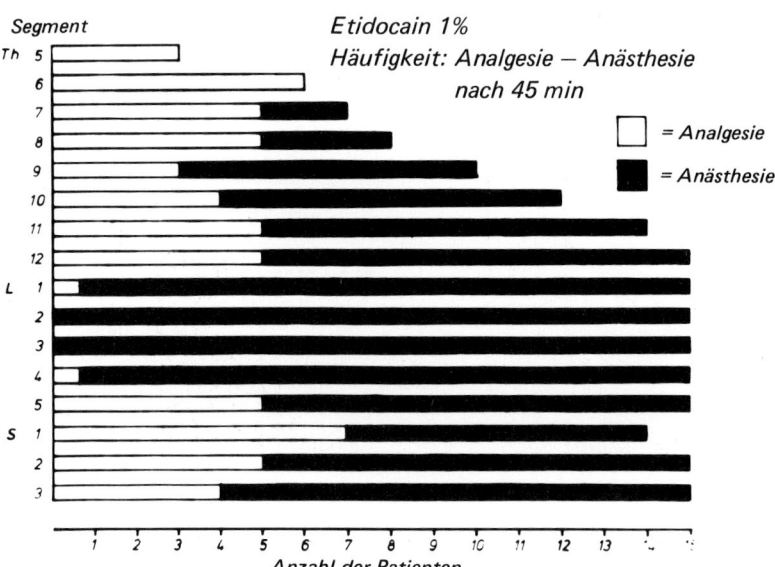

Abb. 2. Häufigkeitsverteilung der „Analgesie" und „Anaesthesie" in den einzelnen Segmenten 45 min nach Injektion von CO_2-Bupivacain 0,5% und Etidocain 1%

Die elektromyographischen Befunde bestätigen diese Unterschiede in der motorischen Blockadewirkung. Abb. 5 zeigt den zeitlichen Verlauf des EMG und seines Integrals am Beispiel von Etidocain im Abstand von 5 min aufgenommen. Das EMG läßt die Abnahme der Frequenz und Amplitude erkennen, was zu der Abnahme des EMG-Integrals führt. Die durchschnittlichen zeitlichen Verläufe des EMG-Integrals über dem m. quadriceps zeigt Abb. 6 in halblogarithmischer Darstellung.

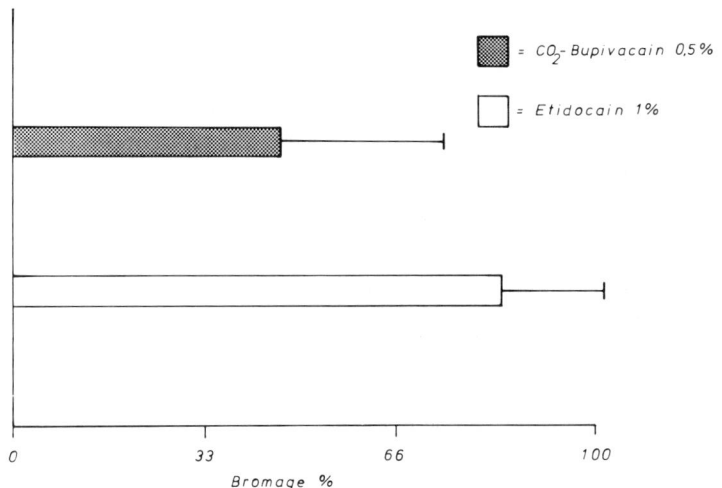

Abb. 3. Mittelwerte und Standardabweichung der maximal erreichten motorischen Blockade nach dem Bromage-Schema [3] bei Periduralanaesthesie mit CO_2-Bupivacain 0,5% und Etidocain 1%

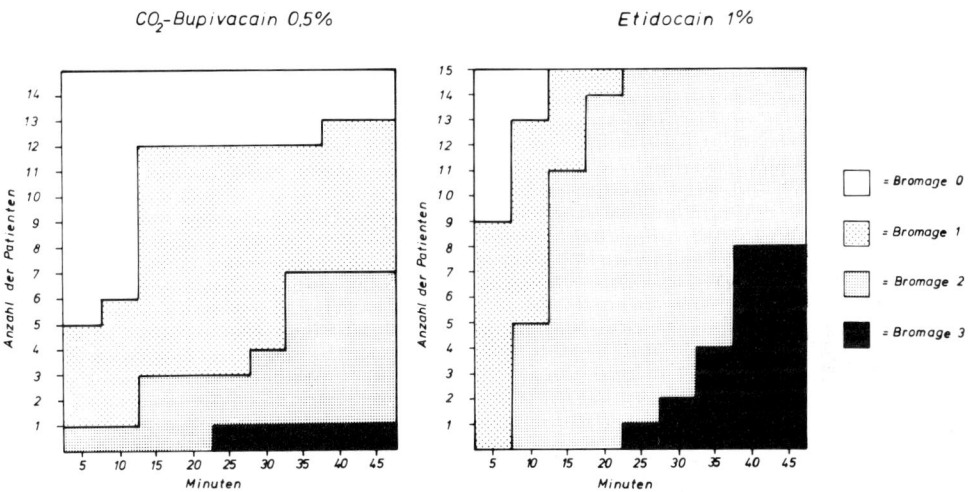

Abb. 4. Entwicklung der motorischen Blockade nach dem Bromage-Schema [3] während 45 min bei Periduralanaesthesie mit CO_2-Bupivacain 0,5% und Etidocain 1%

Die Halbwertszeit war bei CO_2-Bupivacain mit 14 min signifikant länger gegenüber 5,2 min bei Etidocain. Dies traf auch für den m. tibialis ant. mit 16 min bzw. 8,8 min zu.

Diskussion

Das Bromage-Schema erlaubt die qualitative Bewertung der Kraftentfaltung einer bestimmten Muskelgruppe. Das EMG-Integral dagegen ist ein quantitatives Maß für die aktivierbaren motorischen Einheiten eines Muskels und damit für seine Kraftentfaltung. Außerdem erlaubt

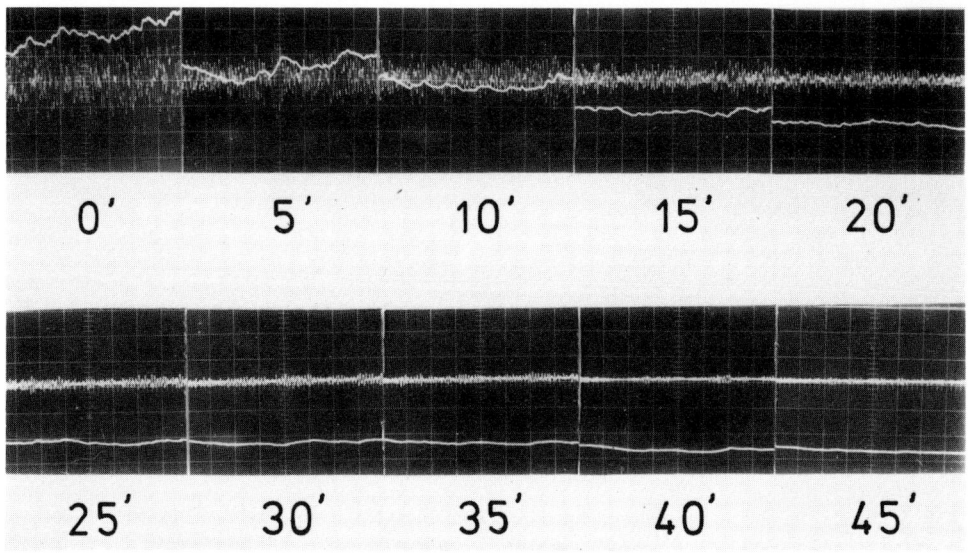

Abb. 5. EMG und EMG-Integral des m. quadriceps. Die erste Aufnahme ist vor Anlegen der Periduralanaesthesie mit Etidocain 1% aufgenommen, die folgenden jeweils im Abstand von 5 min

es eine zuverlässigere Beschreibung der motorischen Blockade auf segmentaler Ebene, da ein
Muskel von weniger Segmenten aus innerviert wird als eine Muskelgruppe. Die Beschreibung
des zeitlichen Verlaufs des EMG-Integrals als e-Funktion wird durch die gute Korrelation der
Meßwerte mit dieser Regressionskurve gestützt. Außerdem verlaufen Diffusionsvorgänge
nach Gesetzen, die durch e-Funktionen beschrieben werden. Als e-Funktion kann die zeitliche Entwicklung der motorischen Blockade mit einer einzigen Zahl, dem Exponenten bzw.
der Halbwertszeit, erfaßt werden. Diese bisher nicht genutzte Möglichkeit erlaubt einen
quantitativen Vergleich der motorischen Blockadewirkung verschiedener LA.

Etidocain bewirkt zweifellos eine intensivere motorische Blockade als CO_2-Bupivacain.
Wir wissen jedoch nicht, ob eine komplette motorische Blockade notwendig ist, um störende
reflektorische Muskelkontraktionen während der Operation zu vermeiden, oder ob die Unterbrechung der afferenten Erregungsleitung hierfür ausreicht [1].

In der operativen Analgesie war CO_2-Bupivacain dem Etidocain eindeutig überlegen. Die
Diskrepanz zwischen mit der Nadelstichmethode getesteter und operativer Analgesie bei
Etidocain könnte mit der bekannten geringeren sympathischen Blockadewirkung in Zusammenhang stehen [13]. Es zeigt sich hier ein Vorteil der klinischen Untersuchung gegenüber
der Testung an Versuchspersonen, die zu der Annahme einer mindestens gleichen analgetischen Potenz der beiden LA geführt hätte.

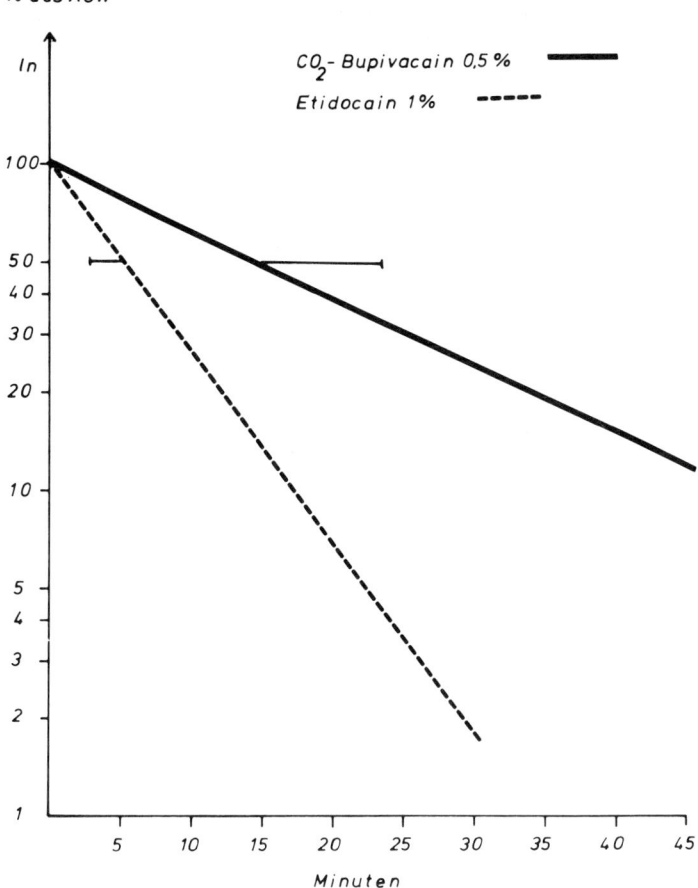

Abb. 6. Durchschnittlicher zeitlicher Verlauf des EMG-Integrals über dem m. quadriceps nach Peridural-anaesthesie mit CO_2-Bupivacain 0,5% und Etidocain 1%. Halblogarithmische Darstellung

Literatur

1. Bridenbaugh PO, Balfour RI, Bridenbaugh D, Lysons DF (1976) Bupivacaine and etidocaine for lumbar epidural anesthesia for intra-abdominal pelvic surgery, a double-blind study. Anesthesiology 45:560
2. Bromage PR, O'Beirn P, Dunford LA (1974) Etidocaine: a clinical evaluation for regional analgesia in surgery. Canad Anaesth Soc J 21:523
3. Bromage PR, Burfoot MF, Crowell DE, Pettigrew RT (1964) Quality of epidural blockade I: Influence of physical factors. Brit J Anaesth 36:342
4. Catchlove RFH (1973) Potentiation of two different local anaesthetics by carbon dioxide. Brit J Anaesth 45:471
5. Eckstein K-L, Vicente-Eckstein A, Steiner R, Mißler U (1978) Klinische Erprobung von Bupivacain-CO_2. Regional-Anaesthesie 1:27
6. Engberg G, Holmdahl MH, Edström HH (1974) A comparison of the local anesthetic properties of bupivacaine and two long-acting agents, HS 37 and etidocaine, in epidural analgesia. Acta anaesth scand 18:277

7. Gitschmann J, Nolte H (1975) Comparative study with etidocaine and bupivacaine in epidural block. Acta anaesth scand [Suppl] 60:55

8. Gitschmann J, Radtke H, Nolte H, Fruhstorfer H, Zenz M (1974) Vergleichende Untersuchungen über die Wirkungszeit und den Wirkungsgrad von Bupivacain und dem neuen langwirkenden Lokalanaesthetikum Etidocain. Anaesthesist 23:438

9. Lund PC, Cwik JC, Gannon RT (1975) Extradural anaesthesia: choice of local anaesthetic agents. Brit J Anaesth 47:313

10. Lund PC, Cwik JC, Cannon RT (1974) Etidocaine (Duranest): a clinical and laboratory evaluation. Acta anaesth scand 18:176

11. Nolte H (1977) Die Beurteilung der langwirkenden Lokalanaesthetica Bupivacain und Etidocain in der klinischen Anwendung. Anaesthesist 26:547

12. Schulte-Steinberg O, Noisser H, Hutzelmeyer E, Voß G (1977) Vergleichende Untersuchungen zwischen CO_2-Bupivacain und anderen Lokalanaesthetica bei Epidural- und Plexusanaesthesien. In: Meyer J, Nolte H (Hrsg) Pharmakologie, Toxikologie und klinische Anwendung langwirkender Lokalanaesthetika, p 32

13. Virneburg H, Nolte H (1977) Die isolierte Sympathicusblockade mit Bupivacain und Etidocain. In: Meyer J, Nolte H (Hrsg) Pharmakologie, Toxikologie und klinische Anwendung langwirkender Lokalanaesthetica, p 47

Experimentelle Untersuchungen zur Wirksamkeit von Dihydroergotamin (DHE) bei Epidural-anaesthesie

M. Zimpfer, G. Raberger, M. Schwarz und B. Stanek

In einer früheren Untersuchung konnte gezeigt werden, daß DHE zur Behandlung von Blut-druckabfällen bei Spinalanaesthesie geeignet ist [6]. Dies steht in guter Übereinstimmung mit dem Befund einer vasokonstriktorischen Wirkung von Ergotamin bei Spinalanaesthesie [2].

Isolierte Gefäßstreifen von Hundevenen werden sowohl von Noradrenalin als auch von Ergotamin zur Konstriktion angeregt. Die erforderlichen Ergotamindosen sind 350mal nied-riger als die Noradrenalindosen, jedoch erreicht Ergotamin nur etwa 30% der Wirksamkeit des Noradrenalin [4]. Der partialagonistische Wirkungscharakter von Ergotamin läßt sich auch anhand einer kompetitiv dualistischen Interaktion mit dem Wirkungsverlauf von Nor-adrenalin demonstrieren. Bei steigenden Ergotamindosen starten die Kurven von progressiv höheren Ausgangspunkten, erreichen jedoch etwa gleiche Maxima. Im höheren Konzentra-tionsbereich von Noradrenalin besteht eine Parallelverschiebung nach rechts [4]. Eine Stimu-lation von Alpharezeptoren ist mit der Antagonisierbarkeit der Ergotaminwirkung durch Phentolamin gesichert. Der Anstieg der Maxima der Ergotamin-Dosis-Wirkungskurven bei Kombination mit Phentolamin läßt allerdings durchblicken, daß für die Ergotamineffekte auch andere Wirkungsmechanismen, wie eine Aktivierung der Prostaglandinsynthese und eine Stimulation von 5-Hydroxytryptaminrezeptoren, bestimmend sein können [4]. Ergotamin ist als Pressorsubstanz bei der spinalisierten Katze 8mal stärker wirksam als DHE, dagegen ist DHE ein stärkerer Alphablocker als Ergotamin [1].

In der vorliegenden Untersuchung wurde das Wirkungsprinzip von DHE bei Epidural-anaesthesie an 13 Hunden untersucht (21–30 kg). Die Tiere wurden mit alpha-D-Gluco-Chloralose narkotisiert (Narkoseeinleitung: 100 mg/kg i.v.; Narkoseerhaltung: 25 mg/kg/h i.v.) und mit einem Sauerstoff-Luftgemisch kontrolliert normoventiliert. Der Blutdruck wurde über Katheter in der a. carotis, der Pulmonalarterie sowie zentralvenös elektromano-metrisch gemessen. Eine Femoralarterie wurde zur elektromagnetischen Flußmessung frei-präpariert. Das Herzzeitvolumen wurde mit der Thermodilutionsmethode bestimmt. Die statistische Analyse der registrierten Veränderungen erfolgte mit dem t-Test und mit dem t-Test für verbundene Wertpaare [5]. Es wurde ein Signifikanzniveau von 5% Irrtumswahr-scheinlichkeit gewählt.

Die epidurale Injektion von 20 ml 0,5prozentigem Bupivacain in Höhe des foramen lumbosacrale bewirkte eine Abnahme des arteriellen Blutdrucks, des Pulmonalisdruckes und des Rechtsvorhofdruckes (Abb. 1). Die Herzfrequenz blieb unverändert. Nach der Gabe von DHE (10 μg/kg i.v.) erreichten die gemessenen Drucke den Ausgangswert, die Herzfrequenz war gegenüber dem Kontrollwert und dem Wert unter Epiduralanaesthesie vermindert ($p < 0,01$). Der Femoralfluß und die femorale Leitfähigkeit waren ebenfalls mit den Kontrollwerten ident (Abb. 2). Wegen des gesteigerten Schlagvolumens blieb das Herz-zeitvolumen trotz der verminderten Herzfrequenz unverändert. 6 Hunde erhielten DHE

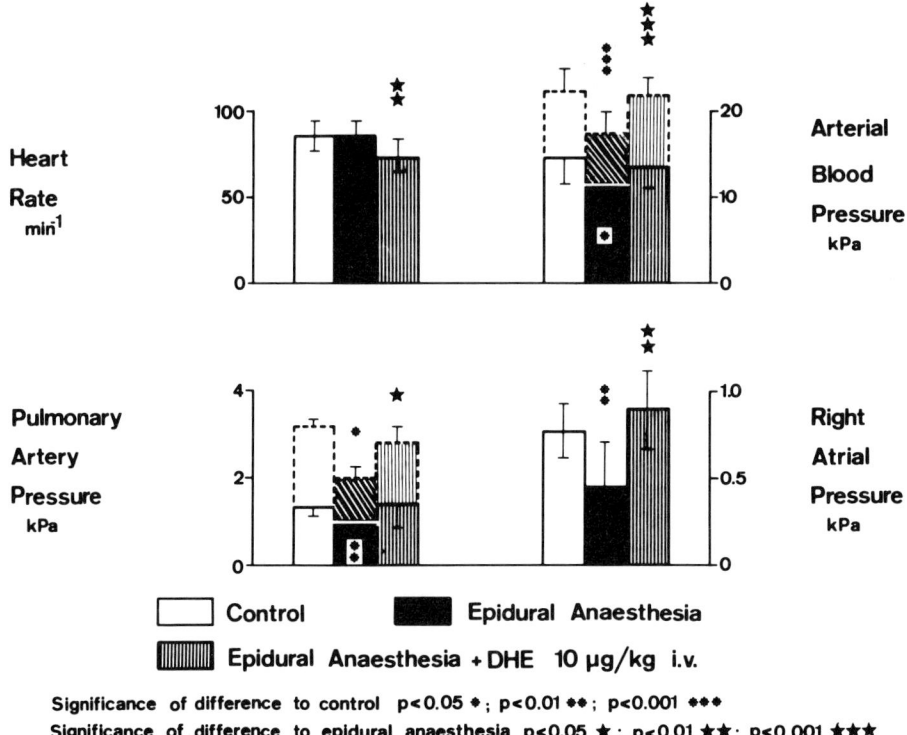

Abb. 1. Hämodynamische Wirkungen von Dihydroergotamin unter Epiduralanaesthesie

(10 µg/kg i.v.) ohne Epiduralanaesthesie. Auch in dieser Gruppe kam es zu einem Abfall des Femoralflusses und der femoralen Leitfähigkeit, der jedoch weit geringer war (Abb. 3).

Die hämodynamischen Effekte von DHE wurden einer selektiv tonisierenden Wirkung an den venösen Kapazitätsgefäßen zugeschrieben [3]. Darüber hinaus scheint in den durch Epiduralanaesthesie sympathisch denervierten Gebieten der Tonus der arteriellen Widerstandsgefäße wiederhergestellt zu werden.

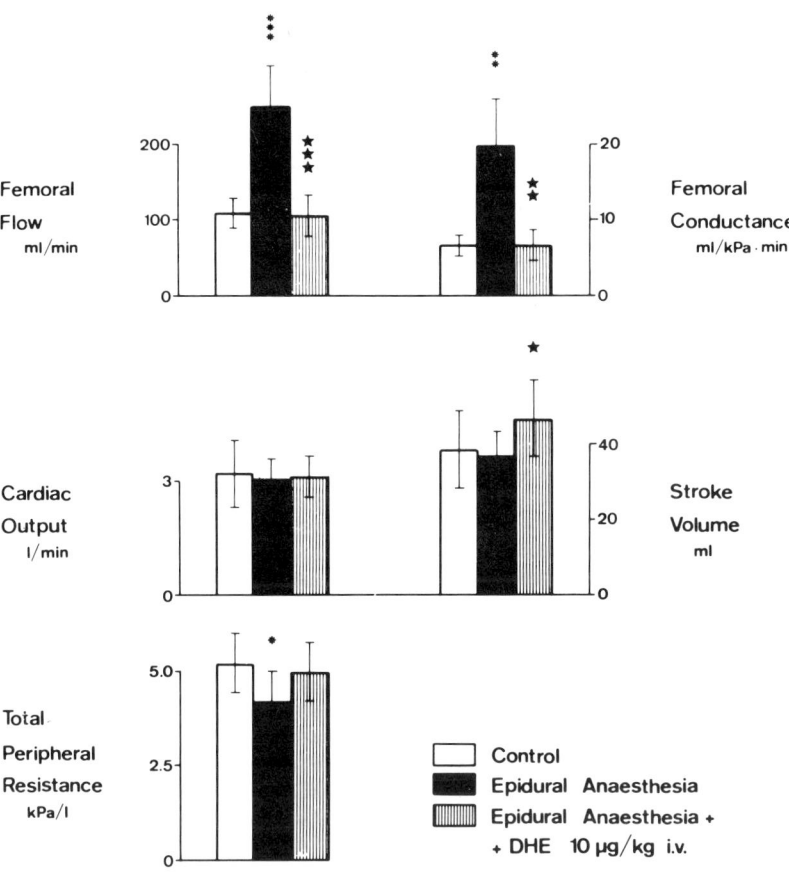

Abb. 2. Hämodynamische Wirkungen von Dihydroergotamin unter Epiduralanaesthesie

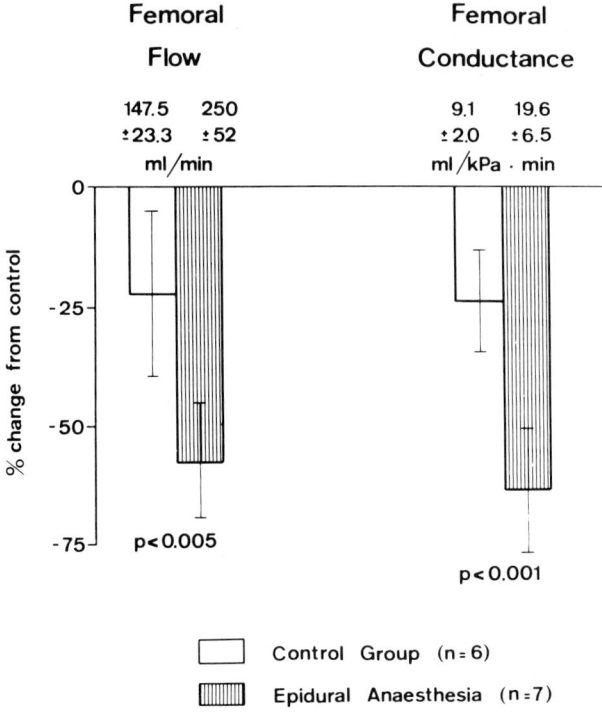

Abb. 3. Vergleich der Wirkung von Dihydroergotamin (10 μg/kg i.v.) auf Femoralfluß und femorale Leit-fähigkeit bei intakter Innervation und sympathischer Denervation. x̄ ± s.d.

Literatur

1. Berde B, Stürmer E (1978) Introduction to the pharmacology of ergot alkaloids and related compounds as a basis of their therapeutic action. In: Ergot alkaloids and related compounds. Springer, Berlin – Heidelberg – New York
2. Klingenström P (1960) The effect of ergotamine in blood pressure, especially in spinal anaesthesia. Acta Anaesthesiol Scand 4:[Suppl]4
3. Mellander S, Nordenfelt I (1970) Comparative effects of dihydroergotymine and noradrenaline on re-sistance, exchange and capacitance functions in the peripheral circulation. Clin Sci 39:183
4. Müller-Schweinitzer E, Stürmer E (1974) Investigations on the mode of action of ergotamine in the isolated femoral vein of the dog. Br J Pharm 51:441
5. Snedecor GW, Cochran WG (1978) Statistical methods. Ames, Iowa: The Iowa State University Press
6. Zimpfer M, Fitzal S, Tonczar L (1979) Aufhebung des Blutdruckabfalls bei Spinalanaesthesie durch Dihydroergotamin (DHE). Regional-Anaesthesie 2:43

Studie über den Nutzen von Bakterienfiltern bei Katheterperiduralanästhesien

J. Ungemach, B. Gauer und A. Lorentz

Zu den Risiken der Periduralanästhesie gehört insbesondere bei langdauernden, über mehrere Tage liegenden Periduralkathetern die bakterielle Kontamination des Katheters und die darauf möglicherweise folgende Infektion des Periduralraumes. In der Literatur werden einzelne Fälle von Periduralabszessen berichtet, genaue Angaben über die Häufigkeit einer Infektion des Periduralraumes fehlen. Ebenso selten sind Berichte über die Kontamination der Katheter.

In der vorliegenden Studie sollte der Nutzen von Bakterienfiltern bei Katheterperiduralanästhesien untersucht werden. Nach zufälliger Zuordnung wurde eine Gruppe von Periduralkathetern mit einem Bakterienfilter versehen. Die Filtereinheit bestand aus einem Membranfilter mit einer Porengröße von 0,22 μm. Die Nachinjektionen wurden in diesem Kollektiv über den Bakterienfilter durchgeführt.

Bei beiden Kollektiven wurden bakteriologisch untersucht (Abb. 1):
1. etwa 1 cm der Katheterspitze
2. das darauffolgende Katheterstück
3. die Haut an der Eintrittspforte des Katheters und
4. die Flüssigkeit im Katheter.

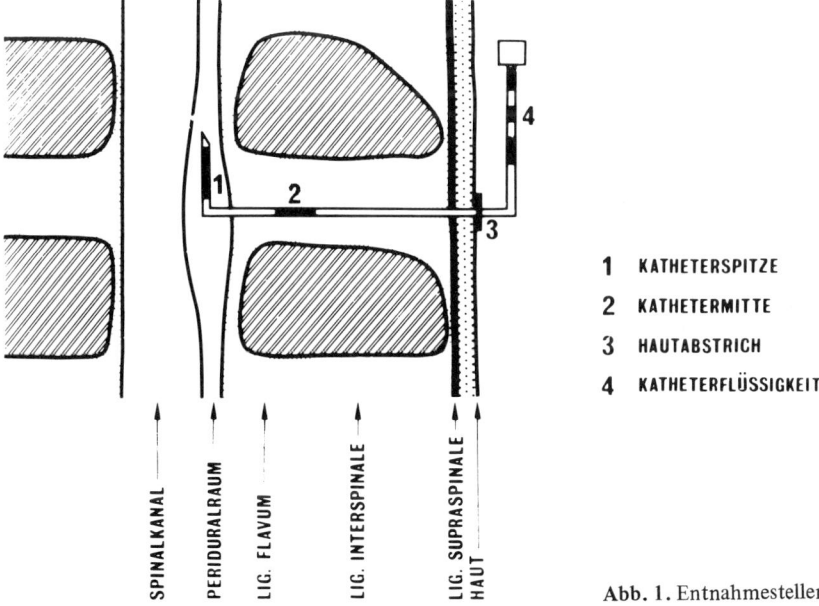

1 KATHETERSPITZE
2 KATHETERMITTE
3 HAUTABSTRICH
4 KATHETERFLÜSSIGKEIT

SPINALKANAL
PERIDURALRAUM
LIG. FLAVUM
LIG. INTERSPINALE
LIG. SUPRASPINALE
HAUT

Abb. 1. Entnahmestellen

Die Proben wurden im bakteriologischen Labor bei 37 °C in einer Fleischwasser-Depton-Bouillon 24 Stunden bebrütet und bei positivem Befund weiter differenziert.

Zum Legen des PDA-Katheters benutzte der Anästhesist ein in der Zentralsterilisation vorbereitetes Set. Im Bereich der Einstichstelle wurde die Haut dreimal mit einem alkoholischen Bromderivat desinfiziert. Nach Setzen der PDA wurde die Einstichstelle steril abgedeckt und der Katheter mit einem Pflaster am Rücken befestigt. Bei Entfernen des Katheters wurde zunächst von der Einstichstelle ein Hautabstrich vorgenommen, dann nach dreimaliger Desinfektion der Katheter steril entnommen.

Ergebnisse

Bei insgesamt 47 Patienten der Gefäßchirurgie, Unfallchirurgie und Urologie wurden Periduralkatheter gelegt und durchschnittlich 46 Stunden belassen.

In Kollektiv I ohne Filter betrug das mittlere Lebensalter der Patienten 60 Jahre, die Katheter wurden im Mittel 48 Stunden belassen. In der Gruppe II mit Filter war das Alter der Patienten 61 Jahre, die Katheterverweildauer betrug 44 Stunden. Tabelle 1 zeigt die Anzahl der in beiden Kollektiven gelegten Periduralkatheter aufgetragen nach deren Liegezeit.

Tabelle 1. Anzahl der Periduralkatheter (n = 47)

Mit Bakterienfilter	1	8	7	6	22
Ohne Bakterienfilter	1	8	7	9	25
Liegezeit (h)	6	24	48	72	Insgesamt

Insgesamt wurden 189 bakteriologische Proben untersucht, davon waren 34 entsprechend 18% positiv. An Keimen wurden 31mal Staphylokokkus aureus, 1mal Staphylokokkus epidermidis und 1mal Pseudomonas aeruginosa nachgewiesen.

Abb. 2 zeigt die Anzahl der positiven Hautabstriche — aufgetragen in der Säule der insgesamt abgenommenen Abstriche — geordnet nach der Liegezeit der Katheter.

Die Anzahl der positiven Befunde steigt mit der Liegezeit an: Bereits nach 3 Tagen ist in 50% der Fälle die Haut an der Eintrittsstelle des Periduralkatheters mit Keimen besiedelt.

Bei den Katheterspitzen wurden die Ergebnisse den beiden Kollektiven ohne und mit Bakterienfilter zugeordnet: der Bakteriennachweis gelingt zwar in der Gruppe ohne Filter häufiger, der Unterschied zum Vergleichskollektiv ist aber unerheblich (Abb. 3).

Betrachtet man die entnommenen Proben der Katheterflüssigkeit, so sind die Verhältnisse ähnlich: in der Gruppe ohne Filter wird viermal eine Kolonisation nachgewiesen, in der Vergleichsgruppe nur zweimal. In der Gruppe der langliegenden Katheter von 48 Stunden und länger besteht kein Unterschied bei Verwendung eines Bakterienfilters (Abb. 4).

Die Abb. 5 zeigt die Anzahl der positiven bakteriologischen Befunde in Abhängigkeit von der Anzahl der Nachinjektionen. Bei nur wenigen Nachinjektionen werden 2 positive Proben sowohl in der Gruppe ohne, wie in der Gruppe mit Bakterienfilter gefunden. Bei drei und mehr Nachinjektionen werden die positiven Befunde in der Gruppe ohne Bakterienfilter häufiger.

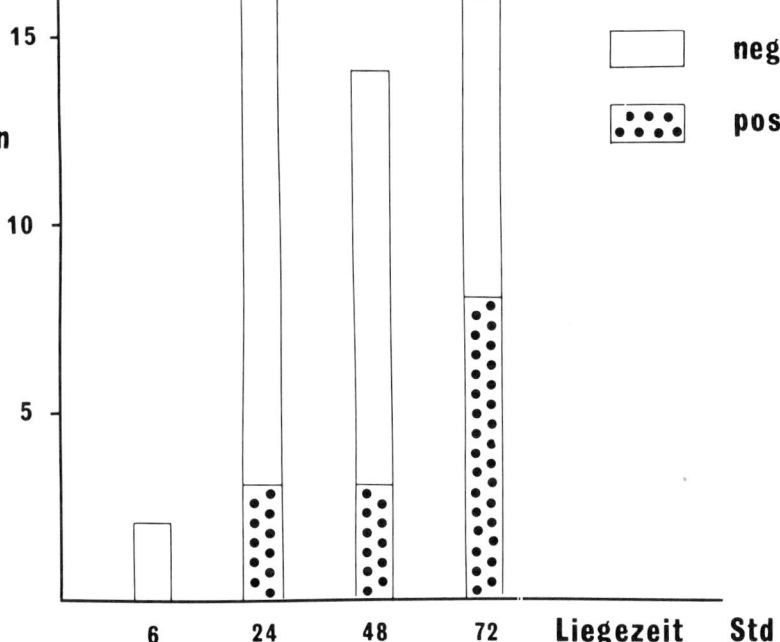

Abb. 2. Hautabstriche (n = 48)

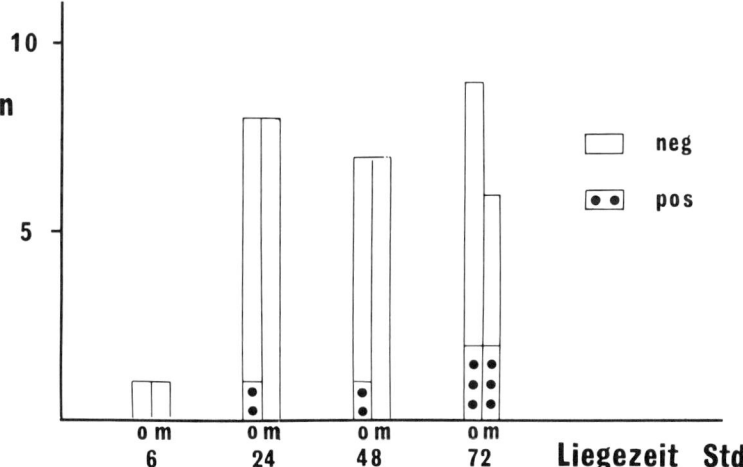

Abb. 3. Katheterspitzen (n = 47); o ohne Filter; m mit Filter

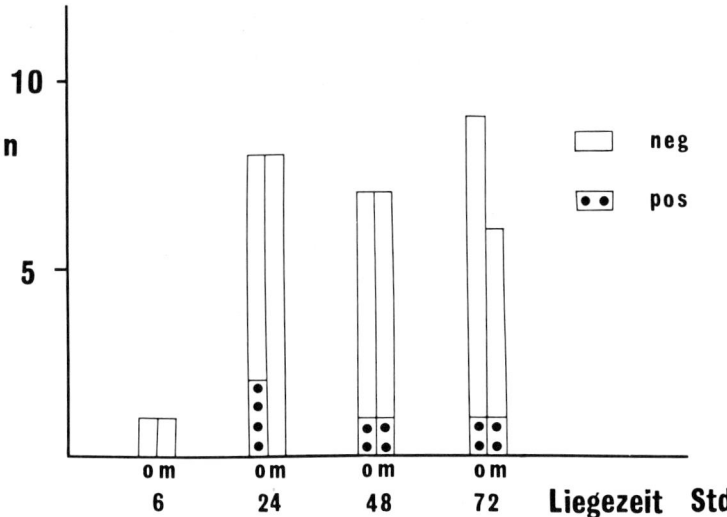

Abb. 4. Katheterflüssigkeit (n = 47); o ohne Filter; m mit Filter

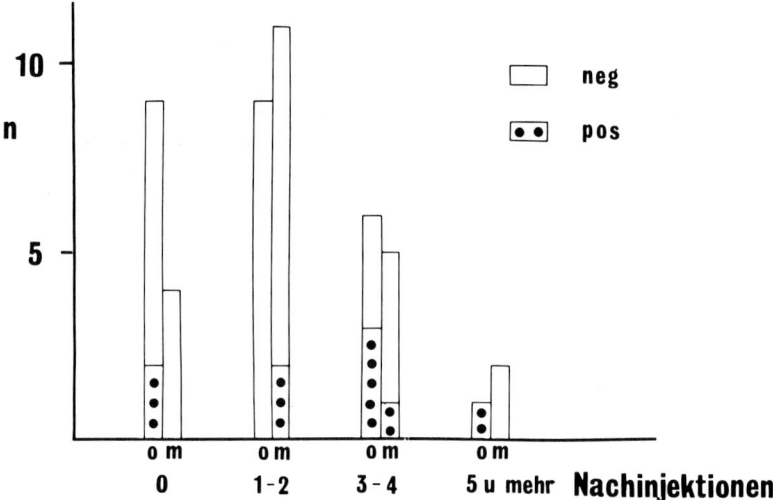

Abb. 5. Nachinjektionen; o ohne Filter; m mit Filter

Diskussion

Nach den vorliegenden Untersuchungen ist in 50% der Fälle bei einer Katheterliegezeit von 3 Tagen die Haut an der Eintrittsstelle des Katheters bakteriell kontaminiert, so daß eine Besiedelung entlang des Katheters bis zur Spitze und damit eine Infektion des Periduralraumes durchaus möglich erscheint. Die Verwendung eines Bakterienfilters kann dieses Infektionsrisiko nicht reduzieren.

Ebenso unerheblich erscheint die Verwendung des Filters bei einer geringen Anzahl von Nachinjektionen zu sein. Bei einer längeren Katheterliegezeit und einer größeren Anzahl von Nachinjektionen kann die bakterielle Besiedelung der Katheterspitze und der Katheterflüssigkeit durch die Verwendung eines Bakterienfilters verringert werden.

Wichtiger als die Verwendung eines Bakterienfilters ist das hygienisch einwandfreie Arbeiten beim Setzen der Periduralanästhesie und beim Verbinden der Einstichstelle. Die neuerdings angebotenen durchsichtigen Verbandsstoffe bieten die Möglichkeit einer kontinuierlichen optischen Kontrolle der Eintrittsstelle des Katheters, ohne daß der Verband erneuert werden muß. Der Patient sollte bei einer täglichen Periduralvisite nach Beschwerden befragt und der Katheter auch optisch an der Eintrittspforte in die Haut kontrolliert werden, unabhängig davon, ob ein Bakterienfilter verwandt wurde oder nicht.

Literatur

1. Barreto RS (1962) Bacteriological culture at indwelling peridural catheters. Anesthesiology 23:643
2. Crawford JS (1975) Pathology in the extradural space. Brit J Anesth 47:412
3. Crul JF (1972) Technik, Indikationen und Kontraindikationen der kontinuierlichen Periduralanästhesie. In: Nolte, Meyer (Hrsg) Die rückenmarksnahen Anästhesien. Thieme, Stuttgart
4. Desmond J (1972) The use of micropore filters in continous epidural anaesthesia. Canad Anaesth Soc J 19:97
5. Hulme A, Pott NM Spinal epidural abscess. Br med J 1:64
6. Hunt JR, Rigor BM, Collins JR (1977) The potential for contamination of continous epidural catheters. Anesth Analg 56:222
7. James FM (1976) Bacteriologic aspects of epidural analgesia. Anesth Analg 55:187
8. Male CG, Martin R (1973) Puerperal spinal epidural abscess. Lancet 1:608
9. Saady A (1976) Epidural abscess complicating thoracic epidural analgesia. Anesthesiology 44:3
10. Usubiaga JE (1975) Neurological complications following epidural anesthesia. Little, Brown and Comp, Boston

Pharmakokinetik von Bupivacain bei Leberinsuffizienz – tierexperimentelle Untersuchungen

R. Dennhardt, H. Konder und H. Lennartz

Änderungen der Leberfunktion führen zur Beeinflussung der pharmakologischen und toxikologischen Wirkungen vieler Pharmaka [7]. So ist es naheliegend, daß die Elimination der Lokalanästhetika vom Säureamidtyp ebenfalls beeinflußt werden.

Die Untersuchungen werden an nicht narkotisierten Ratten durchgeführt, deren Leber durch Vorbehandlung mit Thiozetamid bzw. D-Galaktosamin geschädigt wurden. Die Vorbehandlung mit Thiozetamid führt zu einer gemischt klein- bis grobknotigen Cirrhose mit Bindegewebsproliferation und Pseudolobuli [4, 5]. Die TAA-Cirrhose mit charakteristischer Glykogenverarmung in dem Hepatocyten mit eingeschränkter O_2-Versorgung führt insgesamt zu einer globalen Verminderung des hepatischen Metabolismus.

Durch Galaktosamin wird eine der menschlichen Hepatitis ähnliche Leberschädigung hervorgerufen, bedingt durch eine Interferenz des Galaktosamin-Stoffwechsels mit dem normalen Stoffwechsel der Leber, die zur selektiven Verminderung eines essentiellen Biosynthese-Produkts führt (Verminderung von UTP- und UDP-Glukose). Innerhalb von 24 Std. bewirkt die Gabe von Galaktosamin einen entzündlichen, nach morphologischen und klinisch-chemischen Kriterien der akuten Virus-Hepatitis sehr ähnlichen Leberzellschaden [8]. Die durch Galaktosamin induzierte Leberschädigung führt zur Hemmung der mischfunktionellen Oxygenierung (Abnahme der Aminopyridindemethylierung und des Cytochrom P-450-Gehalts).

Bupivacain wird den Tieren in einer Dosierung von 20 mg/kg KG über eine Duodenalsonde gegeben. Zu definierten Zeitpunkten werden Blutproben aus Aorta und V. portae entnommen. Nach Extraktion wird Bupivacain gaschromatographisch bestimmt [2]. Zur Berechnung der Substanzmenge pro Probe bzw. pro ml Probenvolumen wird eine Eichkurve für Bupivacain erstellt. Es ergibt sich für einen umfassenden Konzentrationsbereich eine lineare Beziehung (Abb. 1).

Abb. 2 zeigt die Befunde im Pfortaderblut, wobei den Thiozetamid- und Galaktosamin-Kollektiven eine Kontrollgruppe gegenübergestellt wird. Hierbei fällt auf, daß die zu identischen Zeitpunkten gefundenen Bupivacain-Konzentrationen bei den lebergeschädigten Tieren deutlich niedriger liegen. Ursache könnte eine verzögerte enterale Resorption bzw. ein veränderter portaler Blutfluß sein, letzterer dürfte jedoch eher vermindert sein. Die Resorption aus dem Darmlumen scheint durch die gesetzte Schädigung direkt oder indirekt beeinflußt zu werden. Darauf weisen auch die gegenüber den Kontrollen verzögert auftretenden Konzentrationsgipfel hin.

In Abb. 3 ist der Konzentrationsverlauf im arteriellen Blut dargestellt. Es fällt auf, daß das Konzentrationsmaximum von Bupivacain offensichtlich früher auftritt als bei den Kontrolltieren und mit 5,4 μg/ml deutlich niedriger liegt. In der Thiozetamidgruppe zeigt sich in den ersten 15 Minuten ein zweigipfliger Verlauf. Dieser Zeitraum entspricht der Aufnahme und Verteilung der Substanz.

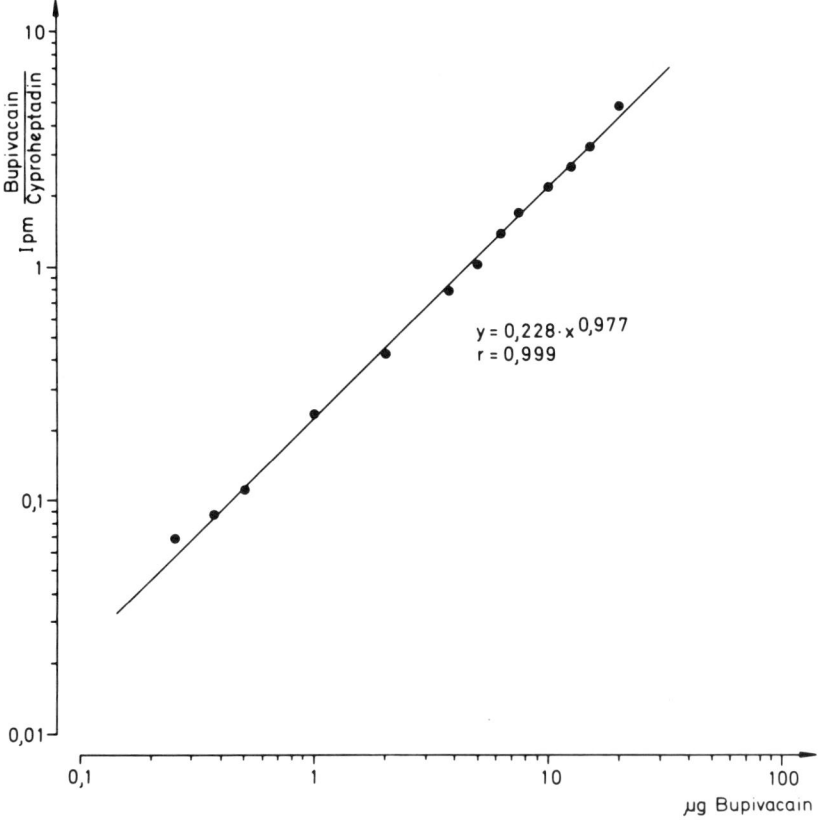

$$y = 0{,}228 \cdot x^{0{,}977}$$
$$r = 0{,}999$$

Abb. 1. Eichkurve zur Berechnung der Bupivacain-Konzentrationen im Blut. **Ordinate:** Quotient aus Bupivacain zu Cyproheptadin (Standard)-Impulsen; **Abszisse:** vorgegebene Bupivacain-Menge (μg)

Trägt man dieselben Werte halblogarithmisch auf, so erhält man Abb. 4. Der linear abfallende Schenkel repräsentiert die reine Elimination. Aus diesem Teil der Kurve lassen sich die Eliminationshalbwertszeit $t_{50\%}$ und die Eliminationskonstante k_2 berechnen. In Tabelle 1 sind $t_{50\%}$ und k_2 der drei Versuchsgruppen gegenübergestellt. Die leberinsuffizienten Tiere zeigen eine deutlich erniedrigte Eliminationskonstante und eine entsprechend erhöhte Eliminationshalbwertzeit.

Unter den gewählten Versuchsbedingungen ist die Konzentration von Bupivacain in der V. portae eine Funktion der enteralen Resorption. Diese Resorption kann durch Auswirkungen der induzierten Leberschädigung auf den Transport durch Membranen oder durch Änderungen der Durchblutung im Splanchnikusgebiet beeinflußt werden.

Die im arteriellen Blut auftretenden frühzeitigen Gipfel weisen darauf hin, daß die Bindung bzw. Speicherung der Substrate, in diesem Fall Bupivacain, bei der Passage durch die Leber vermindert ist.

Welche Bedeutung kommt diesen Befunden zu? Die durch eine Leberinsuffizienz bedingte verminderte Elimination von Bupivacain dürfte allein zu keinen Komplikationen Anlaß geben. Wird jedoch durch Interferenz mit zusätzlich applizierten Pharmaka in den Bupi-

Tabelle 1. Zusammenstellung der Eliminationskonstanten (k_2) und der Eliminationshalbwertszeiten ($t_{50\%}$)

	Eliminations-konstante k_2	Eliminations-halbwertszeit ($t_{50\%}$)
Kontrollgruppe	1,50 /h	0,462/h
Thiozetamidgruppe	0,513/h	1,35 /h
Galaktosamingruppe	0,807/h	0,859/h

vacain-Metabolismus bzw. seine Elimination eingegriffen – wir haben in vorangegangenen Untersuchungen eindeutige Hinweise gefunden [2] –, so kann es zu Kumulation und erhöhten Lokalanästhetika-Spiegeln im arteriellen Blut kommen, besonders auch unter Berücksichtigung des verminderten an Plasma-Eiweiße gebundenen Anteils. Die Auswirkungen

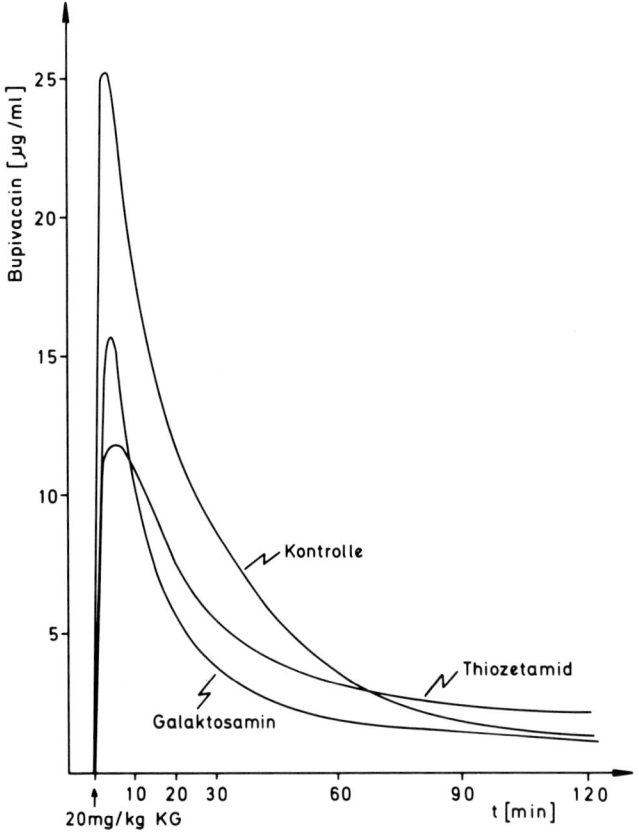

Abb. 2. Konzentrationsverlauf in der V. portae nach intraduodenaler Gabe von 20 mg/kg Bupivacain. **Ordinate:** Bupivacain-Konzentration (μg/ml); **Abszisse:** Zeit (min)

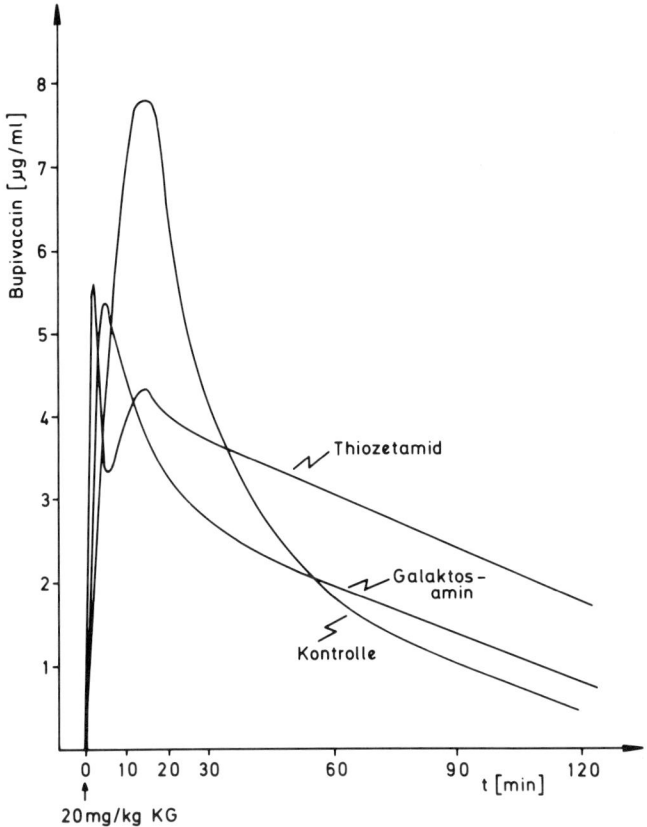

Abb. 3. Konzentrationsverlauf in der Aorta. Weitere Erläuterungen s. Abb. 2

einer Lebererkrankung auf die Pharmaka-Elimination ist differenziert zu sehen, einmal abhängig von der Leberfunktion, zum anderen von der Leberzirkulation, bzw. von beidem. Für Pharmaka mit hoher Clearance ist der Blutfluß die entscheidende Größe [6], während die Änderung der Enzymaktivität von weniger großer Bedeutung ist und in der Regel voll kompensiert werden kann. Zu diesen Pharmaka gehören Mepivacain, Lidocain, Propanolol, die trizyklischen Antidepressiva.

Für Pharmaka mit niedriger Clearance ist die Clearance weitgehend unabhängig vom Blutfluß [1], wird jedoch beeinflußt von der mikrosomalen Enzymaktivität: z.B. Diazepam, Diphenylhydantoin.

Bupivacain zeigt also eine reduzierte Clearance bei chronischen Lebererkrankungen, die auf einen verminderten totalen hepatischen Blutfluß und/oder Shuntblut intra- oder extrahepatisch, zurückzuführen ist.

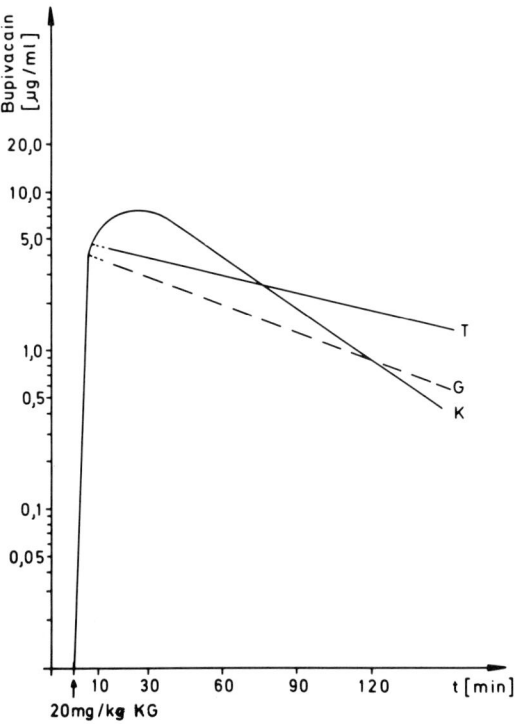

Abb. 4. Konzentrationsverlauf in der Aorta, halblogarithmische Darstellung. K = Kontrolle; T = Thiozeta-mid (TAA); G = Galaktosamin

Literatur

1. Branch RA, James JA, Read AE (1976) The clearance of antipyrine and indocyamine green in normal subjects and in patients with chronic liver disease. Clin Pharmacol Ther 20:81
2. Dennhardt R, Fricke M, Stöckert G (1978) Tierexperimentelle Untersuchungen zu Metabolismus und Verteilung von Bupivacain. I. Methodik und Metabolismus. Regional-Anästhesie 1:59–64
3. Dennhardt R, Konder H (1979) Wechselwirkungen zwischen Diazepam, Ketamine, Halothan und Bupivacain. Symposium: Neue Aspekte in der Regionalanästhesie, Düsseldorf
4. Jostarndt L, Thermann M, Zelder O, Jerusalem CR (1976) Hämodynamik und lokale Sauerstoffver-sorgung der experimentell erzeugten Cirrhose (TAA) der Rattenleber. In: Experimentelle Hepato-logie, pp 29–35
5. Keppler D, Lesch R, Reutter W, Decker K (1968) Experimental hepatitis induced by D-galactosamine. Exp Molec Pathol 9:279
6. Nies AS, Shand DG, Wilkinson GR (1976) Altered hepatic blood flow and drug disposition. Clin Pharmacokinet 1:135
7. Perel JM, Mark LC (1978) The interaction of anesthetic agents with hepatic microsomal enzymes. In: Enzymes in Anesthesiology. Springer-Ver. New York, Heidelberg, Berlin, pp 169–222
8. Reutter W, Bauer Ch, Bachmann W, Lesch R (1973) Über die primäre und sekundäre biochemische Antwort der Leber nach Gabe von D-Galactosamin beim Zustandekommen der Galactosamin-Hepatitis. Verh Dtsch Ges in Med 79:927

Hämodynamische Veränderungen nach Periduralanaesthesie bei jungen und betagten Patienten

U. Helms, I. Conrad und K. Jacobitz

Anaesthesie und Operation sind bei betagten Menschen mit einer ca. 3- bis 5fach höheren Morbidität und Mortalität belastet als bei jüngeren [2, 11, 14, 32, 35]. Senken läßt sich dieses für ältere Menschen recht hohe Risiko sowohl durch eine adäquate Operationsvorbereitung als auch durch die Wahl geeigneter Anaesthesieverfahren [2, 11, 14, 18, 31, 32, 35]. Für die gefahrenträchtigen Eingriffe an der Hüfte und unteren Extremität [35] haben sich dabei die Leitungsanaesthesien als geeignet erwiesen [2, 18, 19, 35], doch können auch sie — wegen der häufig auftretenden und folgenschweren Hypotensionen [35, 37, 39] — nicht uneingeschränkt als Anaesthesieverfahren der Wahl bei derartigen Patienten bezeichnet werden.

Um das Ausmaß der hypotensiven kardiozirkulatorischen Veränderungen nach lumbalen Periduralanaesthesien (PDA) bei betagten Probanden zu erfassen, wurde diese Studie unternommen, da in der Literatur hierüber nur wenige oder unvollständige Ergebnisse [7, 19, 37] vorliegen und die von Bonica [3, 4], Gerbershagen [13], Kennedy [21, 22] und anderen Autoren [29, 33, 36, 38] bei jungen, normovolämischen Freiwilligen erhobenen Befunde nur mit Einschränkung auf unser Kollektiv übertragen werden dürfen [3].

Erfaßt wurden 64 Patienten beiderlei Geschlechts und höheren Alters, die zwei Gruppen zu 21 (Gruppe I) bzw. 43 (Gruppe II) Probanden zugeordnet wurden. Bei der zufälligen Gruppierung kam es zu keinen signifikanten Differenzen in den Parametern Alter, Gewicht, Größe und Körperoberfläche (KO), wie aus Tabelle 1 ersichtlich ist.

Nach gleichartiger präoperativer Vorbereitung aller Patienten mit Infusion eines Plasmaexpanders (Macrodex 6%; 500 ml) und Prämedikation mit Atropin (0,01 mg/kg KG) und einem Pethidin-Nallorphingemisch (1 mg/kg KG; Dolantin s) wurde die Anaesthesie über

Tabelle 1. Gruppengliederung der in die Studie aufgenommenen Patienten

	I 0,5% Bupivacain ohne Adrenalin $\bar{x} \pm$ S.D.	II LA mit Adrenalin $\bar{x} \pm$ S.D.
Gesamtzahl	21	43
Alter (Jahre)	70,1 ± 11,7	68,2 ± 8,5
Gewicht (kg)	69,8 ± 3,9	67,7 ± 10,3
Größe (cm)	165,1 ± 7,2	163,2 ± 7,7
KO (m^2)	1,765 ± 0,1	1,724 ± 0,1

einen am Vortag gelegten Periduralkatheter mit 2% Carticain (Ultracain), 2% Lidocain (Xylocain) oder 0,5% Bupivacain (Carbostesin) durchgeführt, wobei den Lokalanaesthetika der Gruppe II Adrenalin in handelsüblicher Konzentration von 1:200 000 (5 μg/ml) beigemischt war. Die für eine gewünschte Blockadehöhe von Th_{8-9} notwendige Anaesthetikamenge ermittelten wir aus dem von Bromage [5] aufgestellten Dosis/Segment-Alter-Diagramm.

Mit der kompletten hämodynamischen Überwachung erfaßten wir das EKG und die Pulsfrequenz (HR; min^{-1}), den Pulmonalarterien- und Capillardruck (PCW; mmHg), den in der arteria radialis gemessenen Blutdruck (P_{art}; mmHg) sowie den zentralvenösen Druck (ZVD; mmHg). Zusätzlich wurde mit der Thermodilutionsmethode das Herzzeitvolumen bestimmt, und der Herzindex (CI; 1/min m² KO), der periphere Gesamtwiderstand (TSR; dyn sec cm^{-5}) und der arterielle Mitteldruck ($\bar{P}_{art}$; mmHg) errechnet.

Zwar wurden die aufgeführten Parameter über 60 Minuten nach Anaesthesiebeginn semikontinuierlich überwacht, doch wird hier nur über die maximalen, prozentualen Veränderungen kardiozirkulatorischer Parameter berichtet, die sich – in Übereinstimmung mit der Literatur [3, 4, 7, 13, 33, 34, 37] – auch in unseren Untersuchungen zwischen der 10.–20. Minute zeigten.

Periduralanaesthesien (PDA) bis Th_{8-9} führen bei betagten Patienten zu einem 20–30% Abfall des arteriellen Mitteldrucks, wobei dieser durch den Adrenalinzusatz signifikant (p < 0,02) stärker ausgeprägt ist als ohne.

Da sich nun aber die kardiozirkulatorischen Veränderungen bei älteren Probanden nicht nur *quantitativ*, sondern auch *qualitativ* von denen bei jüngeren unterscheiden, für die hier stellvertretend für viele andere Autoren [13, 21, 22, 29, 33, 36, 38] die Untersuchungen von Bonica [3, 4] zitiert werden, ist ein näheres Eingehen hierauf gerechtfertigt.

PDA ohne adrenalinhaltige Lokalanaesthetika

Wie Abb. 1 zeigt, führt die lumbale PDA bis Th_{8-9} bei jungen Probanden zu nur geringfügigen Veränderungen hämodynamischer Parameter, die kaum mehr als 5–10% vom Ausgangswert abweichen [3, 4, 7, 22, 29, 33, 34, 38]. Der 10% Abfall des peripheren Widerstandes (TSR) wird dabei durch eine vor allem frequenzbedingte Herzindexsteigerung (CI) so abgefangen, daß der arterielle Mitteldruck ($\bar{P}_{art}$) nur um 5% und damit unbedeutend abfällt.

Ein ganz anderes Verhalten dagegen zeigen ältere Menschen, bei denen es durch die präganglionäre Blockade zwar ebenfalls nur zu einem ca. 7% Abfall des TSR kommt, der hier aber kardial nicht kompensiert werden kann, so daß der arterielle Mitteldruck um 20% auf 82,3 ± 2,7 mmHg abfällt (Abb. 1 und Tabelle 2); ein Druckabfall, dem wegen seines abrupten Eintretens und seines Ausmaßes bei diesem Kollektiv Aufmerksamkeit geschenkt werden muß [15, 35, 37], bei dem die kritische Schwelle für die Aufhebung der cerebralen Autoregulation nach Gottstein [15] bis zu einem Druck von 120 mmHg reichen kann.

Verantwortlich für dies qualitativ andersartige hämodynamische Verhalten älterer Menschen nach lumbaler PDA mit Anaesthetika ohne Adrenalinzusatz halten wir nicht so sehr die relative Hypovolämie, die mit der präanaesthetischen Plasmaexpandergabe abgefangen werden sollte, da die rechts- (ZVD) und linksventrikulären (PCW) Füllungsdrucke mit 4,5 ± 0,4 mmHg und 9,2 ± 1,1 mmHg eine ausreichende Füllung garantieren sollten [8, 16, 17, 23, 25, 27], sondern die *bradycarde Frequenzregulation*, eine für das Alter typische und – teleologisch betrachtet – sinnvolle Reaktionsform rigider Herzen [10, 16, 17, 23, 24, 25,

Tabelle 2. Maximale Veränderungen hämodynamischer Parameter 15 Minuten nach einer Periduralanaesthesie mit (Gruppe II) und ohne (Gruppe I) adrenalinhaltigen Lokalanaesthetika

	Präoperativ			nach 15 Minuten		
	I	II	2-Tail Prob.	I	II	2-Tail Prob.
TSR (dyn sec cm^{-5})	1523,9 ± 76	1510,8 ± 67	–	1409,2 ± 80	1016,6 ± 50	0,001
CI (l/min · m^2)	3,05 ± 0,2	3,16 ± 0,1	–	2,64 ± 0,1	3,31 ± 0,1	0,01
HR (min^{-1})	79,0 ± 3,4	87,3 ± 2,3	–	70,9 ± 3,1	90,7 ± 2,6	0,001
P_{art} (mmHg)	103,6 ± 2,6	102,6 ± 1,9	–	82,3 ± 2,7	73,2 ± 2,2	0,02
ZVD (mmHg)	6,27 ± 0,5	7,22 ± 0,4	–	4,50 ± 0,4	5,21 ± 0,4	–
PCW (mmHg)	11,7 ± 0,9	12,3 ± 0,5	–	9,2 ± 1,1	10,5 ± 0,7	–

27]. Statt Herzfrequenzsteigerungen um 11%, wie sie Bonica [3, 4] und andere Autoren [7, 13, 38] unter vergleichbaren Versuchsbedingungen bei jungen Menschen gefunden haben, sank sie hier und damit auch der Herzindex um 7% bzw. 13,5% ab.

Als Ursachen dieser *bradycarden Frequenzregulation* müssen die im Alter verringert gefundene Sensivität des kardiovaskulären Systems und der Baroreflexfunktionen [10, 25] –

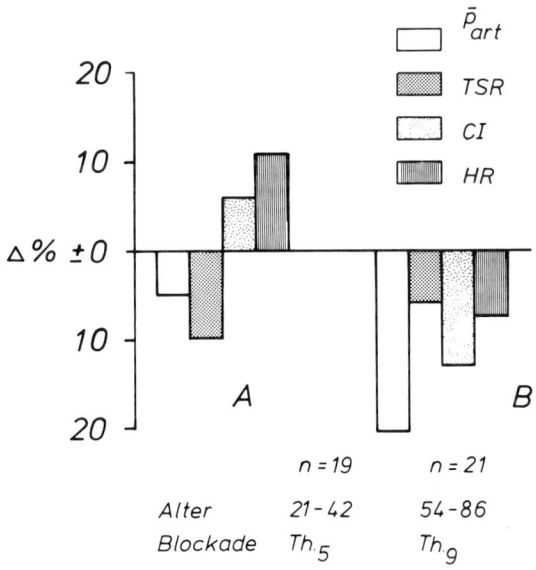

Abb. 1. Maximale prozentuale Veränderungen hämodynamischer Parameter bei jüngeren und älteren Probanden nach Periduralanaesthesien und Anaesthetika ohne Adrenalinzusatz. ($\bar{P}_{art}$ = arterieller Mitteldruck; **TSR** = peripherer Gesamtwiderstand; **CI** = Herzindex; **HR** = Herzfrequenz)

darstellbar an der verzögerten Einschaltung des Orthostasereflexes [25] – ebenso diskutiert werden, wie eine Anhebung der adrenergen Reizschwelle [9, 10, 27] oder eine Verminderung der Plasma-Katecholaminkonzentration (Tabelle 3). Dagegen glauben wir nicht, daß die Auslösung des Bezold-Jarisch-Reflexes, eine beta-Rezeptorenblockade durch reabsorbiertes Lokalanaesthetikum oder eine zu hohe, d.h. thoracale Sympathicusblockade für diese Bradycardie verantwortlich sind, da normale rechts- und linksventrikuläre Füllungsdrucke, Analgesiegrenzen bei Th_{8-9} und Injektionsvolumina um 13 ml dagegensprechen, die zu Blutkonzentrationen der Lokalanaesthetika führen, die Herzindex- und -frequenzstimulierend wirken [4, 6, 7, 12, 13, 20, 25, 33].

Tabelle 3. Ursache der bradycarden Frequenzregulation im Alter

1. Eingeschränkte Frequenzreserve als typische, altersspezifische Reaktionsform durch Verringerung der Sensivität des cardiovasculären Systems gegenüber neuroreflektorischen Einwirkungen

2. Anhebung der adrenergen Reizschwelle, vergleichbar der abnehmenden Atropinempfindlichkeit

3. Transformation adrenerger Rezeptoren durch „Modulator-Substanzen"

PDA mit adrenalinhaltigen Lokalanaesthetika

Im Gegensatz zur PDA ohne adrenalinhaltige Lokalanaesthetika, bei denen es zwischen jüngeren und älteren Probanden zu *qualitativ* unterschiedlichen Reaktionsmustern hämodynamischer Parameter kommt, kommt es nach Zusatz von Adrenalin lediglich zu *quantitativen* Differenzen, wie aus Abb. 2 ersichtlich wird.

Während aber bei jungen Freiwilligen eine deutliche betamimetische vaskuläre und kardiale Stimulation durch das resorbierte Adrenalin nachweisbar ist – ersichtlich an dem ca. 37% Abfall des TSR und dem 50% Anstieg des CI und der Herzfrequenz –, fehlt bei älteren Menschen offenbar die betamimetische kardiale Stimulation und Kompensation, so daß hier der arterielle Mitteldruck um 28% auf kritische Werte von $73,2 \pm 2,2$ mmHg (s. Tabelle 2) abfällt.

Da auch in dieser Gruppe II die rechts- und linksvetrikulären Füllungsdrucke mit $5,21 \pm 0,4$ mmHg (ZVD) bzw. $10,5 \pm 0,7$ mmHg (PCW) nahe dem Optimalbereich liegen [8, 16, 17], dürfte auch hier weniger die relative Hypovolämie für die geringgradige adrenerge Herzindexsteigerung verantwortlich sein als vielmehr die bereits erwähnte *bradycarde Frequenzregulation* (s. Tabelle 3). Neben den bereits zuvor genannten pathophysiologischen Veränderungen, die dieser Reaktionslage älterer Menschen zugrundeliegen, müssen zusätzlich eine Anhebung der adrenergen Reizschwelle – vergleichbar der geringeren Atropinempfindlichkeit im Alter [9, 10, 27] – und eine Transformation adrenerger Rezeptoren durch „Modulator-Substanzen" [26] diskutiert werden; vergleichbar der mangelhaften Stimulierbarkeit insuffizienter Herzen der Stadien III und IV durch Glucagon.

Dagegen erscheint es uns unglaubwürdig, daß die kleinere Adrenalinmenge von 50–65 γ in 10–14 ml Lokalanaesthetikum (LA) im Vergleich zu den 80–125 γ in 18–25 ml LA bei jüngeren Probanden für die mangelhafte kardiale Stimulation verantwortlich ist, da Bendixen [1] zeigen konnte, daß die maximale kardiale Stimulation durch kleinere Adrenalinkonzentrationen erreicht wird, als die maximale vaskuläre. Dies aber war – gemessen am TSR-Abfall

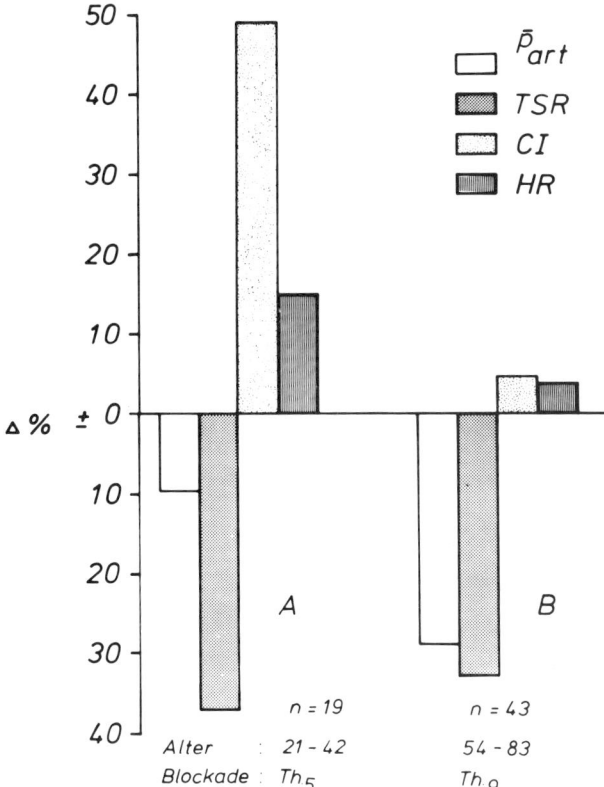

Abb. 2. Maximale prozentuale Veränderungen hämodynamischer Parameter bei jungen (**A**) und älteren (**B**) Probanden nach Periduralanaesthesien mit adrenalinhaltigen Lokalanaesthetika. ($\bar{P}_{art}$ = arterieller Mitteldruck; **TSR** = peripherer Gesamtwiderstand; **CI** = Herzindex; **HR** = Herzfrequenz)

mit 32% bzw. 37% bei jung und alt fast identisch. Gestützt wird unsere Annahme auch durch Untersuchungen von Thorn-Alquist [36], in denen mit steigenden Adrenalinkonzentrationen zwar stärkere betamimetische vaskuläre Effekte ausgelöst werden konnten, nicht aber kardiale.

Zusammenfassend ist festzuhalten, daß Analogieschlüsse über hämodynamische Veränderungen nach Periduralanaesthesien von jüngeren auf betagte Menschen unzulässig sind. Unsere Untersuchungen belegen, daß es sich bei Fragestellungen in der Gerontologie nicht nur um quantitative, sondern um qualitative Probleme handelt, und ein betagter Mensch eine biologische Besonderheit darstellt.

Diese Studie hat auch gezeigt, daß das Ausmaß einer Hypotension nach einer Periduralanaesthesie neben verschiedenen anderen Faktoren, die in Tabelle 4 zusammengestellt sind, vom Zusatz eines Sympathicomimetikums vom Typ des Adrenalins zum Lokalanaesthetikum abhängt und es hierdurch bei betagten Menschen zu kritischen Blutdruckabfällen kommen kann.

Da es heute eine ausreichende Palette kurz-, mittel- und langwirksamer Lokalanaesthetika auf dem Markt gibt, empfehlen wir nur noch die Gabe adrenalinfreier Anaesthetika, denen –

falls erforderlich – POR-8 oder Macrodex 6% [30] und Phenylephrin zur Wirkverlängerung beigemischt werden kann.

Tabelle 4. Faktoren, die das Ausmaß hämodynamischer Veränderungen nach einer Periduralanaesthesie beeinflussen

---

1. die Blockadehöhe, d.h. Anzahl der blockierten Segmente

2. Größe des zirkulierenden Blutvolumens

3. Gefäßreagibilität, kardialer Status und Allgemeinzustand des Patienten

4. Stärke der sympathikotonen Ausgangslage

5. Zusatz eines Sympathikomimeticums vom Typ des Adrenalins zum Lokalanästhetikum

---

Literatur

1. Bendixen HH, Osgood PF, Hall KV, Laver MB (1964) Dose-Dependent Differences in Catecholamine Action On Heart and Periphery. J Pharmacol exp Ther 145:299
2. Biegler R, Podlesch I (1975) Narkoserisiko und postoperative Komplikationen. Wissenschftl Inform Fresenius 3:109
3. Bonica JJ, Berges PU, Morikawa K (1970) Circulatory Effects of Peridural Block. Anesthesiology 33:619
4. Bonica JJ, Akamatsu TJ, Berges PU, Morikawa K, Kennedy WF (1971) Circulatory Effects of Peridural Block. Anesthesiology 34:514
5. Bromage PR (1962) Spread of Analgesic Solutions in the Epidural Space and their Site of Action. Br J Anaesth 34:161
6. Covino BG (1971) Comparative Clinical Pharmacology of Local Anesthetic Agents. Anesthesiology 35:158
7. Covino BG (1978) Cardiovascular Effects of Spinal and Epidural Anesthesia. Anaesthesist 1:23
8. Crexellis C, Chatterjee K, Forrester JS, Dikshit K, Swan HJC (1973) Optimal Level Of Filling Pressure In The Left Side Of The Heart in Acute Myocardial Infarction. N Engl J Med 289:1263
9. Dauchot P, Gravenstein JS (1970) Effects of atropine on the electrocardiogram in different age groups. Clin Pharmacol Ther 12:274
10. Duke PC, Wade JG, Hickey RF, Larson CP (1976) Effects Of Age On Baroreceptor Reflex Function In Man. Can Anaesth Soc J 23: 111
11. Ellison N, Mull TD (1974) Unique Anesthetic Problems in the Elderly Patient Coming to Surgery for Fracture of the Hip. Orthop Clin N Amer 5:493
12. Foldes FF, Molloy R, McNall PG, Koukal LR (1960) Comparison Of Toxicity Of Intravenously Given Local Anesthetic Agents In Man. JAMA 172:1993
13. Gerbershagen HU, Kennedy WF, Sawyer TK, Cuther RE, Bonica JJ (1972) Kardiovaskuläre Hämodynamik während hoher Spinal- und Periduralanaesthesie. Anaesthesist 21:126
14. Goldstein A, Keats AS (1970) The Risk of Anesthesia. Anesthesiology 33:130
15. Gottstein U (1965) Physiologie und Pathophysiologie des Hirnkreislaufs. Med Welt 15:715
16. Granath A, Jonsson B, Strandell T (1961) Studies on the Central Circulation at Rest and during Exercise in the Supine and Sitting Body Position in Old Men. Acta med scand 169:125
17. Granath A, Jonsson B, Strandell T (1970) Circulation in Healthy Old Men, Studied by Right Heart Catheterization at Rest and During Exercise in Supine and Sitting Position. Medicine and Sport 4:48. Karger, Basel New York
18. Hack G, Freiberger KU, Schulte am Esch J, Havers L (1975) Zum Problem der Streß-Reaktion in der unmittelbaren postoperativen Phase. Fortschr Med 93:212
19. Helms U, Weihrauch H (1979) Hämodynamische Veränderungen nach Periduralanaesthesie mit zwei kurzwirksamen Lokalanästhetika bei hochbetagten Menschen. Prakt Anästh 14:23

20. Kao FF, Jalar UH (1959) The Central Action Of Lignocaine And Its Effect On Cardiac Output. Br J Pharmacol 14:522
21. Kennedy WF, Bonica JJ, Ward RJ, Tolas AG, Martin WE, Grinstein A (1966) Cardiorespiratory Effects Of Epinephrine When Used In Regional Anesthesia. Acta anaesth Scand 23:320
22. Kennedy WF, Sawyer TK, Gerbershagen HU, Cutler RE, Allen GD, Bonica JJ (1969) Systemic Cardiovascular and Renal Hemodynamic Alterations during Peridural Anesthesia in Normal Man. Anesthesiology 31:414
23. König K, Reindell H, Roskamm H (1962) Das Herzvolumen und die Leistungsfähigkeit bei 60- bis 75jährigen gesunden Männern. Arch Kreisl-Forsch 39:143
24. Kohn, RR, Rollerson E (1959) Studies on the Mechanism of the Age-Related Change in Swelling Ability of Human Myocardium. Circulat Res 7:740
25. Korkuschko OW (1968) Besonderheiten der Hämodynamik bei älteren und alten Menschen. Z Altersforsch 21:259
26. Kunos G, Yong MS, Nickerson M (1973) Transformation of Adrenergic Receptors in the Myocardium. Nature 241:119
27. Kutscha W (1971) Das Altersherz. Therapiewoche 21:3751
28. Lampe D, Mai I, Lange B (1976) Überadditive Verstärkung der Lidokaintoxizität durch Pethidin. Z inn Med 31:178
29. Murphy TM, Mather LE, Stanton Hicks MD'A, Bonica JJ, Tucker GT (1976) The Effects Of Adding Adrenaline To Etidocaine And Lignocaine In Extradural Anaesthesia I: Block Br J Anaesth 48:48
30. Nolte H, Puente-Egido JJ, Dudeck J, Niemer M (1967) Wirkungsverlängerung der Lokalanaesthetika durch Dextran 6%. Anaesthesist 16:221
31. Opderbecke HW (1977) Riskofaktoren der Anästhesie. Anästh Inform 18:561
32. Phillips OC, Capizzi LS (1974) Anesthesia Mortality. Clin Anesth 10:220
33. Stanton-Hicks MD'A, Berges PU, Bonica JJ (1973) Circulatory Effects of Peridural Block. Anesthesiology 39:308
34. Stanton-Hicks MD'A (1975) Cardiovascular effects of extradural Anaesthesia. Br J Anaesth 47:253
35. Stevens KM, Aldrete JA (1969) Anesthesia Factors Affecting Surgical Morbidity And Mortality In The Elderly Male. Amer Geriatr Soc 17:659
36. Thorn-Alquist A-A, Edström H (1975) Effects of Different Concentrations of Adrenaline on Epidural Analgesia with Etidocaine. Acta anaesth scand 60:64
37. Tolksdorf W, Klose R, Striebel JP, Lutz H (1978) Prophylaxe schwerer Hypotensionen durch Periduralanaesthesie bei transurethralen Prostataressektionen. Prakt Anästh 13:477
38. Ward RJ, Bonica JJ, Freund FG, Akamatsu T, Danziger F, Englesson S (1965) Epidural and Subarachnoid Anesthesia. JAMA 191:275
39. Wedekind LV (1973) Die Bedeutung des narkosebedingten Blutdruckabfalls im höheren Lebensalter. anästh prax 8:73

Anwendung von Dihydroergotamin (DHE) zur Kreislaufstabilisierung bei hoher Epiduralanaesthesie und milder Hypovolämie

M. Zimpfer, S. Fitzal, W. Ilias, G. Raberger und B. Stanek

Eine sympathische Denervierung des Herzens durch Blockade der oberen 4 bis 5 Thorakalsegmente hat nur geringe hämodynamische Konsequenzen [4]. In gleicher Weise fanden Bonica und Mitarbeiter bei gesunden Probanden erst bei Ausdehnung der sympathischen Blockade in Höhe von Th_1 oder darüber einen Blutdruckabfall [1]. In Abhängigkeit vom Flüssigkeitshaushalt und vom Aktivierungszustand des sympathischen Nervensystems können sich der Abfall des totalen peripheren Widerstandes und das venöse Blutpooling jedoch weit früher in einem Blutdruckabfall manifestieren (Abb. 1).

In der vorliegenden Studie wurde die Frage, ob DHE zur Kreislaufstabilisierung bei hoher Epiduralanaesthesie (20–25 ml 0,5prozentiges Bupivacain; L_1; Th_{3-5}) geeignet ist, an 6 Patienten im Alter von 53 bis 65 Jahren untersucht. Alle Patienten hatten ein dem Alter

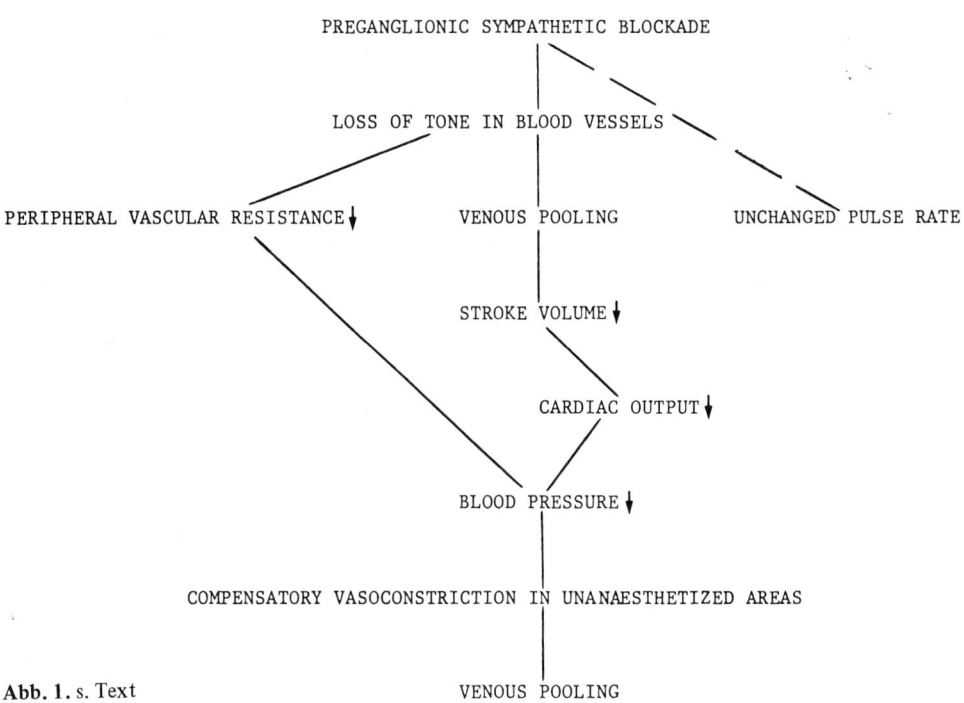

Abb. 1. s. Text

entsprechendes Thoraxröntgen und boten keine Zeichen einer myokardialen Ischämie oder Insuffizienz. Die blutchemischen Befunde waren im Rahmen der Norm. Die Patienten wurden über Sinn, Vorgangsweise und Risiken der Studie aufgeklärt und gaben ihre Zustimmung. Die Prämedikation bestand aus 10 mg Diazepam i.m. 30 min vor Beginn der Untersuchung. Der Blutdruck wurde über Katheter in der a. radialis und der a. pulmonalis gemessen und synchron mit dem EKG und der Herzfrequenz monitert und registriert. Das Herzzeitvolumen wurde mit der Thermodilutionsmethode ermittelt. Der Säure-Basen-Haushalt wurde duch Blutgasanalysen überprüft. Bis zur Einstellung der sensorischen Blockade erhielten die Patienten in Abwandlung eines Hämodilutionsmodells [7] eine Infusion von 1000 ml Ringer. Anschließend wurden 3,5 ± 0,6 ml/kg Blut venös über einen Zeitraum von 5 bis 10 min entzogen. DHE wurde in einer Dosierung von 10 μg/kg i.v. verabreicht. Die statistische Interpretation der Ergebnisse erfolgte mit dem t-Test für verbundene Wertpaare [6]. Es wurde ein Signifikanzniveau von 5% Irrtumswahrscheinlichkeit gewählt.

Anhand einer Originalregistrierung kann die hohe Empfindlichkeit des kardiovaskulären Systems auf Verminderung des venösen Rückstromes unter Epiduralanaesthesie ersehen werden (Abb. 2).

Unter Epiduralanaesthesie kam es zu einem Abfall des arteriellen Blutdruckes, des Pulmonalisdruckes und des totalen peripheren Widerstandes (Abb. 3). Herzfrequenz und Herzzeitvolumen zeigten keine signifikanten Veränderungen.

Der minimale Blutverlust von 3,5 ± 0,6 ml/kg bewirkte bei gleichbleibender Herzfrequenz trotz vorheriger Gabe von 1000 ml Ringer durch die Abnahme des kardialen Füllungsdruckes eine Verminderung des Schlagvolumens mit einem weiteren Blutdruckabfall. Die Hypotension bei hoher Epiduralanaesthesie ist somit Ausdruck der Tonusverminderung des

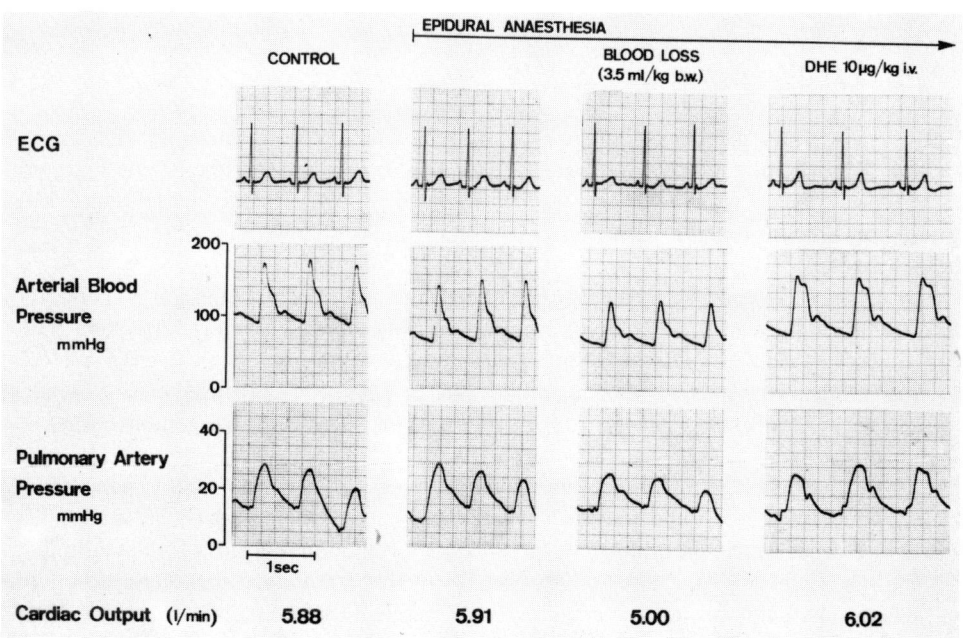

Abb. 2. Originalregistrierung der hämodynamischen Wirkungen von Dihydroergotamin bei Epiduralanaesthesie und milder Hypovolämie

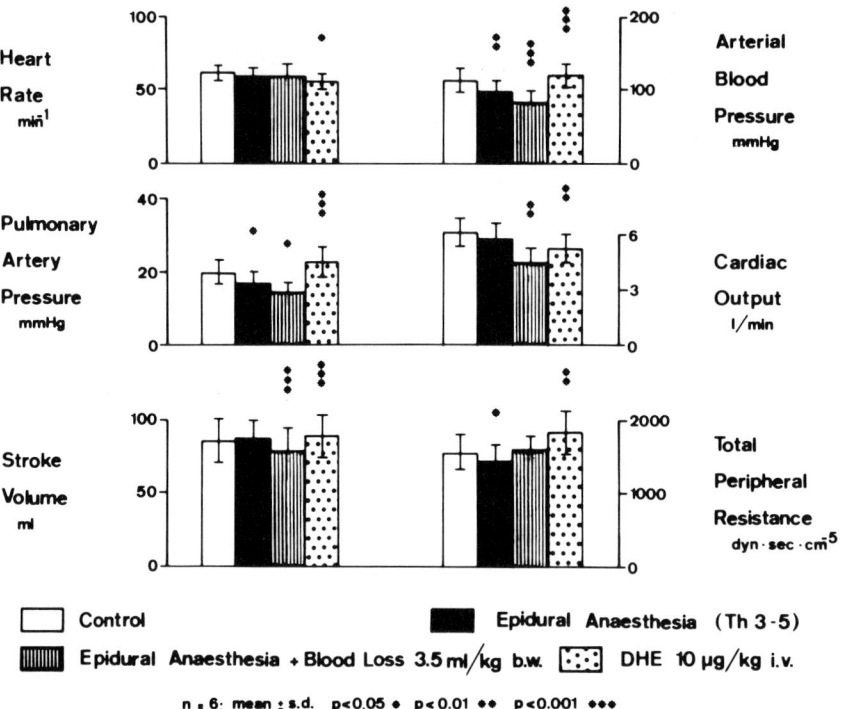

Abb. 3. Hämodynamische Wirkungen von Dihydroergotamin unter Epiduralanaesthesie und milder Hypovolämie

Gefäßsystems durch die präganglionäre sympathische Blockade. Dagegen ist der Blutdruckabfall bei Einschränkung des venösen Rückstromes unter Epiduralanaesthesie eine Folge des verminderten Herzzeitvolumens. An gesunden Freiwilligen unter Epiduralanaesthesie (Th$_5$) wurden bei Entzug größerer Blutmengen (10 ml/kg) ohne Volumssubstitution idente Befunde erhoben [2].

Nach der Gabe von DHE (10 μg/kg i.v.) stiegen der Blutdruck und der Pulmonalisdruck auf das Ausgangsniveau. Das Schlagvolumen war als Folge der gesenkten Herzfrequenz und des gesteigerten Herzzeitvolumens ebenfalls mit den Kontrollwerten ident. Das Herzzeitvolumen war jedoch frequenzbedingt niedriger als unter Kontrollbedingungen (13%; $p < 0,05$), was mit der sympathischen Denervierung des Herzens und einer zentral vagomimetischen Wirkung von DHE [5] erklärt werden kann.

Unter physiologischen Bedingungen zeigen die Drucke in den herznahen Venen und im kleinen Kreislauf eine fast lineare Abhängigkeit vom Füllungszustand des Gefäßsystems. Dagegen wird der arterielle Blutdruck über einen Bereich von minus bis plus 15% des zirkulierenden Blutvolumens weitgehend konstant gehalten [3]. Aufgrund der vorliegenden Befunde sollte eine hohe Epiduralanaesthesie bei hypovolaemischen Patienten ohne Zusatz von Pharmaka zur Kreislaufstabilisierung nicht zur Anwendung kommen. Im Gegensatz zu Katecholaminen und deren Abkömmlingen besitzt DHE den Vorteil einer Blutdrucknormalisierung ohne myokardiale Stimulation.

Literatur

1. Bonica JJ, Berges PU, Ken-ichi Morikawa MD (1970) Circulatory effects of peridural block: I. Effects of level of analgesia and dose of lidocaine. Anesthesiology 33:619
2. Bonica JJ, Kennedy WF, Akamatsu TJ, Gerbershagen HU (1972) Circulatory effects of peridural block: III. Effects of acute blood loss. Anesthesiology 36:219
3. Henry JP, Gauer OH, Sieker HO (1956) The effect of moderate changes in blood volume on left and right atrial pressures. Circ Res 4:91
4. Otton PE, Wilson EJ (1966) The cardiovascular effects of upper thoracic epidural analgesia. Canad Anaes Soc J 13:541
5. Rothlin E (1923) Recherches experimentales sur l'ergotamine, alkaloide specifique de l'ergot seigle. Arch Int Pharmacodyn Ther 27:459
6. Snedecor GW, Cochran WG (1978) Statistical methods. Ames, Iowa: The Iowa State University Press
7. Watzek C, Wagner O, Draxler V, Gilly H, Schwarz S, Sporn P, Steinbereithner K, Zeckert F, Gerwin V, Leonhartsberger I, Matejcek E, Sailer E, Wiche E (1978) Der Einfluß normovolämischer Hämodilution unter Verwendung von Hydroxyäthylstärke auf Kreislauf und Organfunktion bei gefäßchirurgischen Eingriffen. Wien Klin Wschr 90:224

Die Wirkung von Bupivacain und Etidocain auf systolischen Blutdruck und Herzfrequenz in Abhängigkeit von den präoperativen Kreislaufverhältnissen

K.F. Rothe, J. Hausdörfer und R. Schorer

Vergleichende Untersuchungen zu den beiden konkurrierenden Langzeit-Lokalanaesthetika Bupivacain und Etidocain wurden bereits angestellt. Getestet wurden dabei in der Regel Beginn und Dauer der Analgesie, sympathische und motorische Blockade oder auch die Toxizität. Erstaunlich ist, daß bisher dem Kreislaufverhalten beider Lokalanaesthetika nur wenig Bedeutung geschenkt wurde, obwohl gerade hier eine Quelle von Komplikationsmöglichkeiten besteht. Vergleichende systematische Untersuchungen zum Einfluß von Bupivacain und Etidocain auf das Kreislaufverhalten liegen unseres Wissens noch nicht vor.

Grundlage der Untersuchung ist die retrospektive Auswertung von 617 Periduralanaesthesien bei gynäkologischen Eingriffen und in der Geburtshilfe. Das Alter der Patientinnen lag zwischen 17 und 82, im Mittel bei 47,5 Jahren für gynäkologische Eingriffe und bei 27,1 Jahren in der Geburtshilfe. Als Praemedikation wurden 0,5 mg Atropin sowie 30 mg Pentazocin und 30 mg Promethazin i.m. verabreicht. Patientinnen, bei denen eine Entbindung in PDA erfolgte, blieben unpraemediziert. Nach Bestimmung der Ausgangswerte für Blutdruck und Herzfrequenz wurde eine Elektrolytlösung angelegt. Die Infusionsgeschwindigkeit betrug 120 gt./Min. Bei einem Teil der gynäkologischen Patientinnen wurden der Infusion 2 ml Akrinor zugesetzt. Anschließend wurde die PDA in Seitenlagerung vorgenommen. Es wurden Bupivacain 0,5%, Etidocain 1% sowie für die Geburtshilfe durch Mischung Bupivacain 0,31% jeweils mit Adrenalin 1:200 000 angewandt.

Nach Setzen der PDA fanden wir regelmäßig Kreislaufveränderungen. Sie äußerten sich in Blutdruckabfall und Anstieg der Herzfrequenz. Eine Analyse der individuellen Verläufe zeigte, daß der Ausgangswert für den systolischen Blutdruck offensichtlich einen Einfluß auf den der Periduralanaesthesie folgenden Blutdruckabfall hatte. Dieser imponierte besonders nach Anwendung von Bupivacain. Dagegen war die Steigerung der Herzfrequenz nach Etidocain ausgeprägter.

Zusammenfassende Darstellung der Kreislaufverhältnisse nach PDA mit Bupivacain (Abb. 1)

Auf der Abszisse ist die Zeit in Minuten, auf der Ordinate die Abweichung des Blutdrucks oder der Herzfrequenz gegenüber dem Ausgangswert in Δ RR% bzw. Δ HT% angegeben. Auf die Darstellung der Streuungen wurde aus Gründen der Übersichtlichkeit verzichtet. Hypotone Ausgangslage $\leqslant 100$ mm Hg, normotone Ausgangslage $101-149$ mm Hg, hypertone Ausgangslage $\geqslant 150$ mm Hg.

In der Regel kommt es bereits 5 Minuten nach Injektion zu einem signifikanten Blutdruckabfall, der sich noch weiterhin fortsetzt und auch nach 40 Minuten noch weit unter-

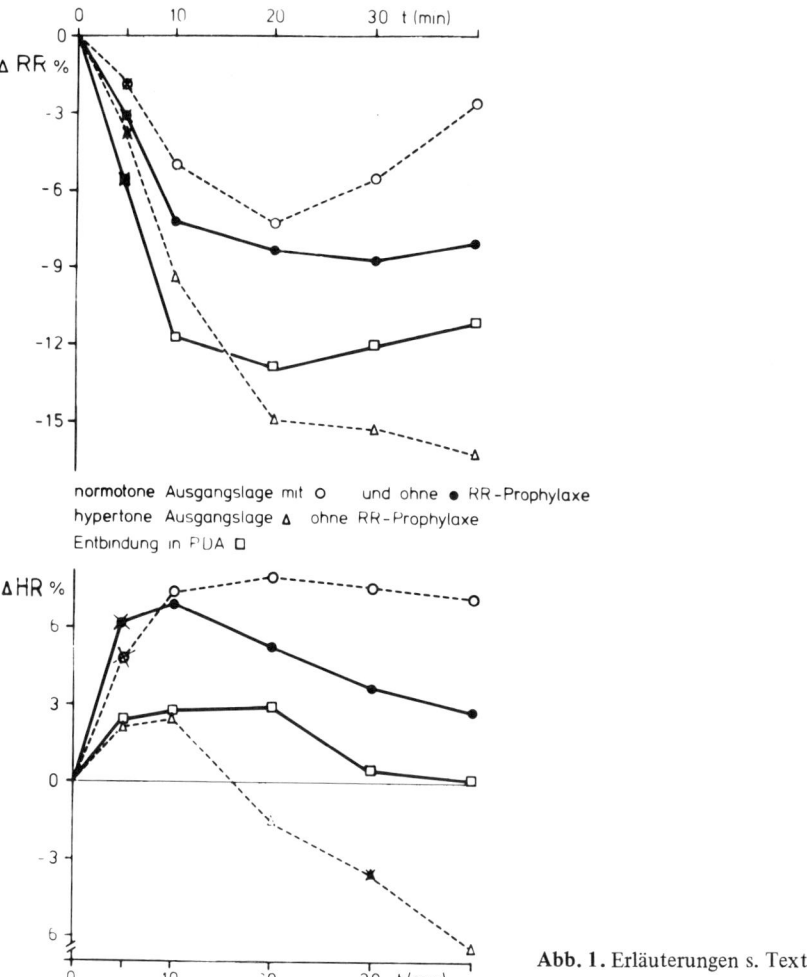

Abb. 1. Erläuterungen s. Text

halb des Ausgangswertes liegt. Am stärksten betroffen scheinen Hypertoniker und Schwangere zu sein. Zusatz von Akrinor zur Infusion verzögert den Blutdruckabfall nach Bupivacain, hebt ihn jedoch nicht auf. Die Herzfrequenz steigt in der Regel an, bei Patienten mit normotoner Ausgangslage sogar signifikant ($p = 0,01$).

Zusammenfassende Darstellung der Kreislaufverhältnisse nach PDA mit Etidocain (Abb. 2)

Auch hier kommt es nach Injektion zu einem raschen Blutdruckabfall, der nach Zusatz von Akrinor zur Infusion entfällt.

Der Anstieg der Herzfrequenz nach Etidocain ist stärker als nach Bupivacain.

Blutdruckabfälle nach PDA sind für alle bisher verwendeten adrenalinhaltigen Lokalanaesthetika typisch. Bei Anwendung adrenalinhaltiger Substanzen muß deren Wirkung auf

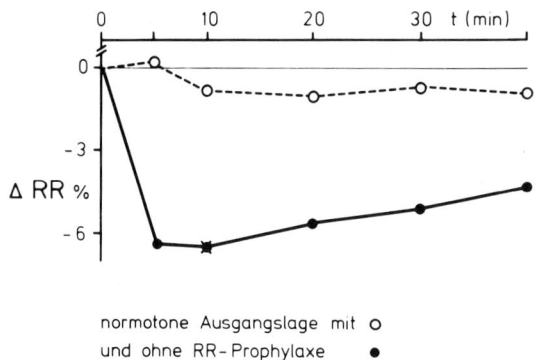

normotone Ausgangslage mit o
und ohne RR-Prophylaxe   •

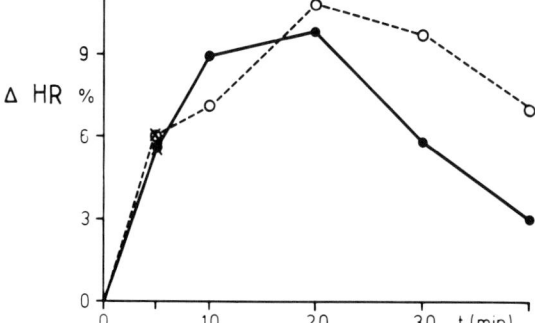

Abb. 2. Erläuterungen s. Text

die α- und β-Rezeptoren bedacht werden. Stimulation der in allen Blutgefäßen vorhandenen α-Rezeptoren verursacht Vasokonstriktion mit nachfolgender Erhöhung des peripheren Widerstandes und des venösen Rückflusses zum Herzen. Stimulation der β-Rezeptoren, die im Herzen, den Gefäßen der quergestreiften Muskulatur und den oberen Mesenterialgefäßen sowie Milzarterien vorhanden sind, verursacht Anstieg des Schlagvolumens, der Herzfrequenz, des cardiac output, Vasodilatation, abfallenden peripheren Widerstand und Abfall des Blutdrucks. Zusätzlich wird eine kompensatorische Vasokonstriktion in den nicht anaesthesierten Körperpartien verhindert.

Das Überwiegen der einen oder anderen Rezeptorenwirkung ist abhängig vom Plasmaadrenalinspiegel. Sehr geringe Dosierungen erregen β-Rezeptoren, bei höheren Dosierungen überwiegt quantitativ die Erregung der α-Rezeptoren. Eine vorwiegende β-Stimulierung erfolgt nach intravenöser Verabreichung von Epinephrin in Dosierungen von weniger als 0,15 μg/kg min oder nach Injektion eines Lokalanaesthetikums mit dem Gehalt von 25–400 μg/kg Epinephrin. Eine vorwiegende α-Stimulierung erfolgt nach Infusion von 0,2–0,3 μg/kg min Epinephrin oder nach i.v. Applikation von 20 μg Epinephrin aufwärts, wie sie auch versehentlich beim Anlegen einer PDA vorkommen kann. Die Resorption von Adrenalin nach Injektion des Lokalanaesthetikums in den Periduralraum geht nur sehr langsam vor sich. Der daraus resultierende niedrige Adrenalinspiegel reicht zur Erregung der α-Rezeptoren nicht aus. Stimulation der β-Rezeptoren, verbunden mit Vasomotorenblockade der unteren Körperpartie, führt zu dem auch von uns nachgewiesenen Blutdruckabfall, verbunden mit dem bereits beschriebenen Herzfrequenzanstieg. Die Veränderungen der Kreislaufparameter sind bereits 3–5 Minuten nach der Injektion nachweisbar. Bei uns lag das Maximum der Blutdruckabfälle zwischen 10 und 30 Minuten, das des Frequenzanstieges zwischen 10 und 20 Minuten. Eine Ausnahme bildeten die Verläufe bei Patientinnen mit hypertoner Ausgangslage, bei denen Blutdruck- und Frequenzabfall auch nach 40 Minuten noch nicht beendet waren.

Zusammenfassend kann gesagt werden:

1. In Abhängigkeit vom Ausgangswert des systolischen Blutdrucks kommt es nach PDA mit adrenalinhaltigem Bupivacain oder Etidocain zu Kreislaufveränderungen, die sich in Blutdruckabfall und Herzfrequenzanstieg äußern.

2. Der Blutdruckabfall nach Bupivacain ist stärker als nach Etidocain. Hierbei erscheinen vor allem Hypertoniker und Schwangere besonders gefährdet.

3. Der maximale Blutdruckabfall nach PDA mit Bupivacain wird durch Akrinor nicht aufgehoben, wohl aber verzögert und deutlich schneller kompensiert. Dagegen kommt es nach Anwendung von Etidocain zur PDA mit Akrinorprophylaxe zu keinem signifikanten Blutdruckabfall mehr. Insofern erscheint diese Kombination der Anwendung von Bupivacain mit Akrinor in bezug auf die Kreislaufwirkung überlegen zu sein.

Vergleichende Untersuchungen cerebraler Funktionen nach NLA und Regionalanaesthesie geriatrischer Patienten

L. Tonczar, B. Schuch, W. Ilias, S. Joukhadar und M. Strickner

Einleitung

Der prozentuelle Anteil der Risikofälle im Operationsgut ist immer noch im Zunehmen und wesentlich dadurch bedingt, daß die Operationen auf immer höhere Altersgruppen ausgedehnt werden. Bei gleichen Erkrankungen dieser Patienten spielt neben praeoperativer Vorbereitung und schonender Operationstechnik die frühest mögliche Mobilisierung eine entscheidende Rolle für die Prognose [4]. In der vorliegenden Arbeit wurde deshalb untersucht, welchen Einfluß die Anaesthesie auf die postoperative psychische Leistungsfähigkeit der Patienten ausübt und ob und wie weit darunter die Mobilisierbarkeit leidet.

Patientenkollektiv und Methodik (Tabelle 1)

Tabelle 1. Patientenkollektiv

Anzahl und Alter in Jahren	$n = 20$ $\bar{x} = 74 \pm 8$		$n = 20$ $\bar{x} = 76 \pm 10$	
Anästh.-Technik	NLA		SP.-A.	
Anästh.-Dauer in Min.	$\bar{x} = 60$		$\bar{x} = 60$	
Diagnose[a]	Pertr. Fr.	SH-Fr.	Pertr. Fr.	SH-Fr.
OP-Dauer in Min.	$\bar{x} = 23 \pm 7$	35 ± 7	23 ± 7	35 ± 7

a) Pertr. Fr.: OP n. Ender u. Simon-Weidner (FN)
 SH-Fr.: OP n. Böhler (Dreilamellennagel)

Die Untersuchung erfaßte 40 Patienten. Während die Anaesthesiedauer mit 60 Minuten in beiden Gruppen weitestgehend gleich war, betrug die Operationsdauer für die pertrochanteren Frakturen 23 ± 7, für die der SH-Frakturen 35 ± 7 Minuten. Der operative Eingriff wurde je nach Art der Verletzung mit Federnägeln nach der von Ender und Simon-Weidner angegebenen Methode [1] (pertrochantere Frakturen), bzw. mit dem Dreilamellennagel nach Böhler (Schenkelhalsfrakturen) durchgeführt. An Anaesthesiemethoden wurden die Spinalanaesthesie und die sogenannte modifizierte NLA-Technik angewandt und ihre Auswirkungen auf die cerebrale Leistungsfähigkeit der Patienten untersucht.

Die Richtlinien für die Patientenauswahl sind in Tabelle 2 zusammengefaßt.

Tabelle 2. Patientenauswahl

A. Ausschlußkriterien:
   1. KI gegen NLA oder Spinalanästhesie
   2. Bewußtseinstrübung

B. Wahl der Anaesthesiemethode:
   Spinalanaesthesie oder (modifiz.) NLA
   Randomisierung nach Zufallszahlen

     Da die Gedächtnisfunktionsprüfung eine Aussage über die Gesamtgehirnfunktion erlaubt, haben wir diese mit verschiedenen psychologischen Testverfahren geprüft und die Prüfergebnisse in den beiden Anaesthesietechniken miteinander verglichen.
     Die Fragestellungen der Studie sind in Tabelle 3 enthalten.

Tabelle 3. Fragestellungen der Studie

A. Unterschiedliche Gedächtnisfunktion zwischen prä- und postoperativem Zustand?
   1. Innerhalb der Spinalanästhesie bzw. NLA-Gruppen
   2. Zwischen Spinalanästhesie und NLA-Gruppen

B. Gibt es Unterschiede hinsichtlich dieser Gedächtnisfunktion längere Zeit nach der Operation
(= 10 Tage)?

C. Einfluß des Anästhesieverfahrens auf die Kooperationsbereitschaft des Patienten?

     Die Patientenkollektive wurden aufgrund der praeanaesthetischen Testergebnisse parallelisiert, was insofern einfach war, weil die Leistungen einander sehr ähnlich waren. Die Unterschiede in der postanaesthetischen Phase wurden mittels t-Test auf Signifikanz geprüft. Es sei noch zu vermerken, daß aus der Fülle der entsprechenden Testverfahren zwecks Prüfung der Gedächtnisleistung aus verschiedenen Gründen nur wenige Methoden angewandt werden konnten.
     Nähere Angaben über die Gedächtnisfunktionsprüfung sind in Tabelle 4 enthalten.

Tabelle 4. Gedächtnisfunktionsprüfung

---

1. Kurzzeitgedächtnis:
   Zahlennachsprechen (Hawie 1)
   Bilder benennen und Bilder merken
   Wörtermerken (Taylor)

2. Erfassung komplexer Gedächtnisstrukturen:
   Wörterassoziationstest
   Geschichtenmerken (Kohlmann)
   Delayed Response

3. Geschwindigkeitsproben

Ergebnisse und ihre Diskussion

1. Situation in der frühen postoperativen Phase: Obwohl am Ende der Operation die Patienten ansprechbar und orientiert waren, ergab die Prüfung des Kurzzeitgedächtnisses sowohl beim Zahlennachsprechen, als auch in Bilder- und Wörtermerken in der NLA-Gruppe auf 1%-Niveau signifikant schlechtere Leistungen in bezug auf den Ausgangswert.

Die Untersuchung komplexer Gedächtnisstrukturen zeigte dasselbe Verhalten beim Wörterassoziationstest, während beim Geschichtenmerken und verzögerter Reproduktion die Unterschiede nicht signifikant waren.

Innerhalb der Spinalanaesthesiegruppe war kein Unterschied zwischen der prae- und postoperativen Leistung erfaßbar außer bei den Geschwindigkeitsproben (Tabelle 5).

Tabelle 5. Frühe postoperative Phase — späte postoperative Phase

	Spin. A.	NLA
Zahlennachsprechen	N.S.	S 1%
Bildermerken	N.S.	S.
Wörtermerken	N.S.	S.
Wörterassoziation	N.S.	S.
Geschichtenmerken	N.S.	N.S.
Verzögerte Reproduktion	N.S.	N.S.
Geschwindigkeitsproben	S 1%	N.S.

N.B.: Untersuchungen erfolgten 4–6 Stunden nach Beendigung der Operation.

2. Situation in der späten postoperativen Phase. Nach 10 Tagen waren keine signifkant differenten Leistungen zwischen beiden Anaesthesiegruppen nachweisbar.

3. Postoperative Mobilisierbarkeit verlief in beiden Gruppen gleich, wobei naturgemäß Patienten mit operierten pertrochanteren Frakturen früher vollmobilisiert wurden, als jene der Gruppe der operierten Schenkelhalsfrakturen.

Schlußfolgerungen (Tabelle 6)

Die mit den hier angewandten Testverfahren erfaßten Unterschiede der Cerebralleistungen zwischen prae- und postoperativer Phase nach NLA halten zumindest 4–6 Stunden an und sind signifikant. Da sie jedoch spätestens nach 10 Tagen nicht mehr nachweisbar sind, könnte man annehmen, daß die Ursache hierfür in den Stoffwechselveränderungen während der Narkose liegt [3].

Der Befund, daß diese Leistungsabnahme in der Spinalanaesthesiegruppe nicht zu beobachten war, spricht ebenfalls dafür. Sollte nämlich die Erklärung für dieses Verhalten in der

Tabelle 6. Beantwortung der Fragestellungen. – Zusammenfassung der Ergebnisse

1. Signifikanter Unterschied innerhalb der NLA-Gruppe in der unmittelbaren postoperativen Phase (1%-Niveau)
2. Kein Unterschied der Leistungen innerhalb der SP.A.-Gruppe
3. Kein Unterschied in den Testergebnissen nach 10 Tagen
4. Patienten beider Gruppen gleichermaßen mobilisierbar

geänderten Cerebralperfusion liegen, so mußten auch die spinalanaesthesierten Patienten ähnliche Resultate zeigen, da es bei diesen trotz aller Präventivmaßnahmen doch immer wieder zu RR-Abfällen und damit auch zu umfangreichen hämodynamischen Veränderungen kommt [2].

Literatur

1. Ender J, Simon-Weidner R (1970) Die Fixierung der trochanteren Brüche mit runden elastischen Condylennägeln. Acta Chir Austr 2:40
2. Nolte H (1978) Physiologie und Pathophysiologie der subarachnoiden und epiduralen Blockade. Regional-Anaesthesie 1:3
3. Schaer H (1979) Zelluläre Wirkungen von Anaesthetika: Alptraum oder Fata morgana? Anaesthesist 28:103
4. Tonczar L, Galle P, Schmid L, Bunzel B (im Druck) Der optimale Operationszeitpunkt der pertrochanteren Fraktur des alten Menschen

Der Einfluß der Periduralanaesthesie und der Halothannarkose auf die Lipofundin-Clearance als Maß der RES-Funktion

V. Hempel, K.-F. Baur, G. Lenz und B. Mildner

Das Reticulo-Endotheliale System (RES) stellt einen wesentlichen Teil des unspezifischen Immunsystems dar. Es hat eine wichtige Funktion bei der Beseitigung korpuskulärer Fremdelemente aus der Blutbahn (Bakterien, Fibringerinnsel, Tumorzellen u.a.). Seine Beeinflussung durch Anaesthesieverfahren verdient Beachtung, weil eine Hemmung dieses Systems den Patienten in erhöhtem Maß empfindlich macht gegen eine operationsbedingte Ausschwemmung von Tumorzellen oder Bakterien.

Seit Lemperle und Reichelt [5] 1973 den Lipofundin-Clearance-Test als relativ einfache Methode zur Beurteilung des Funktionszustandes des RES vorstellten, ist es mit vertretbarem Aufwand möglich, Daten über den Funktionszustand dieses Teils des Immunsystems am Menschen unter Anaesthesiebedingungen zu gewinnen.

Weil Art und Umfang des operativen Eingriffs möglicherweise Einfluß auf den Funktionszustand des RES haben, untersuchten wir an einem möglichst homogenen Krankengut mit Hilfe der Lipofundin-Clearance den Einfluß der Periduralanaesthesie im Vergleich zur Halothannarkose.

Methode

Bei 14 Patientinnen im Alter von 47–64 Jahren, die nach entsprechender Aufklärung in die Untersuchung eingewilligt hatten, wurden unmittelbar vor vaginalen Hysterektomien, danach und sechs Stunden nach Operationsende in der von Lemperle und Reichelt [5] beschriebenen Weise Lipofundin-Clearance-Tests durchgeführt. Acht Patientinnen wurden in Periduralanaesthesie (single shot, Bupivacain mit Adrenalin 1:200 000 0,5% 20–25 ml, Sedierung mit 0,5–1 mg Flunitrazepam) operiert, sechs als Kontrollen in Intubationsnarkose mit Halothan/N_2O nach Einleitung mit Hypnomidat unter Relaxation mit Pancuronium. Die Operationsdauer lag in allen Fällen zwischen 45 und 90 min, der Blutverlust war stets minimal und der intra- und postoperative Verlauf unauffällig. Die Infusionsbehandlung während und nach dem Eingriff erfolgte nur mit kristallinen Lösungen.

Ergebnisse (Tabelle 1)

Beide Kollektive zeigen einen signifikanten (p 0,05, Wilcoxon-Test für gepaarte Beobachtungen) Anstieg der Eliminations-Halbwertszeit des Lipofundin sowohl unmittelbar nach Ende der Operation als auch am Nachmittag des Operationstages. Die von Lemperle und Reichelt [5] angegebene obere Grenze der Norm von 7,5 min wird präoperativ von keiner, postoperativ von mehr als der Hälfte der Patientinnen in beiden Gruppen überschritten (Abb. 1–3).

Tabelle 1. Halbwertszeiten des Lipofundin-Clearance-Tests vor und nach vaginalen Hysterektomien (in min). – Die Halbwertszeiten zum Zeitpunkt T_2 und T_3 sind signifikant verschieden von denen zum Zeitpunkt T_1 in beiden untersuchten Gruppen (Wilcoxon-Test für gepaarte Beobachtungen, p 0,05)

Halothannarkosen			Periduralanaesthesien		
T_1	T_2	T_3	T_1	T_2	T_3
5,2	6,5	6,5	6,5	9,9*	17*
5,4	7,7*	12,5*	3,8	5,6	3,5
7,1	7,9*	12,3*	4,3	7,8*	6,4
3,4	4,1	4,9	2,5	4,3	6,5
3,6	8,5*	6,6	3,2	4,7	7,7*
6,9	10,1*	11,5*	5,6	8,3*	8,9*
			3,7	7,4	8,3*
			4,7	7,8*	7,9*
100%	147%	170,5%	100%	164%	197%
	± 45,6%	± 36,4%		± 18,3%	± 63,2%

* pathologische Werte

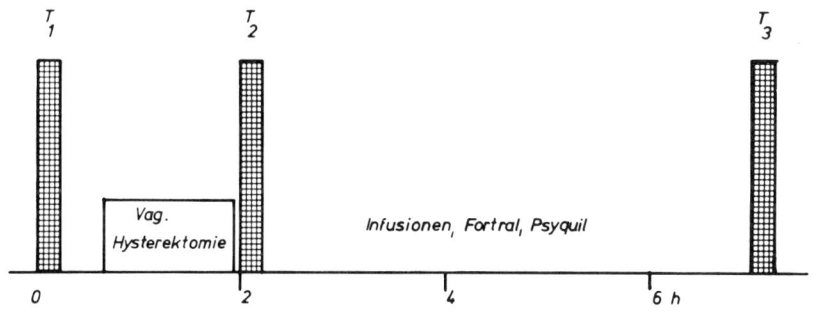

Je Test 0,75ml/kg Lipofundin S 20 %

Abb. 1. Versuchsablauf. T_1, T_2 und T_3 stellen die Lipofundin-Clearance-Untersuchungen dar

Diskussion

Die Ergebnisse zeigen also, daß bei beiden Anaesthesiemethoden eine Beeinträchtigung der RES-Funktion in vergleichbarem Umfang festgestellt werden muß. Es stellt sich die Frage, ob es sich bei dieser Beobachtung um einen pharmakologischen Effekt der eingesetzten Anaesthetica oder eine unspezifische Wirkung der Operation handelt. Pharmakologische Überlegungen lassen erwarten, daß die Phagocytose von rezeptorunspezifischen Anaesthetica wie Halothan stärker beeinflußt wird als von Substanzen, die i.W. lokal wirken. In diesem Sinne hatten auch Doenicke und Kropp [1] ihre Befunde gedeutet, die eine Verlängerung der Lipo-

PDA

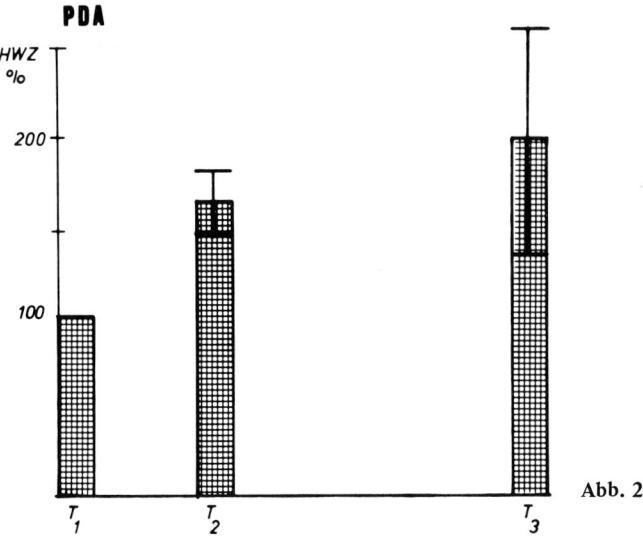

Abb. 2

HAL

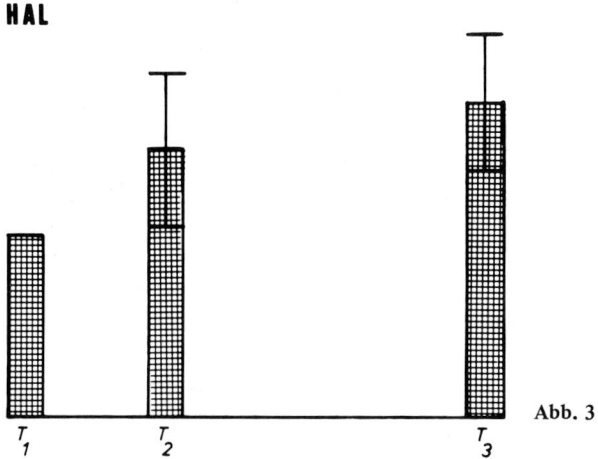

Abb. 3

Abb. 2 und 3. Verlängerung der Lipofundin-Halbwertszeit unmittelbar postoperativ und sechs Stunden später (T_2 und T_3) bezogen auf den Ausgangswert (T_1 = 100%)

fundin-Clearance nach Halothannarkosen, nicht jedoch nach Neuroleptanalgesie zeigten. Die hier zitierte Untersuchung beruhte auf Patienten, die vorwiegend magenchirurgischen, urologischen und unfallchirurgischen Eingriffen unterzogen worden waren.

Unsere Ergebnisse über die Verlängerung der Lipofundin-Clearance unter Periduralanaesthesie stimmen überein mit den Resultaten, die Löfström und Schildt [6] 1974 an drei Patienten mit einer nuklearmedizinischen Technik (Elimination von J-125-markierten Albuminaggregaten) gefunden hatten.

In der Arbeit von Lemperle und Reichelt [5] findet sich ein Hinweis, daß bei Herniotomien in Spinalanaesthesie eine Hemmung des Lipofundin-Clearance-Tests nicht nachweisbar sei. Auch dies hilft insofern nicht weiter, als eine Herniotomie im Vergleich zu einer

Hysterektomie ein kleinerer Eingriff ist, andererseits auch die Menge des inkorporierten Lokalanaesthetikums wesentlich geringer ist bei der Spinalanaesthesie als bei einer Peridural-anaesthesie.

Tierexperimente von Goldstein et al. [3] über den Einfluß von Inhalationsnarkosemitteln auf die Phagocytoseaktivität der Lunge hatten ergeben, daß das Halothan bei Mäusen die Phagocytose radioaktiv markierter Staphylokokken nicht hemmt, während Doenicke und Kropp [1] die von ihnen gefundene RES-Hemmung dem Halothan anlasten.

Kent und Geist [4] haben bei der Untersuchung einer anderen Funktion des Immun-systems, der durch Phythämagglutinin hervorgerufenen Lymphocytentransformation, eine von der Art der Narkose unabhängige Immunosuppression gefunden, wobei die Spinalan-aesthesie nicht anders abschnitt als verschiedene Verfahren der Vollnarkose einschließlich der Halothananaesthesie. Wir neigen zu der Ansicht, daß die von uns untersuchte RES-Funk-tion ebenso unspezifisch durch den Operationsstreß beeinträchtigt wird wie die Lympho-cytentransformation. Diese Meinung wird gestützt dadurch, daß diese Hemmung sechs Stun-den nach Operationsende im gleichen Maß nachweisbar war wie unmittelbar postoperativ, während zu diesem Zeitpunkt die eingesetzten Pharmaca bereits eliminiert sein sollten.

Daß Halothan per se den Lymphocyten-Transformationstest nicht hemmt, zeigt eine Studie von Duncan et al. [2]. Daß dagegen alle untersuchten Narkoseformen bei operativen Eingriffen eine Hemmung dieses Tests zur Folge haben, zeigten Kent und Geist [4]. Wir sehen die Situation bei der Wirkung von Anaesthesie und Operation in Hinsicht auf die RES-Funktion ebenso. Allerdings müssen wir noch an unserem homogenen Krankengut den Effekt der Neuroleptanalgesie auf die RES-Funktion prüfen, um die von Doenicke und Kropp angenommene günstigere Wirkung dieser Anaesthesieform werten zu können. Die Suche nach Methoden, das Immunsystem unter Operation und Anaesthesie möglichst gegen hemmende Einflüsse abzuschirmen, ist von besonderer Bedeutung im Bereich der Tumor-chirurgie, weil bei anoperierten Malignomen gelegentlich eine rapide Metastasierung in un-mittelbaren zeitlichen Zusammenhang mit dem Eingriff beobachtet wurde, und in der sep-tischen Chirurgie. Walton [7] sieht hier mögliche Fortschritte in einer perfekten postoperati-ven Analgesie. Diese ist im Bereich der unteren Körperhälfte vor allem mit Hilfe der Kathe-ter-PDA möglich. In bezug auf das RES werden wir bald über entsprechende Ergebnisse be-richten können. Wir teilen allerdings Waltons Optimismus nicht ganz, weil in unserem PDA-Kollektiv unmittelbar postoperativ während noch bestehender vollständiger Analgesie bereits eine starke Hemmung der RES-Funktion meßbar war.

Literatur

1. Doenicke A, Kropp W (1976) Anaesthesia and the reticulo-endothelial system: Comparison of halo-thane-nitrous oxide and neuroleptanalgesia. Brit J Anaesth 48:1191
2. Duncan P, Cullen BF, Calverly R, Smith NT, Eger II EJ, Bone R (1976) Failure of enflurane and halo-thane to inhibit lymphocyte transformation in volunteers. Anesthesiology 45:661–665
3. Goldstein E, Munson ES, Eagle C, et al. (1971) The effects of anaesthetic agents on murine pulmonary bactericidal activity. Anaesthesiology 34:344
4. Kent JR, Geist S (1975) Lymphocyte transformation during operations with spinal anaesthesia. An-esthesiology 42: 505
5. Lemperle G, Reichelt M (1973) Der Lipofundin-Clearance-Test. Med Klinik 68:48
6. Löfström B, Schildt B (1974) Reticuloendothelial function under general anaesthesia. Acta Anaesth Scand 18:34
7. Walton B (1979) Effects of anaesthesia and surgery on immune status. Brit J Anaesth 51:37

Hauptthema I
Regionalanaesthesie II

Vorsitz: O. Schulte-Steinberg und F. Porges

Druckänderungen während der Plexus-brachialis-Blockade

N. Mutz, A. Geyer, W. Ilias, W. Scherzer und G. Pauser

Die Schmerzausschaltung im Bereich der oberen Extremitäten durch die Blockade des Plexus brachialis ist eine seit langem bekannte und geübte Methode innerhalb der Regionalanaesthesie. Verschiedene Zugangswege und Modifikationen der einzelnen Techniken haben die Sicherheit einer exakten Anaesthesie beträchtlich erhöht. Die meisten in der Literatur angegebenen Blockadetechniken sind jedoch von subjektiven Urteilen, wie der Auslösung von Paraesthesien, abhängig und führen deshalb oft zu Mißerfolgen.

Die von uns gewählte Technik der Blockade des Plexus brachialis stellt eine Modifkation der von Winnie, Erikson, De Jong und Killian beschriebenen Methoden des axillären Zugangsweges dar und orientiert sich streng nach anatomischen Gegebenheiten.

Der Plexus brachialis verläuft begleitet von Arterie und Vene in einer nach cranial offenen von Muskulatur umgebenen sackförmigen Bindegewebsscheide. Der Raum, der von lockerem Bindegewebe erfüllt ist und zwischen Gefäß-Nervenbündel und der straffen Fascienschicht liegt, wird als der *Perivasculärraum* bezeichnet. Die dem Perivasculärraum vorgelagerten Gewebsformationen bedingen bei deren Penetration deutlich merkbare Widerstände. Sobald aber die straffe Bindegewebsschicht der Gefäß-Nervenscheide überwunden ist, kommt es zu einem deutlichen Widerstandsverlust, der das Erreichen des Perivasculärraumes anzeigt.

Die Anaesthesie erfolgt durch die Ausbreitung von Anaesthetikum innerhalb des Perivasculärraumes und die sich in diesem befindenden Gebilde. Darüber hinaus ist, wie wir es schon früher beschreiben konnten, durch Einführen eines Katheters eine kontinuierliche Blockade des Plexus brachialis, welche langandauernde Operationen ermöglicht, durchführbar.

Über 100 erfolgreiche Anaesthesien, die sich auf die Beobachtung der Druckänderung während des Punktionsvorganges stützten, zeigten zufriedenstellende Ergebnisse. Daher haben wir uns die Aufgabe gestellt, die Loss-of-resistance-Methode im Klinischen Experiment zu überprüfen und seine praktische Anwendbarkeit zu objektivieren.

Bei den von uns durchgeführten Druckmessungen wurde folgende Meßanordnung verwendet: Eine mit physiologischer Kochsalzlösung gefüllte, über einen Perfusor betriebene Injektionsspritze wurde über eine Polyäthylenschlauchleitung mit der Punktionskanüle verbunden. Die Verbindung mit einem Potentiometerschreiber wurde durch ein Y-Stück über einen Drucktransducer hergestellt.

An 20 freiwilligen Probanden wurden nun mittels dieser Meßanordnung die Druckänderungen während des Punktionsvorganges bis zum Erreichen des Perivasculärraumes bestimmt und kontinuierlich aufgezeichnet. Im Anschluß wurde nach Einbringen von Kontrastmittel über die liegende Punktionskanüle deren exakter Sitz röntgenologisch überprüft.

Bei allen 20 durchgeführten Druckmessungen der Loss-of-resistance-Technik konnten annähernd idente Druckkurvenverläufe dargestellt werden Von Beginn der Gewebepenetration bis zum Erreichen der Fascienscheide kommt es zu einem steilen Druckanstieg bis zu durchschnittlich 479 mmHg. Nach Überwinden des straffen Bindegewebes der Gefäßnervenscheide ist ein deutlicher, statistisch hochsignifikanter Druckabfall zu bemerken. Der aufzuwendende Druck nach einer Sekunde beträgt im Mittel 286 mmHg. Nach einer Gesamtinfusionszeit von 10 Sekunden ist nach vorhergegangenem weiterem deutlichem Druckabfall eine Stabilisierung ohne weitere Druckänderung erreicht.

Die Empfindungsstärke der Exterozenptoren ist gemäß der Formel $R = K \times S^A$ direkt abhängig von der einwirkenden Reizstärke, daher ist der den Spritzenstempel führende Finger in der Lage, Unterschiede in der Druckempfindung zu erkennen, wenn die Einzeldrucke imstande sind, unterschiedlich viele aktive Druckrezeptoren zu aktivieren.

Da es, nach Überschreiten der straffen Bindegewebsscheide, innerhalb einer Sekunde zu einem plötzlichen Druckabfall von 193 mmHg kommt, wird dieser statistisch signifikante Druckunterschied von den Druckrezeptoren der Haut sicher erkannt.

Die Loss-of-resistance-Methode zur Identifizierung des Plexus axillaris kann damit als exaktes Verfahren angeboten werden, das einerseits das Risiko einer unwirksamen Analgesie vermindert und andererseits eine von subjektiven Aufgaben des Patienten weitestgehend unabhängige Form der Anaesthesie darstellt.

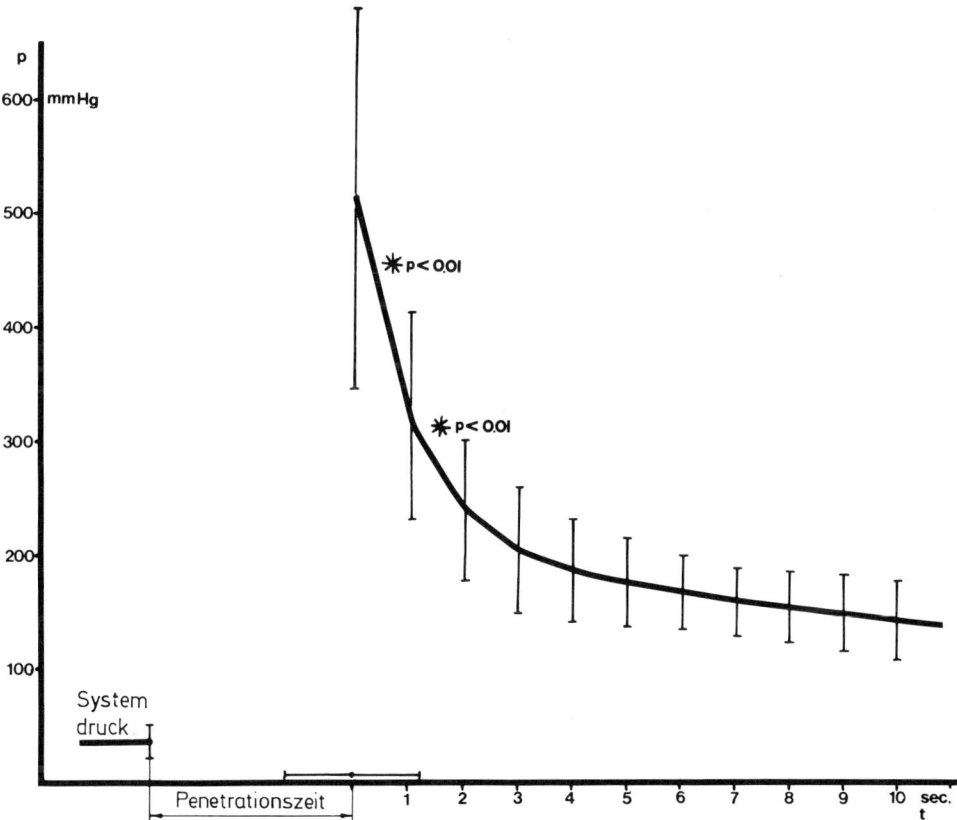

Abb. 1

Beurteilung der Plexus-brachialis-Blockade – Vergleich verschiedener Zugänge

E. Lanz und D. Theiss

Die komplizierte Anatomie des Plexus brachialis bedingt die bekannten Schwierigkeiten bei Anlegen und Beurteilung seiner Blockade. Deshalb erstellten wir ein Untersuchungsschema für den Ausfall von Sensibilität und Motorik der oberen Extremität [2]. Es beruht auf den anatomischen Gegebenheiten [3] und bedient sich einfacher neurologischer Untersuchungstechniken [6].

Untersuchungsschema (Abb. 1)

Dieses Schema berücksichtigt die Nerven des Pl. cervicobrachialis, die in kranio-kaudaler Reihenfolge von links nach rechts angeordnet sind.

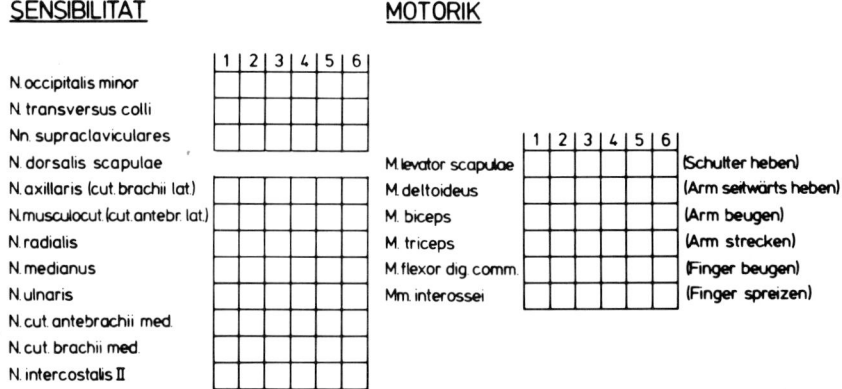

Abb. 1. Schema zur Beurteilung der Blockade des Plexus brachialis. Die Sensibilität wird in den areae propriae der peripheren Nerven mit der Nadelstich-Methode geprüft. Die Motorik wird anhand der Kraftentwicklung von 7 Kennmuskeln beurteilt. Die Untersuchungsergebnisse von bis zu 6 verschiedenen Testzeiten werden in die vorgesehenen Spalten eingetragen

Sensibilität

In ihren areae propriae (Abb. 2) wird mit der Nadelstich-Methode auf normale Empfindung (spitz), Analgesie (stumpf) und Anaesthesie (keine Empfindung) geprüft. Die Ergebnisse werden mit den Zahlen 0, 1 und 2 verschlüsselt und in die Kästchen des Teils eingetragen (s. Abb. 1), der für die Dokumentation der sensiblen Blockade zu 6 verschiedenen Zeiten vorgesehen ist.

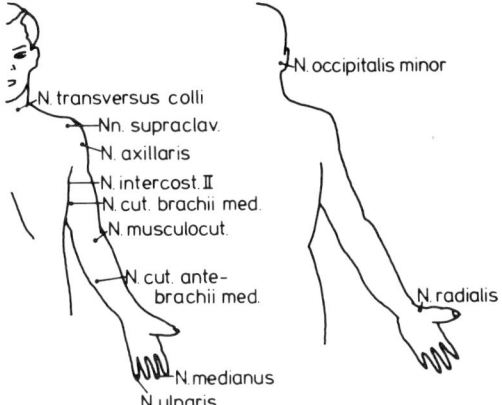

Abb. 2. Areae propriae der sensiblen Nerven an Hals, oberer Extremität und Axilla [3]

Motorik

Außerdem wird die Kraft von 7 Kennmuskeln beurteilt. Normale Kraft, eingeschränkte Kraft (Parese) und völlige Lähmung (Paralyse) werden ebenfalls mit 3 Zahlen verschlüsselt und eingetragen.

Die motorischen Ausfälle sind üblicherweise zuverlässiger zu prüfen als die sensiblen, die der Patient subjektiv beurteilt. Sensible und motorische Ausfälle ergänzen sich in ihrem Hinweis auf den Blockadeort am Plexus.

Methodik

Wir führten die Blockade des Pl. brachialis über 4 verschiedene Zugänge aus (Abb. 3):

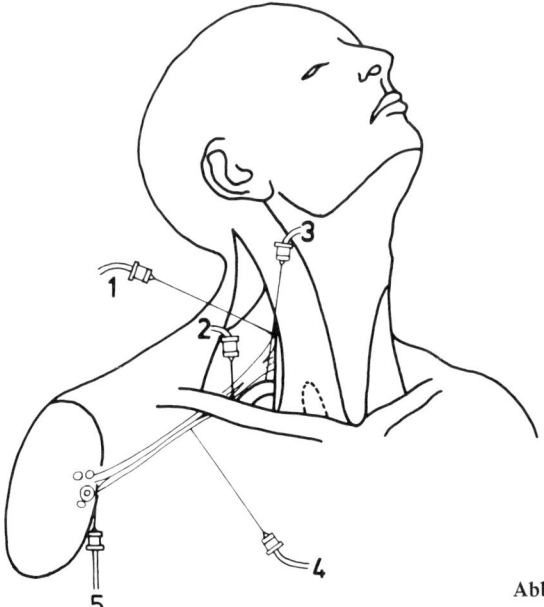

Abb. 3. Beurteilung der Plexus-brachialis-Blockade

1. Interskalenär nach Winnie [10]
2. Supraklavikular nach Kulenkampff [1, 4]
3. Subklavia-perivaskulär nach Winnie [11]
4. Axillar, modifiziert nach Winnie [9, 12]

    Die Lokalisation geschah durch Paraesthesien oder durch Elektrostimulation [7]. Das Lokalanaesthetikum wurde bei allen Zugängen an einer einzigen Stelle in den perineuralen Raum deponiert, wobei die Technik der „unbeweglichen Nadel" [8] angewandt wurde. Es wurden jeweils 50 ml Bupivacain-HCl 0,5% (= 250 mg) mit 4 IE Ornithin (POR 8) injiziert. Nach der Injektion wurde im Abstand von 5 min die Sensibilität und Motorik nach obigem Schema geprüft und registriert. Je 50 erfolgreiche Blockaden der 4 Zugänge wurden miteinander verglichen, wozu der Chiquadrat-Test angewandt wurde.

Ergebnisse

Blockadeausbreitung

Die Blockadesituation 20 min nach Injektion des Lokalanaesthetikums wird dargestellt, weil die nach dieser klinisch vertretbaren Zeitspanne betäubten Nerven die wesentliche Ausbreitung der Blockade zeigen.

    Nach interskalenärer Injektion war die Leitung des kaudalen Anteils des Pl. cervicalis und des kranialen Anteils des Pl. brachialis fast immer sensibel und motorisch unterbrochen (Abb. 4). Der kaudal abgehende Teil, z.B. die Nn. medianus und ulnaris, waren seltener betroffen.

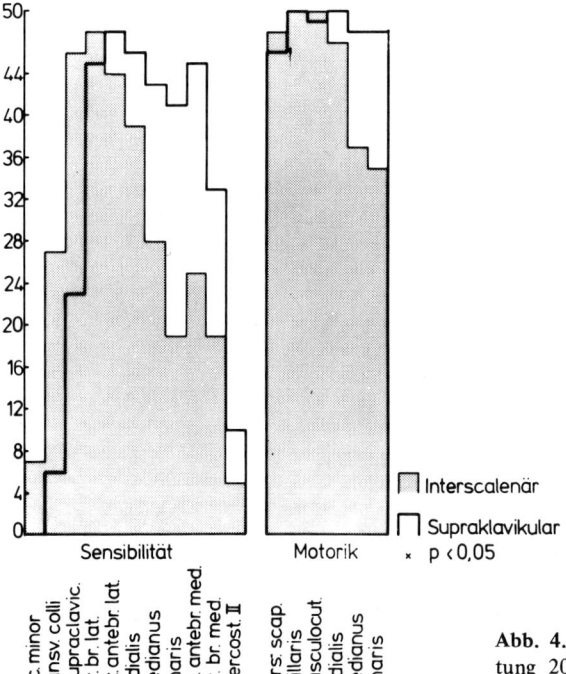

Abb. 4. Sensible und motorische Blockadeausbreitung 20 min nach Anlegen der Plexus-brachialis-Blockade durch interskalenären und supraklavikularen Zugang (n = je 50)

Der supraklavikulare Zugang nach Kulenkampff führte in fast allen Fällen zu einer sensiblen und motorischen Blockade sämtlicher Nerven des Pl. brachialis (Abb. 4).

Der Subklavia-perivaskuläre Zugang bewirkte ein ähnliches Blockadespektrum (Abb. 5).

Der axillare Zugang blockierte bevorzugt die unteren Anteile des Plexus (Abb. 6). Dies wird im Vergleich zum Subklavia-perivaskulären Zugang deutlich (Abb. 6) und noch deutlicher im Vergleich zum interskalenären Zugang (Abb. 7).

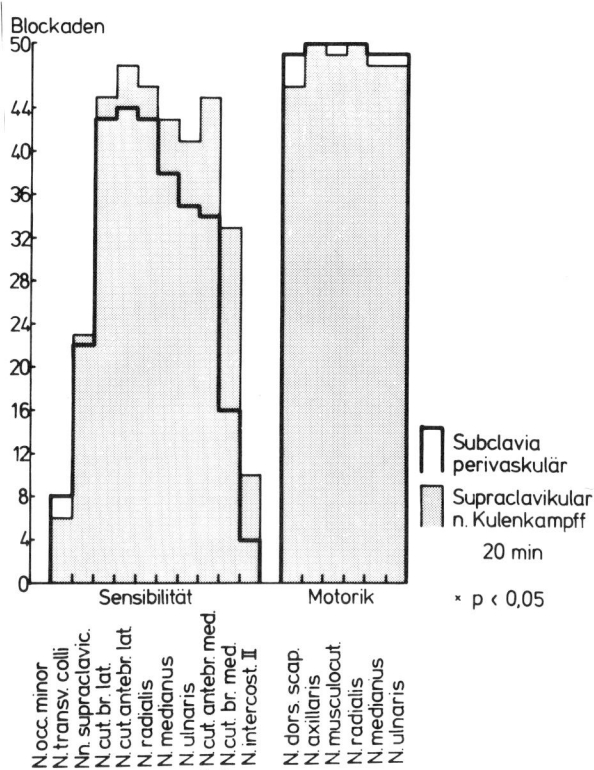

Abb. 5. Sensible und motorische Blockadeausbreitung 20 min nach Anlegen der Plexus-brachialis-Blockade durch supraklavikularen und Subklavia-perivaskulären Zugang

Diskussion

Die Blockadeausbreitung beim interskalenären Zugang zeigt, daß das Lokalanaesthetikum den unteren Primärstrang verzögert und in geringer Konzentration erreicht. Dies deutet auf die große Diffusionsstrecke in der gemeinsamen Nervenscheide zwischen den Skaleni hin.

Die sensibel und motorisch gleich häufige Blockade sämtlicher Nerven des Pl. brachialis beim supraklavikularen und subklavia-perivaskulären Zugang dürfte dadurch bedingt sein, daß hier das Lokalanaesthetikum in alle betroffenen Nerven etwa gleich schnell und gut diffundieren kann. Dies ist dadurch erklärbar, daß an der Injektionsstelle dieser beiden Zugänge die Primär- und Sekundärstränge gebündelt liegen.

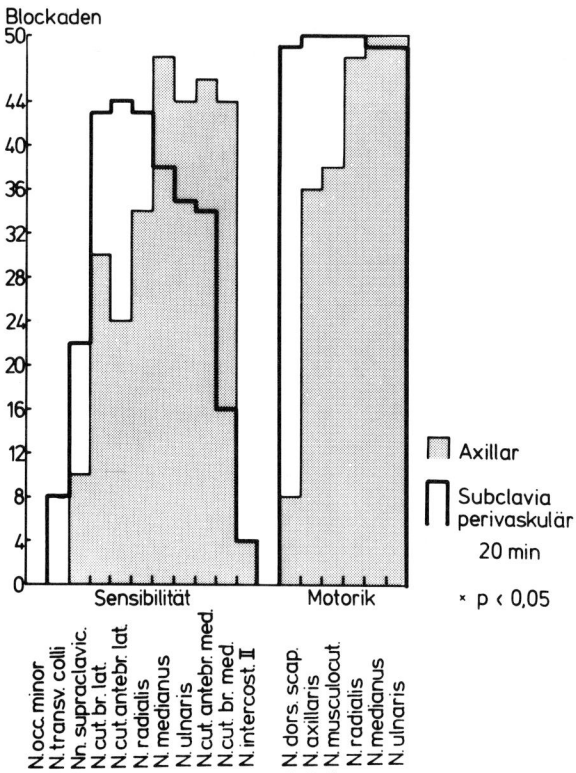

Abb. 6. Sensible und motorische Blockadeausbreitung 20 min nach Anlegen der Plexus-brachialis-Blockade durch Subklavia-perivaskulären und axillaren Zugang

Der distalere axillare Zugang führt zu einer bevorzugten Blockade der kaudaler abgehenden Nerven.

Aufgrund unserer Ergebnisse halten wir die Behauptung von Winnie [9], daß der Perineuralraum um den Pl. brachialis ähnlich wie der Periduralraum in beliebiger Höhe punktiert und von einer Injektionsstelle aus mit Lokalanaesthetikum aufgefüllt werden kann, für zu optimistisch. Obwohl das Lokalanaesthetikum bei den 4 verschiedenen Zugängen in der beachtlichen Dosierung von 50 ml injiziert wurde, füllte es nicht den gesamten perineuralen Raum aus und blockierte jeweils die Plexusanteile in der Nähe des Injektionsortes.

Die unterschiedlichen Ausbreitungsmuster der 4 Blockadetechniken sprechen dafür, je nach Operationsgebiet den jeweils geeigneten Zugang zu wählen (Abb. 8). Den interskalenären Zugang für Operationen an Schulter und Oberarm; den supraklavikularen und Subklavia-perivaskulären Zugang für Operationen an Ober-, Unterarm und Hand; den axillaren Zugang für Operationen an Unterarm und Hand.

Um neurologischen Schäden durch mechanische Traumatisierung vorzubeugen, bevorzugen wir die Injektion eines großen Volumens von einer Injektionsstelle aus und vermeiden das Auslösen weiterer Paraesthesien bei schon betäubten Plexusanteilen. Die Dosis von 250 mg Bupivacain mit Vasokonstriktor erscheint recht hoch gegenüber den in Deutschland üblichen Empfehlungen der Hersteller. Moore et al. [5] berichten jedoch über sichere An-

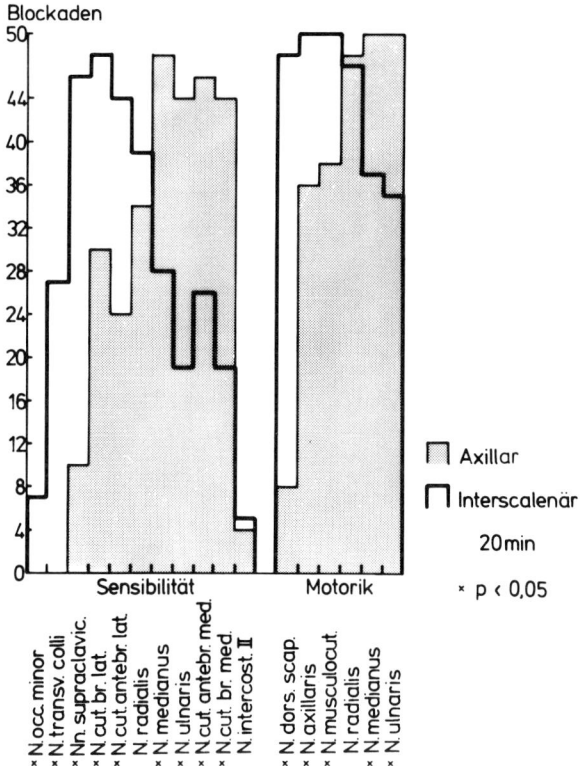

Abb. 7. Sensible und motorische Blockadeausbreitung 20 min nach Anlegen der Plexus-brachialis-Blockade durch interskalenären und axillaren Zugang

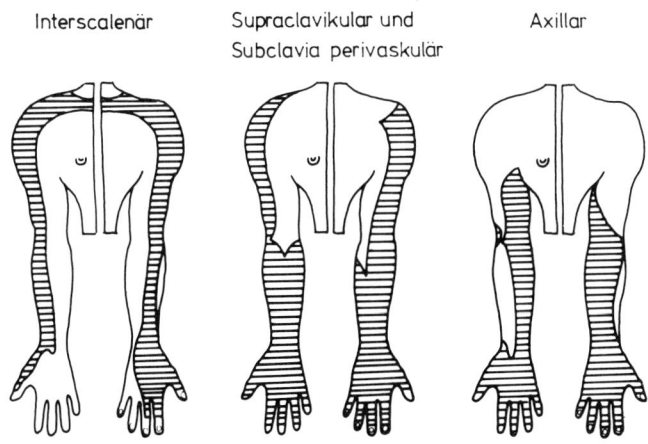

≡ bei mehr als 66% der Patienten nach 20 min blockiert

Abb. 8. Indikationsstellung je nach Operationsgebiet. Schraffierte Zone = Analgesie bzw. Anaesthesie bei mehr als 66% der Patienten 20 min nach Injektion des Lokalanaesthetikums

aesthesie mit bis zu 400 mg Bupivacain mit Adrenalinzusatz für periphere Nervenblockaden.

Das angegebene Untersuchungsschema hat sich bewährt,

1. die Position der Nadelspitze am Plexus aus der Lokalisation der angegebenen Paraesthesie bzw. bei elektrischer Stimulation aus der Zuckung zu beurteilen und Korrekturen der Kanülenposition gezielter vorzunehmen.

2. eine Vorstellung über die Ausbreitung des Lokalanaesthetikums im Bereich der Primär- und Sekundärstränge zu gewinnen,

3. den Erfolg der Blockade im Hinblick auf das Operationsgebiet und eine evtl. Blutsperre vor Operationsbeginn zu beurteilen und

4. die Blockadeausbreitung bei Anwendung verschiedener Lokalanaesthetika und Techniken der Plexusanaesthesie zu vergleichen.

Literatur

1. Kulenkampff D (1912) Die Anaesthesierung des Plexus brachialis. Dtsch Med Wschr 38:1878
2. Lanz E, Theiss D (1979) Beurteilung der Plexus-brachialis-Blockade – Vergleich des supraklavikulären und interscalenären Zugangs. Regional-Anaesthesie 2:57
3. von Lanz T, Wachsmuth W (1959) Praktische Anatomie. Arm. Springer, Berlin Göttingen Heidelberg
4. MacIntosh RR, Mushin WW (1967) Örtliche Betäubung: Plexus brachialis. Anaesthesiologie und Wiederbelebung. Band 19, Springer, Berlin Heidelberg New York
5. Moore DC, Bridenbaugh LD, Thompson GE, Balfour RI, Horton WG (1978) Bupivacaine: A review of 11080 cases. Anesth Analg 57:42
6. Mumenthaler M, Schliack H (1956) Läsionen peripherer Nerven. Diagnostik und Therapie. Thieme, Stuttgart
7. Theiss D, Robbel G, Theiss M, Gerbershagen HU (1977) Experimentelle Bestimmung einer optimalen Elektrodenanordnung zur elektrischen Nervenstimulation. Anaesthesist 26:411
8. Winnie AP (1970) An "immobile needle" for nerve blocks. Anesthesiology 31:455
9. Winnie AP (1975) Regional anesthesia. Surg Clin North America 54:861
10. Winnie AP (1970) Interscalene brachial plexus block. Anesth Analg 49:455
11. Winnie AP, Collins VJ (1964) The subclavian perivascular technique of brachial plexus anesthesia. Anesthesiology 25:353
12. Winnie AP, Radonjic R, Akkineni SR, Durrani Z (1979) Factors influencing distribution of local anesthetic injected into the brachial plexus sheath. Anesth Analg 58:225

Plexusanalgesie im Kindesalter

W. Ilias, M. Zimpfer und N. Mutz

Die Lokalanaesthesie im Kindesalter im allgemeinen und die Plexus-Brachialis-Blockade im speziellen hat sicherlich nicht sehr viele Anhänger. Bedenken gegen eine Lokalanaesthesie im Alter unter zehn Jahren bestehen nicht zu Unrecht, zeigt doch die tägliche Praxis, wie schwierig es oft sein kann, verängstigte Kinder einer Allgemeinnarkose zuzuführen. Dennoch gibt es vornehmlich in der Replantationschirurgie bisweilen Situationen, wo einerseits ein dringliches Vorgehen seitens des Chirurgen, andererseits aus Gründen der Nüchternheitsregel ein eher bedächtiges Vorgehen des Anaesthesisten erforderlich ist. Sicherlich wird der erfahrene Anaesthesist mit derartigen Problemen leicht fertigwerden, man sollte jedoch bedenken, daß es noch die Möglichkeit einer Lokalanaesthesie gibt, welche vor allem bei sehr kooperativen Kindern zur Umgehung dieser Schwierigkeiten beitragen kann [4]. Bei entsprechend vorsichtiger Vorgangsweise, das heißt in einem ruhigen Raum, möglichst unter Anwesenheit eines Elternteiles und ohne Operationskleidung, in der die Kinder oft einen für sie erschreckenden Mummenschanz sehen, ist eine Kontaktaufnahme oft gar nicht so schwierig. Die ersten Minuten sind in diesem Zusammenhang die wichtigsten, denn sie entscheiden, ob es einerseits möglich sein wird, dem Kind ohne Gegenwehr eine Plexusblockade setzen zu können, andererseits, ob es möglich sein wird, das Kind während der Operation allein durch gutes Zureden in einer ruhigen Lage halten zu können. Von großer Bedeutung ist gerade in diesem Zusammenhang die Technik der Blockade, denn mehr als einen Nadelstich darf man selbst dem kooperativsten der kleinen Patienten nicht zumuten. Ein Auslösen von Parästhesien, welche oft sehr schmerzhaft sein können, kommt daher nicht in Frage. Die Anwendung der von uns entwickelten „Loss of Resistance"-Methode hat sich daher für diesen Zweck sehr gut bewährt.

Material und Methodik

Die Technik dieser Blockade ist der Epiduralanaesthesie entlehnt und beruht auf der Tatsache, daß die Druckunterschiede Gewebe–Perivaskulärraum ähnlich fühlbar sind wie jene Gewebe–Epiduralraum. Dieses Phänomen ließ sich auch experimentell beweisen [3] und wurde von uns an erwachsenen Patienten hinlänglich erprobt [2]. Die Geräte (Abb. 1), eine leichtgängige Glasspritze (aus einem Epiduralset) und ein Venflon $\emptyset$ 1,0 mm, deuten ebenfalls die Ähnlichkeit zur Epiduralanaesthesie an. Als Führungspunkt dient klassischerweise auch hier die A. axillaris, welche möglichst nahe des Pectoralmuskelrandes getastet wird. Nun wird die mit Lokalanaesthetikum gefüllte Glasspritze unter stetigem Stempeldruck in die Tiefe geschoben, wobei wir einen Stichwinkel von etwa 30° empfehlen, um einerseits die intra- und subcutane Wegstrecke zu verlängern, andererseits auch, um bei zu raschem Vor-

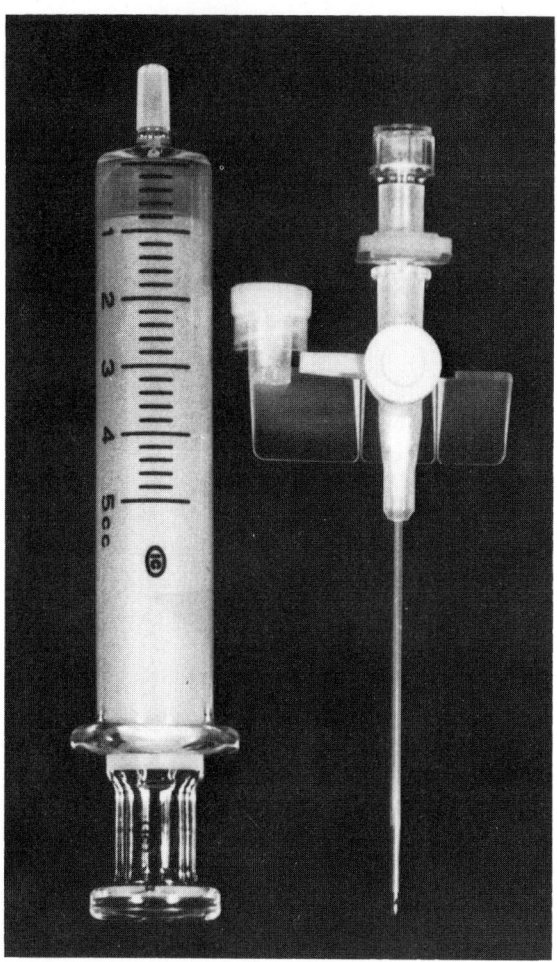

Abb. 1. Erläuterungen s. Text

gehen ein ungewolltes Durchstoßen der dorsalen Perivasculärmembran möglichst zu vermeiden. Zu beachten ist dabei, daß die Distanzen weitaus geringer sind als jene bei der Epiduralanaesthesie, und man vor allem bei Kindern den Widerstandsverlust, welcher den Eintritt in den Perivasculärraum signalisiert, „verschläft". Ist der Perivasculärraum punktiert, so wird die Injektion von 3–5 ml Lokalanaesthetikum das Vorschieben der Venflonkanüle erleichtern. Der Vorteil dieser Kanüle liegt nicht nur in der Möglichkeit, eine „kontinuierliche Blockade" durchführen zu können, sondern auch in der Möglichkeit einer individuellen Dosierung, was uns besonders in der Kinderplexusanaesthesie als äußerst wichtig erscheint.

Ergebnisse

Die Ergebnisse zeigt Tabelle 1, wobei besonderes Augenmerk auf die beiden sedierten Fälle zu richten ist. Es zeigte sich nämlich, daß eine oberflächliche Sedierung mit Diazepam die Kinder eher unruhig werden ließ, und eine Vertiefung der Sedierung, in ein für alle Beteiligte

Tabelle 1. Ergebnisse

Alter	Operation	OP-Dauer	AN.-Dauer	Bupivacain 0,25%	Lidocain 1%	Diazepam
9 a	Sehnennaht	120′	180′	–	15 ml	–
7 a	Fraktur	60′	360′	15 ml	–	–
13 a	Replant.	320′	520′	20 ml	–	–
4 a	Revision	140′	240′	6 ml	4 ml	–
11 a	Replant.	240′	460′	20 ml	4 ml	–
9 a	Replant.	220′	410′	10+5 ml[a]	5 ml	–
7 a	Replant.	180′	240′	5 ml	2 ml	–
8 a	Replant.	200′	320′	20 ml	–	–
9 a	Replant.	210′	260′	10 ml	–	5+2 mg
8 a	Replant.	180′	210′	15 ml	–	3+3 mg

[a] 5 ml Bupivacain 0,25% wurden nach 180′ Anaesthesiedauer nachinjiziert. Die Minutenangaben der „Anaesthesiedauer" beziehen sich auf die Zeit vom Setzen der Blockade bis zum Abschluß der Operation, nicht jedoch auf die „Analgesiezeit", welche durchschnittlich bei 5–6 Stunden lag. Die relativ großen Zeitintervalle zwischen Anaesthesie- und Operationsdauer ergaben sich dadurch, daß alle chirurgischen und röntgentechnischen präoperativen Manipulationen erst nach dem Anschlagen der Blockade durchgeführt wurden

„tolerables" Stadium, in beiden Fällen in einer Intubationsnarkose endete. Alle anderen Kinder wurden nach dieser Erfahrung daher lediglich durch Stillung ihrer Hunger- und Durstgefühle „verbal" sediert, was allerdings eines erhöhten Ausmaßes an Geduld und Beredsamkeit seitens des Anaesthesisten bedurfte. Wir haben vor, in nächster Zeit durch Verwendung von Märchentonbändern oder Videorecordern mit entsprechenden Filmen den Kindern eine bessere Ablenkung vom operativen Geschehen sowie dem Anaesthesisten eine leichte Entlastung zu bieten.

Diskussion

Ich möchte betonen, daß wir die Kinderplexusanaesthesie nicht als Standardverfahren, sondern lediglich als ernstzunehmende und brauchbare Alternative für Sonderfälle verstanden wissen wollen. Die beschriebene Technik der „Loss of Resistance" vermeidet das Auslösen von Parästhesien und schränkt damit die Wahrscheinlichkeit mechanisch verursachter Nervenläsionen auf ein Minimum ein. Die Verwendung der Venflonkanüle bietet die Möglichkeit der individuellen Dosierung und vermeidet durch die Möglichkeit einer Nachinjektion die Anwendung „superlangwirkender" adrenalinhaltiger Lokalanaesthetika [5]. Weiter läßt sich durch entsprechende Nachinjektion eine ausgezeichnete postoperative Schmerzprophylaxe durchführen [1].

Literatur

1. Ilias W, Fitzal S, Mutz N, Scherzer W, Tonczar L (1978) Die kontinuierliche perivasculäre axilläre Plexusblockade bei Replantationen an der Hand. Anaesthesist (Regionalanaesthesie) 1:79–82
2. Ilias W, Fitzal S, Mutz N, Scherzer W, Toncsar L (oJ) The continuous axillary blockade of the plexus brachialis for long-lasting operations of the upper extremity. Excerpta Medica Internat Congress Series Nr 452, 309
3. Mutz N, Geyer A, Fitzal S, Ilias W, Scherzer W (1979) ,,Loss of Resistance'' bei der Plexus axillaris Blockade. Anaesthesist (Regionalanaesthesie) 28:12–17
4. Niesel HC, Rodriguez B, Wilsmann I (1974) Regionalanaesthesie der oberen Extremität bei Kindern. Anaesthesist 23:178–180
5. Selander D (1979) Local anaesthetics: Importance of mode of application, concentration and Adrenaline for the appearance of nerve leasions after periferal nerve blocks. Accepted for Publication by acta anaesth Scand
6. Stöhr M, Mayer K, Petruch R (1978) Armplexusparesen nach Stellatumblockade und Plexusanaesthesie. Dtsch Med Wschr 103:78–80

Die transpectorale Blockade des Plexus brachialis

S. Munteanu, J. Okey, A. Schennen und E. Goetz

Bei dem – übrigens gelungenen – Versuch, den Nervus Suprascapularis von ventral-cranial zu blockieren, kamen wir auf den Gedanken, den ganzen Plexus brachialis auf diesem Wege zu betäuben. Da der Zugang zum Plexus brachialis von ventral sich logischerweise anzubieten scheint, waren wir nicht überrascht, später zu erfahren, daß dieser Weg schon früher oft begangen worden war. Inzwischen aber hatten wir eine persönliche Technik entwickelt, über die wir im folgenden berichten:

Im Zeitintervall August 78–Juli 79 haben wir 47mal, davon 10mal unter Anwendung eines Neurostimulators, die transpectorale Plexusblockade durchgeführt. Davon ließ in 42 Fällen die Qualität der Betäubung nichts zu wünschen übrig, bei den restlichen 5 Fällen war die Blockade nicht zufriedenstellend. Mit wachsender Erfahrung stieg die Erfolgsquote an, so daß wir bei den letzten 18 Blockaden nur einen Mißerfolg zu verzeichnen hatten. Als Lokalanaesthetikum verwendeten wir 0,75% Prilocain (Xylonest).

Anatomie

Großer und kleiner Brustmuskel begrenzen die Achselhöhle von ventral. Hinter ihnen umgeben die Fasciculi, weiter distal die sich aus den Fasciculi bildenden langen Nerven des Plexus brachialis die Arteria axillaris.

Aus der Arterie entspringen in diesem Bereich zahlreiche Äste, deshalb sagt eine Gefäßpunktion über die Lage der Kanüle im Verhältnis zu den Nervensträngen nichts aus. Gemäß den klassischen anatomischen Daten hüllt in der Axilla eine gemeinsame Bindegewebsscheide die großen Gefäße und Nerven ein.

Merkwürdig in diesem Zusammenhang ist, daß nach unserer Erfahrung das Treffen eines einzigen Nerven und dessen Umspritzung oft für einen kompletten Block nicht ausreicht. Um sicherzugehen, sind an zwei der langen Nerven Paraesthesien auszulösen. Dieser Umstand ist mit der Existenz einer gemeinsamen Scheide schwer in Einklang zu bringen.

Technik

In Rückenlage adduziert der Patient die obere Extremität so, daß sie lateral dem Rumpf anliegt. Der Einstichpunkt liegt ca. 2-fingerbreit medial des proc. coracoideus und ca. 2 1/2-fingerbreit caudal der Clavicula. Nach Quaddelsetzung wird mit einer 7 cm langen Kanüle senkrecht zur Frontalebene eingestochen.

Der Plexus liegt nach unseren Abmessungen in einer Tiefe von 3,8–5,3 cm, meisten ca. 4,5 cm unter der Einstichstelle. Paraesthesien müssen ausgelöst werden, auch wenn dies nicht immer auf Anhieb gelingt. Es empfiehlt sich, um eine sichere Blockade zu erreichen, zwei der drei Handnerven zu treffen.

Zu diesem Zweck lassen wir, sobald mit der ersten Kanüle Paraesthesien ausgelöst worden sind, diese in der erreichten Position liegen und stechen, unter Berücksichtigung der Lage der ersten Kanüle und der anatomischen Beziehungen der Nerven zueinander, eine zweite Kanüle derselben Länge gezielt in Richtung eines zweiten Handnerven ein, bis Paraesthesien auftreten. Anschließend werden pro getroffenen Nerven 10–20 ml Lokalanaesthetikum eingespritzt.

Diskussion

Unter normalen Verhältnissen zeichnet sich die supraclaviculäre Blockade des Plexus brachialis durch die größere Treffsicherheit aus, vielleicht auch, weil man wegen der ersten Rippe nicht in der Tiefe vorbeistechen kann.

Voraussetzung dafür ist allerdings die Tastbarkeit der ersten Rippe. Je nach Entwicklung der Weichteile der Fossa supraclavicularis und je nach Körperbau ist die erste Rippe allermeistens gut, manchmal schwer und selten gar nicht zu tasten, wobei die Erfahrung des Tastenden selbstverständlich eine große Rolle spielt. Zu dem Problem, das durch die Schwierigkeit beim Tasten der ersten Rippe entsteht, gesellt sich die Gefahr eines Pneus. Diese Gefahr droht an erster Stelle dem Unerfahrenen, ist aber auch für den Erfahrenen bei kontralateralem Pneu oder beidseitiger Blockade von Bedeutung. Schließlich kann die Ausführung des supraclaviculären Blocks durch pathologische Prozesse in der Fossa supraclavicularis (z.B. Sepsis, grobe Verformungen) verhindert werden.

Ist die Anwendung der axillären Plexusblockade durch Schwierigkeiten der Betäubung des Nervus musculocutaneus, durch Adduktionshaltung des Oberarmes oder durch Hautinfektion in Frage gestellt, so scheint es uns unter diesen Umständen vorteilhaft, mit der transpectoralen Blockade über eine dritte regionalanaesthetische Alternative zu verfügen.

Als Nachteile der transpectoralen Methode betrachten wir:
1. die relativ umständliche Auffindung des Plexus und die eigenartige Notwendigkeit, zwei Nerven zu treffen.
2. Die Häufigkeit der Gefäßpunktion und die damit verbundene Gefahr der intravasalen Einbringung des Lokalanaesthetikums.

Als Vorteile möchten wir anführen:
1. Daß ein Pneu so gut wie ausgeschlossen ist und
2. daß der gesamte Plexus brachialis betroffen wird.

Literatur

Babitzki (1918) Zbl Chir 45:215–217
Bazy, Blondin (1935) Anaestésie et Analgésie 1:190–198
Macintosh RR, Mushin WW (1967) Örtliche Betäubung: Plexus brachialis. Springer Verlag, New York

Prospektive Untersuchungen zum Pathomechanismus des postspinalen Kopfschmerzes

A. Driessen, W. Mauer, M. Fricke und B. Kossmann

Die Angaben über das Auftreten von postspinalen Kopfschmerzen schwanken sehr. Zum einen sind Schmerz und Intensität des Schmerzes sehr subjektive Erfahrungen, andererseits können aber auch anamnestisch bekannte Cephalgien, Migräne, HWS-Syndrom etc. postspinale Kopfschmerzen auslösen.

Der typische „postspinale" Kopfschmerz:

– tritt beim Aufrichten oder Aufstehen auf oder verstärkt sich und wird beim Liegen schwächer;

– ist meist occipital, frontal und/oder in der Orbitalgegend lokalisiert;

– kann in den Nacken und die Schultern ausstrahlen und dabei eine Nackensteife ähnlich dem Meningismus markieren;

– wird verstärkt durch Druck auf die Jugularnerven, durch Kopfschütteln, bei erhöhtem intraabdominellem Druck (z.B. in der Schwangerschaft) und vermindert durch Druck auf die Carotiden.

In einer prospektiven Studie bei 613 Patienten, die zur Durchführung eines urologischen Eingriffs eine Spinalanaesthesie erhielten, haben wir diejenigen mit dem typischen „postspinalen" Kopfschmerz untersucht.

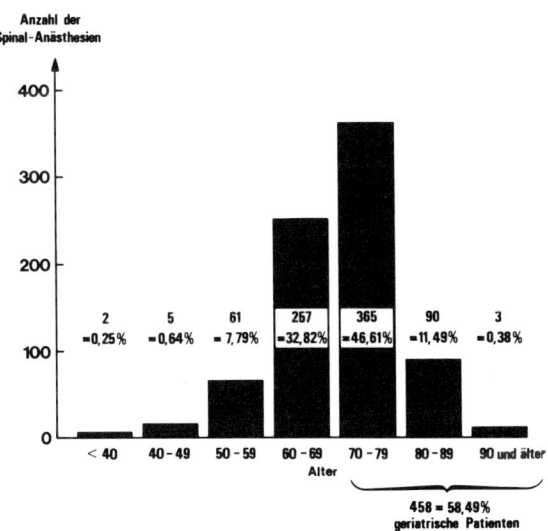

Abb. 1. Anzahl der Spinalanaesthesien in den Altersgruppen

Diese 613 Patienten erhielten insgesamt 783 Spinalanaesthesien. Da es sich um Patienten einer urologischen Klinik handelte, überwogen die Eingriffe bei männlichen Patienten mit 724 (= 92,5%) bei weitem die weiblichen 59 (= 7,5%). Die Altersverteilung der Patienten ist aus Abb. 1 ersichtlich. Bemerkenswert ist, daß mehr als die Hälfte der Patienten, 458 = 58,49%, 70 Jahre und älter waren, also als geriatrische Patienten bezeichnet werden müssen. Entsprechend groß war die Anzahl der Begleiterkrankungen. Für unsere Untersuchung war von Bedeutung, daß präoperativ 31 Patienten gelegentliche Kopfschmerzen, 5 Patienten migräneartige Kopfschmerzen, 6 Patienten ein bekanntes HWS-Syndrom angaben und 19 Patienten über orthostatische Beschwerden und Schwindel klagten; 5 Patienten hatten eine Schädelfraktur erlitten.

Mehrfachpunktionen wurden bei insgesamt 77 Patienten durchgeführt und zwar: bei 64 Patienten 2 Punktionen, bei 11 Patienten 3 Punktionen und bei je einem Patienten 4 beziehungsweise 5 Punktionen.

Tabelle 1 zeigt die Art der Eingriffe, die in Spinalanaesthesie durchgeführt wurden. Einer urologischen Klinik entsprechend waren die Prostata-Resektionen und -Nachresektionen am häufigsten vertreten.

Tabelle 1. Art der in Spinalanästhesie durchgeführten Eingriffe (bei Doppeleingriffen der jeweils größere)

Prostata-Resektion etc.	397
Blasen-Operationen	158
Eingriffe an der Oberfläche (Hydro-, Spermatocele, Orchiektomie)	61
Diagnostische Eingriffe (Meato-, Urethrotomien, Prostata-Punktionen)	167

Zur Technik

Die Patienten wurden am Morgen mit 10–15 mg Valium i.m. prämediziert und erhielten 5 Minuten vor Anlegen der Spinalanaesthesie 0,25–0,5 mg Atropin i.v. und eine Halbelektrolyt-Lösung infundiert. In der Regel wurde am sitzenden Patienten punktiert und zwar in der Höhe $L_{II/III}$ bei 91 Patienten, $L_{III/IV}$ bei 634 Patienten und $L_{IV/V}$ bei 58 Patienten.

Die Verteilung der verwendeten Größen der Spinalnadeln zeigt Abb. 2. Es ist zu erwähnen, daß erst seit November 1978 die 25-Gauge-Nadel bei uns routinemäßig zur Punktion genommen wurde.

Als Lokalanaesthetikum wurde (mit drei oder vier Ausnahmen) isobares 0,5%iges Bupivacain benutzt in der Dosierung von 10 bis 20 mg.

Nach der Spinalanaesthesie blieben die Patienten mindestens 24 Stunden im Bett liegen, wobei auf eine ausreichende Flüssigkeitszufuhr geachtet wurde (ca. 40 ml/kg/Tag). Am Operationstag und an den sieben nachfolgenden Tagen wurden die Patienten von uns nach aufgetretenen Beschwerden befragt und untersucht, wobei der Untersuchende nicht mit dem Anaesthesisten identisch war, der die Spinalanaesthesie angelegt hatte.

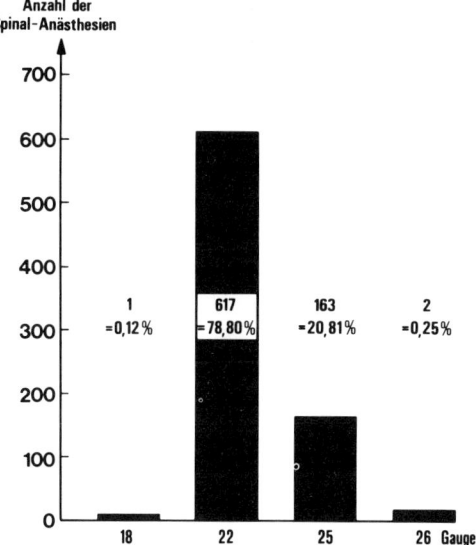

Abb. 2. Verteilung der Spinalanaesthesien auf die Punktionsnadelgröße

Ergebnisse

Nach 102 Spinalanaesthesien (= 13,02%) klagten Patienten über subjektive Beschwerden und zwar die 18 weiblichen Patientinnen (27,12%) relativ häufiger als die 86 männlichen Patienten (11,87%). Häufig waren orthostatische Beschwerden, Schwindel, nicht näher beschriebene „Kreislaufbeschwerden" und migräneartige Kopfschmerzen. Seltener traten Rücken- und Hüftgelenkschmerzen, Augendruck oder Ohrensausen auf. Auch alle Patienten mit dem typischen „postspinalen" Kopfschmerz sind hier aufgeführt, da einige noch über andere Beschwerden klagten.

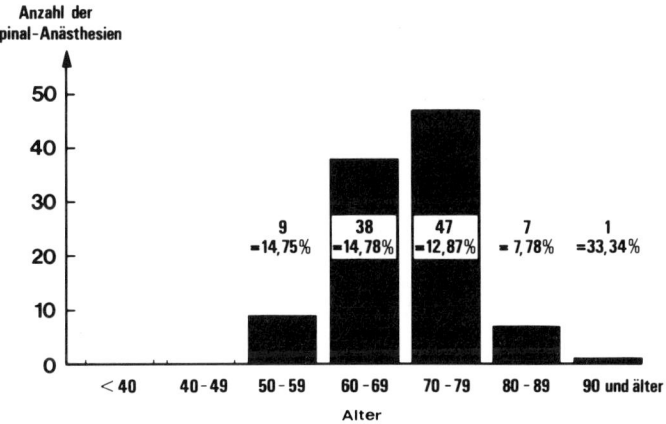

Abb. 3. Anzahl der subjektiven Beschwerden nach Spinalanaesthesien in den Altersgruppen

Abb. 3 zeigt die Verteilung der Patienten mit subjektiven Beschwerden nach einer Spinalanaesthesie auf die einzelnen Altersgruppen. Dabei gaben die über 69 Jahre alten Patienten mit 12,00% seltener Beschwerden an als die jüngeren mit 14,46%.

Hinsichtlich der verwendeten Punktionsnadelgröße bestand kein nennenswerter Unterschied zwischen der 22-Gauge- und den 25-Gauge-Nadeln. Nach Punktion mit einer 22-Gauge-Nadel klagten 80 Patienten (= 12,96%), nach Punktion mit einer 25-Gauge-Nadel 22 Patienten (= 13,49%) über Beschwerden.

Der typische „postspinale" Kopfschmerz (meist beim ersten Aufstehen nach der Operation) trat bei 23 (= 2,93%) unserer Patienten auf. Auch bei diesen klagten die weiblichen Patienten (5 = 8,47%) relativ häufiger über Kopfschmerz als die männlichen (18 = 2,48%). Bei 8 Patienten waren auch präoperativ gelegentlich Kopfschmerzen aufgetreten. Bei zwei Patienten trat der typisch „postspinale" Kopfschmerz erst nach der zweiten Spinalanaesthesie auf.

Die Altersverteilung der Patienten mit dem typisch „postspinalen" Kopfschmerz zeigt Abb. 4. Aus den Prozent-Angaben ist ersichtlich, daß bei jüngeren Patienten häufiger Kopfschmerzen angegeben wurden als bei älteren und daß bei unseren Patienten mit dem typisch „postspinalen" Kopfschmerz mehr als zwei Drittel noch keine 70 Jahre alt sind.

Der typisch „postspinale" Kopfschmerz trat nach Punktionen mit 22-Gauge-Nadeln bei 21 Patienten (= 3,40%) relativ häufiger auf als nach Punktionen mit den dünneren 25-Gauge-Nadeln bei zwei Patienten (= 1,22%).

Mehr als die Hälfte der Patienten gaben den typisch „postspinalen" Kopfschmerz erstmals am Operationstag oder am ersten postoperativen Tag an, wie Abb. 5 zeigt; dieser ist deshalb bevorzugt, weil die meisten Patienten dann von operativer und anaesthesiologischer Seite aufstehen sollen oder dürfen.

Abb. 6 gibt die Dauer des typisch „postspinalen" Kopfschmerzes in Tagen an. Während die Hälfte unserer Patienten nicht länger als 4 Tage über Kopfschmerzen klagte, bestanden diese nur bei einem Patienten länger als eine Woche.

Wenn man den Ausbildungsstand der Anaesthesisten berücksichtigt, die die Spinalanaesthesien durchgeführt hatten, wird deutlich, daß Erfahrung in der Technik mithilft, Kopfschmerzen beim Patienten zu vermeiden. Der typisch „postspinale" Kopfschmerz trat nach fünf Punktionen durch Fachärzte, nach 8 Punktionen durch Assistenten mit mehr als zwei

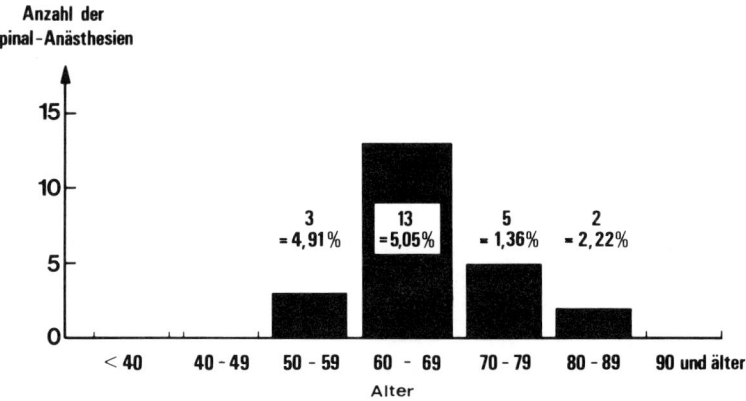

Abb. 4. Altersverteilung der Patienten mit typischem „spinalen" Kopfschmerz

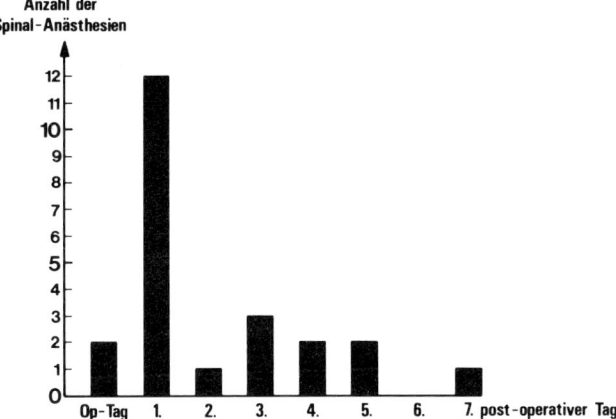

Abb. 5. Zeitpunkt, an dem der typisch „spinale" Kopfschmerz erstmalig auftrat

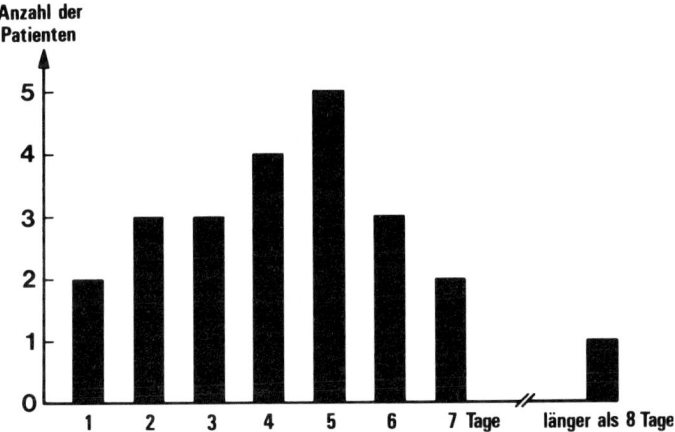

Abb. 6. Dauer des typischen „spinalen" Kopfschmerzes

Jahren Weiterbildungszeit und nach 10 Punktionen durch Assistenten mit weniger als zwei Jahren Weiterbildungszeit auf. Bei Kollegen, die die Technik der Spinalanaesthesie erlernten, traten nach relativ weniger Punktionen Kopfschmerzen auf als bei erfahrenen Kollegen.

Diskussion

Leider lassen sich viele Literaturangaben über die Häufigkeit des typisch „postspinalen" Kopfschmerzes nur schwer vergleichen, da oft keine oder nur unvollständige Angaben über seine Qualität und sein Auftreten gemacht sind. Auch werden unterschiedliche Untersuchungskriterien angewandt. So beschrieb Bergmann 1972 nur bei 1,1% seiner Patienten nach einer Spinalanaesthesie Kopfschmerzen [1], während Kortum et al. in einer neuen Arbeit bei 10,6% der Patienten „spinale" Kopfschmerzen beobachteten [4]. In dieser Arbeit wurde wie bei unseren Beobachtungen eine Bevorzugung des weiblichen Geschlechtes bei den geklagten

Beschwerden festgestellt, ebenso wie die Abhängigkeit des typisch „postspinalen" Kopfschmerzes von der Punktionsnadeldicke.

Auffallend kurz ist die Dauer des typisch „postspinalen" Kopfschmerzes bei unseren Patienten, die in der Literatur mit 10 bis 14 Tagen angegeben ist [4]. Grund dafür ist wohl die sofortige Meldung neu aufgetretener Beschwerden und Kopfschmerzen von der Station an einen Anaesthesisten, der dann möglichst schnell die notwendigen Maßnahmen veranlaßte. Diese sind bei uns zunächst Bettruhe und die Gabe von Propyphenazon mit Coffein (Optalidon).

Zum Schluß seien noch weitere, seltene, neurologische Symptome erwähnt, die nach einer Spinalanaesthesie auftreten können: Schädigung der Hirnnerven (am häufigsten des N. abducens durch Dehnung), chronisch adhäsive Arachnoiditis, Meningitis, Neuritis, das Cauda-equina-Syndrom, Paraplegien, Parästhesien und Sensibilitätsstörungen.

Von denjenigen unserer Patienten, die über subjektive Beschwerden nach der Spinalanaesthesie klagten, gaben einige Augendruck, Doppelbilder, akustische Veränderungen (Ohrdröhnen, „Hören wie aus der Ferne"), Brechreiz und Erbrechen an. Bei einem Patienten waren Sensibilitätsausfälle im Bereich S_{IV}/S_V rechts und an der linken Ferse aufgetreten, die sich spontan zurückbildeten.

Die Spinalanaesthesie ist für manchen Patienten sicherlich weniger belastend und komplikationsträchtig als eine Allgemeinanaesthesie. Auf die Spinalanaesthesie kann daher nicht verzichtet werden; zumal bei Beachtung der erwähnten Maßnahmen (möglichst atraumatische Punktion mit einer möglichst dünnen Nadel, ausreichende Flüssigkeitszufuhr, sofortige Behandlung aufgetretener Kopfschmerzen) der gefürchtete „postspinale" Kopfschmerz verhindert oder zumindest nach Anzahl und Dauer vermindert werden kann.

Zusammenfassung

In einer prospektiven Studie wurden 613 Patienten untersucht und befragt, die zur Durchführung eines urologischen Eingriffs insgesamt 783 Spinalanaesthesien erhalten hatten.

Nach 102 Punktionen (= 13,02%) traten subjektive Beschwerden, bei Frauen relativ häufiger als bei Männern, auf. Der typisch „postspinale" Kopfschmerz wurde von 23 Patienten (= 2,93%) angegeben, und zwar relativ häufiger von Frauen, jüngeren Patienten und nach der Punktion mit der 22-Gauge-Nadel. Dieser Kopfschmerz trat meistens beim ersten Aufstehen am Operationstag oder am ersten postoperativen Tag auf und dauerte meist nicht länger als vier Tage. Nach der Schilderung des Pathomechanismus ist die Ursache dieses Kopfschmerzes ein Liquordruckabfall.

Verschiedene Maßnahmen zur Verhinderung und Therapie des typisch „postspinalen" Kopfschmerzes werden erörtert. Andere neurologische Symptome nach einer Spinalanaesthesie werden erwähnt.

Literatur

1. Bergmann H (1972) 20 Jahre Spinalanaesthesie. Anaesthesist 21:133
2. Bergmann H (1977) Die Spinalanaesthesie im Lehrbuch der Anaesthesiologie. Springer, Heidelberg
3. Bier A, zitiert nach Kamp O (1962) Über Lumbalanästhesie und Spätkopfschmerzen. Z ärztl Fortbildung 56:871
4. Kortum K, Rössler B, Nolte H (1979) Morbidität nach Spinalanaesthesie. Regional-Anaesthesie 2:5
5. Lund PC (1971) Principles and practice of spinal anaesthesia. Thomas Publ, Springfield Illinois

Penetration der Spinalwurzeln bei Subarachnoidalblock durch isobare und hyperbare Bupivacainlösung

H. Ponhold

Bupivacain hat sich als Lokalanästhetikum für den Subarachnoidalblock sehr gut bewährt und wird sowohl in hyperbarer als auch in isobarer Lösung verwendet [1, 3].

Um die Indikationsstellung für eine der beiden Lösungen zu verfeinern, ist es notwendig zu wissen, ob Unterschiede in der Wirkung bestehen. Deshalb wurden bei je 15 Patienten, die orthopädischen oder unfallchirurgischen Operationen unterzogen wurden, 2 ml 0,5% isobares bzw. hyperbares Bupivacain verwendet. Das Patientengut ist bei den beiden Gruppen vergleichbar (Tabelle 1).

Tabelle 1

	isobare Gruppe	hyperbare Gruppe	
Gewicht (kg)	68,2 ± 11,8	66,9 ± 14,3	NS
Lebensalter (Jahre)	70,9 ± 7,3	76,9 ± 13,2	NS
Körpergröße (cm)	168,4 ± 7,6	167,5 ± 6,9	NS
Anzahl der sensorisch blockierten Segmente über L3/4	8,4 ± 1,8	9,7 ± 1,5	S $p < 0,05$
Anschlagzeit in Minuten bei Patienten in der hyperbaren Gruppe	Analgesie ohne S1 2,13 ± 1,64	Analgesie einschließlich S1 4,67 ± 3,56	S $p < 0,05$

S = signifikant
NS = nicht signifikant

Das Anlegen des Subarachnoidalblocks erfolgte in Seitenlage. Eine 22 G Spinalnadel wurde paramedian entweder L3/4 oder L2/3 eingestochen. Die isobare Lösung bestand aus 2 ml 0,5% Bupivacain, die hyperbare aus 2 ml 0,5% Bupivacain in 5% Glukose. Nach Applikation des Lokalanästhetikums wurden die Patienten in horizontale Rückenlage gebracht. Die Ausbreitung der Analgesie wurde in Minutenabständen bis 20 Minuten mit einer 22 G Nadel getestet.

Nun zu den Ergebnissen. Bei 9 von 15 Patienten in der isobaren Gruppe war nur eine Hypalgesie eingetreten, wobei 8 Patienten nur den Hautschnitt spürten, der als Schmerz oder leichtes Brennen empfunden wurde, 1 Patient hatte eine fleckige Analgesie. Ein Patient, den ich unter die Rubrik volle Analgesie eingereiht habe, hat nach eigenen Angaben während der ganzen Operation gespürt, daß er operiert wurde, aber keine Schmerzen empfunden. Dieser Patient wollte nicht einschlafen. Ihm hat das sehr imponiert. Bei späteren Untersuchungen mit isobarem Bupivacain und Hypalgesie konnte durch Verwendung einer Einschlafdosis Pentothal verhindert werden, daß die Patienten den Hautschnitt spürten. In der anderen Gruppe, d.h. bei den 15 Patienten, die hyperbares Bupivacain erhielten, konnte immer eine volle Analgesie erzielt werden.

Bei der Beurteilung der motorischen Blockade wurde eine Einteilung in 3 Stufen verwendet. Bei Stufe I hat der Patient ein Schweregefühl der Beine. Stufe II bedeutet, daß der Patient die Beine nicht heben kann, wohl aber die Füße bewegen kann. Bei Stufe III besteht volle Bewegungsunfähigkeit der unteren Extremität. Alle Patienten wurden in Stufe II eingereiht. Bei der hyperbaren Gruppe war die sensorische Blockade höher als bei der isobaren Gruppe.

Bei der Prüfung der einzelnen Segmente wurde bemerkt, daß die Analgesie bei S1 signifikant später als bei den anderen Segmenten eintritt. Diese Beobachtung bestätigt die Ergebnisse von Galindo [2], der dies bei Epiduralblock festgestellt hat und auf den größeren Durchmesser der Wurzel zurückführt.

Zusammenfassend möchte ich betonen, daß beim Block mit hyperbarem Bupivacain in jedem Fall eine volle Analgesie erzielt werden konnte. Andere Autoren, wie Nolte, erhalten mit isobarem Bupivacain zufriedenstellende Blockaden, doch verwenden diese häufig mehr als 2 ml 0,5% Bupivacain. Die vorliegenden Ergebnisse lassen den Schluß zu, daß bei Verwendung von hyperbaren Lösungen eine geringere Anzahl von mg notwendig ist, um die gleiche Analgesie zu erzielen. Da Schikor [4] feststellen konnte, daß bei Verwendung von bis zu 15 mg Bupivacain keine Trübung des Liquors bzw. kein Ausfallen des Bupivacain im Liquor eintritt, sehe ich einen Vorteil für die hyperbare Lösung darin, daß man damit leichter unter dieser kritischen Menge von 15 mg bleiben kann.

Literatur

1. Eckstein KL, Vicente Eckstein A, Steiner R (1978) Erfahrungen mit hyperbaren Bupivacainlösungen in der Spinalanästhesie. Anaesthesist 27:69
2. Galindo A, Hernandez J, Benavides O, et al. (1975) Quality of spinal extradural anesthesia: The influence of spinal nerve root diameter. Brit Journ Anaesth 47:41
3. Nolte H, Schikor K, Gerks P, Meyer J, Stark P (1977) Zur Frage der Spinalanästhesie mit isobarem Bupivacain 0,5%. Anaesthesist 26:33
4. Schikor K (1979) Wortmeldung beim Symposium „Neue Aspekte in der Regional-Anästhesie". Düsseldorf, Mai 1979

Vor- und Nachteile der Spinalanästhesie in der Urologie

M. Antal und G. Vydra

Im Jahre 1978 wurden 85 urologische Eingriffe in unserer Klinik unter Spinalanästhesie durchgeführt. Das Lebensalter unserer Patienten – 19 Frauen und 66 Männer – war zwischen 30 und 83 Jahren, mit einem durchschnittlichen Alter von 63,3 Jahren. Der Allgemeinzustand der Patienten entsprach in 20 Fällen der Risikogruppe I, in 63 Fällen der Gruppe II und in 2 Fällen der Gruppe III der ASA-Klassifikation.

Die unter Spinalanästhesie durchgeführten operativen Eingriffe sind in der Tabelle 1 dargestellt.

Tabelle 1. Die Verteilung der unter Spinalanästhesie durchgeführten operativen Eingriffe

Transvesikale Prostatektomien	50
Sectio alta	9
Vaginale Operationen	17
Transurethrale Eingriffe	7
Andere Eingriffe	2

Die Prämedikation erfolgte intravenös mit der Mischung von Diazepam und Atropin. Nachher erhielt jeder Patient mindestens 500 ml einer Kristalloid-Lösung intravenös. Die Punktion des subarachnoidealen Raumes wurde im Krankenbett in sitzender Position durchgeführt. Die Punktion erfolgte zwischen L3 und L4, oder zwischen L2–L3. 15–20 Minuten nach der Eingabe von Bupivacain 0,5% isobar wurden die Kranken auf den Operationstisch gelegt. Die verwendete Dosis von Bupivacain war 15,0–17,5 mg, mit einem Durchschnittswert von 0,275 mg/kg. Diese Dosierung ist höher, als sie vorher bei traumatologischen bzw. orthopädischen Eingriffen war [1]. Die Dauer der Operationen betrug zwischen 1/2 und 3 Stunden. Die Analgesie war in 80 Fällen suffizient. Neben der Analgesie bildete sich auch eine Muskelerschlaffung aus. Die Spinalanästhesie wurde in jedem Fall von demselben Anästhesisten ausgeführt.

An der ersten Stelle der intraoperativen Komplikationen stand natürlicherweise die arterielle Hypotension. Die Differenz der vor der Punktion und nachher innerhalb 20 Minuten gemessenen minimalen Blutdruckwerte war signifikant ($142,47 \pm 24,21$ bzw. $129,06 \pm 21,47$ mmHg, $P < 0,01$). Die durchschnittliche Minderung betrug 13,4 mmHg, dies entspricht 9,4 Prozent des Ausgangswertes. Die Differenz zwischen den Blutdruckwerten vor und nach Umlegen auf den Operationstisch war statistisch nicht signifikant ($133,41 \pm 41,20$ bzw. $126,82 \pm 25,07$ mmHg, $0,1 > P > 0,05$). Der Unterschied zwischen den systolischen Druck-

werten gemessen am Beginn der Intervention und den Minimaltensionen gemessen während
der Eingriffe unter der Wirkung der Manipulation, einer Blutung usw. – ergab sich auch
statistisch signifikant (133,88 ± 19,94 bzw. 109,77 ± 23,70 mmHg, P < 0,01). Die durchschnittliche Minderung betrug 24,11 mmHg, entsprechend 18 Prozent. Der typische Verlauf
der systolischen Blutdruckwerte ist auf Abb. 1 dargestellt.

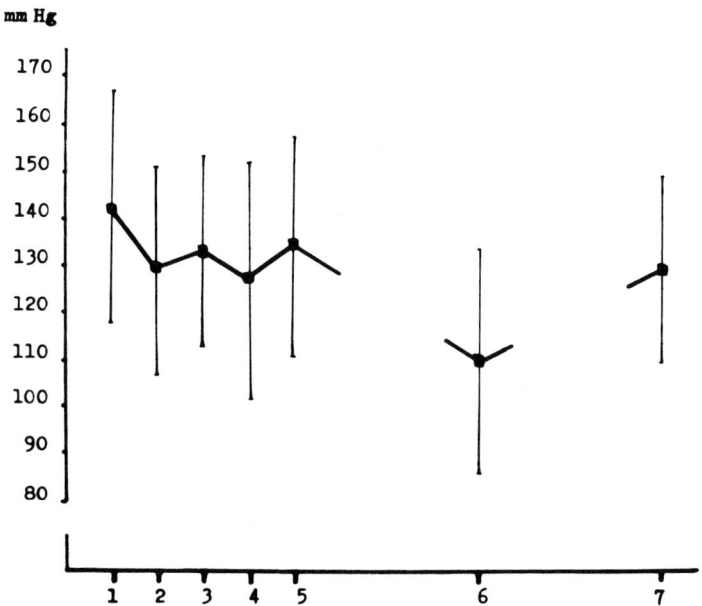

Abb. 1. Typischer Verlauf der systolischen Blutdruckwerte unter Spinalanästhesie: 1 = vor der Punktion;
2 = Minimalwert innerhalb 20 Minuten nach der Punktion; 3 = vor Umlagerung; 4 = nach Umlagerung;
5 = Anfang der Operation; 6 = Minimalwert während der Operation; 7 = Ende der Operation

Andere Komplikationen, wie Bradykardie, Tachykardie, Brechreiz und Zittern waren
seltener, insgesamt in 19 Prozent der Fälle zu beobachten. Postoperative Komplikationen
wie transitorische Hypotension, Brechreiz, Erbrechen und Kopfschmerzen bildeten sich in
18 Prozent der Fälle aus. Urin-Abfluß-Störungen waren wegen der Dauerkatheterisierung
der Kranken nicht festzustellen.

Um unter der Spinalanästhesie zustandegekommene Kreislaufreaktionen besser zu be-
werten, wurden Daten der Anästhesie-Protokolle von 50–50 transvesikalen Prostatektomien
– durchgeführt unter Spinal- bzw. Allgemeinanästhesie–Diazepam-Fentanyl-Relaxans-Kom-
binationsnarkose – miteinander verglichen. Das durchschnittliche Lebensalter der Kranken
war gleich (67,3 bzw. 66,9 Jahre). Die Durchschnittswerte des systolischen Blutdruckes ergaben weder vor der Induktion (149,80 ± 25,95 bzw. 151,60 ± 17,76 mmHg, P > 0,5), noch
die Minimalwerte gemessen innerhalb 20 Minuten nach der Punktion bzw. Einleitung der
Narkose (133,80 ± 23,11 bzw. 128,40 mmHg, 0,5 > P > 0,2) einen statistisch signifikanten
Unterschied. Doch der Mittelwert der Minderung unter Spinalanästhesie war 16,2 mmHg,
entsprechend 10,8 Prozent, während er unter Narkose 22,6 mmHg bzw. 14,9 Prozent betrug.
Die Häufigkeit der Tensionsverminderungen von 10 oder mehr mmHg unter Regional-An-

ästhesie betrug 82 Prozent, unter Allgemeinbetäubung nur 68 Prozent. Doch der Prozentsatz der Hypotensionen über 20 mmHg war unter Spinalanästhesie nur 20, gegenüber 50 Prozent der Fälle unter Narkose.

Das Tempo der intravenösen Flüssigkeits-Zufuhr war unter Regional-Anästhesie 990,2 ml/h, unter Narkose 1044,4 ml/h. Es war auffällig, daß unter Spinalanästhesie eine Bluttransfusion in keinem Fall nötig, unter Allgemeinanästhesie aber in einer erheblichen Anzahl der Fälle unvermeidbar war.

Mit der Anwendung des langwirkenden Lokalanästhetikums Bupivacain konnte man nicht nur eine mehrere Stunden lang dauernde postoperative Schmerz- und Blasenkrampf-Freiheit der Kranken, sondern auch die öfter auftretende Blutung in der Aufwachphase der Narkose vermeiden. Es gab keine Ventilationsprobleme. Die Spinalanästhesie hat auch einen günstigen Effekt auf postoperative Darmmotilitätsstörungen ausgeübt. Bei stoffwechselkranken Patienten, z.B. Diabetikern, konnte man keine Abweichungen der Laborwerte in der intra- und postoperativen Phase finden. Der Allgemeinzustand und das subjektive Befinden der Kranken war nach Regionalanästhesie schätzbar besser. Das war überwiegend bei älteren Patienten auffällig. Die postoperativen Beschwerden waren auch in unserem Material in der Gruppe von jüngeren Kranken, überwiegend bei Frauen, häufiger, entsprechend der Daten von anderen [6, 14].

Die Häufigkeit der intra- und postoperativen Zwischenfälle in unserem kleinen Material im großen und ganzen entspricht den Daten der Literatur [2, 3, 5, 9, 12, 13, 14, 15, 16]. Das isobare Bupivacain schien uns – wie es von Nolte et al. [8, 10, 11] festgestellt wurde – gut verwendbar für Spinalanästhesie. Die während der Operationen ausbildenden Kreislaufreaktionen bedeuten keine Gefahr für die Kranken: alle Hypotensionen sind mit Flüssigkeits-Zufuhr oder medikamentös schnell aufhebbar.

Wir konnten trotz der wohlbekannten Vorteile der Regionalanästhesie zweimal den selben ungewöhnlichen Zwischenfall erleben. Während transurethraler Elektroresektionen wurden kräftige, unwillkürliche Muskelkontraktionen eines Beines beobachtet, trotzdem, daß die Beine mit Willen nicht zu bewegen waren. Die Patienten erlebten diese Bewegungen als einen Stoß, von welchem ihr Körper betroffen war. Dieser Zwischenfall – der in einem Fall zur Perforation der Harnblase führte – wurde wahrscheinlich von einer direkten Nervenstimulation infolge falscher Manipulation oder Fehler des Resektoskopes verursacht, und die Reaktion konnte durch den schwachen neuromuskulärblockenden Effekt des Lokalanästhetikums [4, 7] nicht abgewehrt werden. Dieser Zwischenfall könnte nur durch Narkose kombiniert mit Muskelrelaxation vermieden werden.

Literatur

1. Antal M, Molnar E, Bardoczky G (1976) Spinal bupivacaine anesthesia in traumatological surgery. Acta Chir Acad Sci Hung 17:305–310
2. Franke N, van Ackern K, Peter K, Plaue R (1979) Hämodynamik des großen und kleinen Kreislaufes während operativer Versorgung von Schenkelhalsfrakturen bei alten Patienten in Spinalanästhesie. Prakt Anästh 14:41–47
3. Gerbershagen HU, Kennedy WF Jr, Sawyer TK, Cutler RE, Bonica JJ (1972) Kardiovaskuläre und renale Hämodynamik während hoher Spinal- und Periduralanästhesie. Anaesthesist 21:126–133
4. de Jong RH (1977) Neural blockade by local anesthetics. JAMA 238:1383–1385
5. Kennedy WF, Everett GB, Cobb LA, Allen GD (1970) Simultaneous systemic and heptatic hemodynamic measurements during high spinal anesthesia in normal man. Anesth Analg 49:1016–1024

6. Kortum K, Rössler B, Nolte H (1979) Morbidität nach Spinalanaesthesie. Regional-Anaesthesie 2:5–11

7. Miller RD (1975) Factors affecting the action of muscle relaxants. In: Katz RL (ed) Muscle Relaxants. Monographs in Anesthesiology, Vol 3. Excerpta Medica/American Elsevier, Amsterdam London New York

8. Nolte H, Stark P (1979) Die Dosis-Wirkungsrelation des isobaren Bupivacain zur Spinalanaesthesie. Regional-Anaesthesie 2:1–4

9. Nolte H, Wurster J (1972) Kontraindikationen und Komplikationen der Regionalanaesthesie. Anaesthesist 21:141–145

10. Nolte H, Meyer J, Köpf B, Zenz M (1974) Klinische und elektrophysiologische Parameter zur Differenzierung der Wirkung von Lokalanaesthetika. Anaesthesist 23:165–177

11. Nolte H, Schikor K, Gergs P, Meyer J, Stark P (1977) Zur Frage der Spinalanaesthesie mit isobarem Bupivacain 0,5%. Anaesthesist 26:33–37

12. Ramaioli F, Pagani I (1972) Nostra esperienza sull'impiego della bupivacaina all' 1% iperbarica per all' 1% per interventi di ortopedia e traumatologia. Minerva anest 39:255–262

13. Ramaioli F, Pagani I, Mapelli A (1973) Contributo clinico sull'impiego della Bupivacaine iperbarica all'1% per interventi di ortopedia e traumatologia. Minerva anest 39:255–262

14. Salehi E (1978) Der heutige Stand der Spinalanästhesie bei urologischen Eingriffen. Z Urol Nephrol 71:347–408

15. Sivarajan M, Amory DW, Lindblom LE, Schwettmann RS (1975) Systemic and regional blood-flow changes during spinal anesthesia in the Rhesus monkey. Anesthesiology 43:78–88

16. Tolksdorf W, Dittrich G, Hartung HJ, Klose R, Lutz H (1979) Verhalten des zentralen Venendruckes bei transurethralen Prostataresektionen in Abhängigkeit vom Anästhesieverfahren. Prakt Anästh 14:35–47

Kombinierte Periduralanästhesie in der großen Abdominalchirurgie

L. Havers und B. Harler

Unter kombinierter Periduralanästhesie (PDA) verstehen wir die Kombination von Intubationsnarkose mit daran anschließender PDA. Wir wollen im folgenden diese Methode als die unserer Wahl für die große Abdominalchirurgie begründen und die Berechtigung dieser Entscheidung anhand einiger Daten diskutieren.

Ideale Bauchdeckenentspannung ohne Anwendung von Muskelrelaxantien, Hemmung endocrin-metabolischer Streßreaktionen [1, 7], sowie Stimulierung der Darmperistaltik [3, 8] sind PDA-Vorteile (Tabelle 1), die trotz aller Fortschritte der Allgemeinanästhesie nicht übersehen werden können. Ein wesentlicher, aber nicht allgemein akzeptierter Vorzug ist schließlich die durch Sympathikolyse und Vasodilatation bedingte Blutdrucksenkung. In Abhängigkeit von der injizierten Lokalanästhesie-Menge kann sie mehr oder weniger ausgeprägt sein und dementsprechend den Blutverlust einschränken.

Tabelle 1. Vorteile der PDA in der Abdominalchirurgie

Hervorragende Muskelentspannung
Gehemmte Streß-Reaktion
Kontrahierter Darm
Blutarmes Operationsfeld

Zur optimalen Nutzung der genannten Vorteile ist eine primär eingeleitete Allgemeinanästhesie mit Intubation und kontrollierter Beatmung unabdingbare Voraussetzung (Tabelle 2): Eine adäquate Oxygenierung ist so sichergestellt, die für das Verfahren benötigte hohe Dosierung des Lokalanästhetikums wird vom Patienten toleriert [10], und — falls erforderlich — kann mit minimalen Konzentrationen eines Inhalationsnarkotikums in die Steuerung der Blutdrucksenkung korrigierend eingegriffen werden. Schließlich ist zu berücksichtigen, daß eine alleinige PDA bei Oberbaucheingriffen infolge fehlender Vagus-Blockade zu Komplikationen führen könnte.

Tabelle 2. Vorteile von Allgemeinanaesthesie + PDA

Optimale Beatmung
Schutz vor hoher LA-Dosis
Bessere Steuerbarkeit der Hypotension

Für unser Verfahren wird einerseits eine starke motorische wie sensorische Blockade und andererseits eine weitgehende Ausschaltung des Sympathikus benötigt. Eine Dosierung von 40 ml einer 2%igen Mepivacain-Lösung hat sich dazu am geeignetsten erwiesen (Abb. 1). Zur medianen Punktion des Periduralraumes in Narkose bevorzugen wir den Lumbalbereich: Schädigungen von Rückenmark und Nervenwurzeln sind hier kaum mehr gegeben. Nach Anlage der PDA wird das Maximum der Wirkung und Ausdehnung in 20–30 Minuten erreicht, manifestiert durch eine konstante Bradykardie und einen stabilen systolischen Druck von 60–80 mmHg. Mit einem langsamen Wiederanstieg des Blutdruckes ist nach ca. 2 Stunden zu rechnen; die Hypotensionsphase läßt sich aber auch auf einfache Weise bis zu 4 Stunden prolongieren.

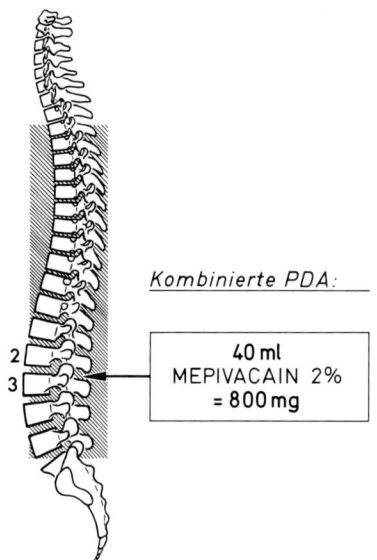

Kombinierte PDA:

40 ml
MEPIVACAIN 2%
= 800 mg

Abb. 1. Mepivacain-Dosierung bei kombinierter PDA

In Anbetracht der über den üblichen Empfehlungen liegenden Mepivacain-Dosierung stellt sich die Frage, inwieweit die geänderte Hämodynamik den Plasmaspiegel des Lokalanästhetikums beeinflußt. Der hier demonstrierte Fall (Abb. 2) zeigt einmal, daß die Anflutungszeit verzögert ist. Ein Peak von 8,6 μg ist erst nach 35 Minuten zu verzeichnen, während normalerweise nach periduraler Applikation von Mepivacain — ohne Adrenalinzusatz — die höchste Konzentration schon nach 15–20 Minuten erreicht wird [12]. Zum anderen scheint aber auch eine Verzögerung im Abbau durch die Leber und in der renalen Ausscheidung vorzuliegen, denn erst nach 120 Minuten sinkt der Plasmaspiegel unter den Grenzwert von 6 μg, wo nach den Untersuchungen von Jorfeldt et al. mit allgemeintoxischen Reaktionen bei wachen Patienten nicht mehr zu rechnen ist [6].

Unsere positiven Erfahrungen mit der kombinierten PDA lassen sich besonders augenfällig an der Einsparung von Bluttransfusionen aufzeigen (Tabelle 3). Es handelt sich hierbei um Kollektive aus der Rectum-, Pankreas- und Leber-Chirurgie, die in den letzten 2 Jahren operiert worden sind. Bei der Rectum-Resektion betrug der intraoperative Blutverlust im Mittel nur 250 ml, so daß keine Bluttransfusionen erforderlich waren. In neueren Statistiken wird für den zu erwartenden Blutverlust bei dieser Operation immer noch ein Richtwert von

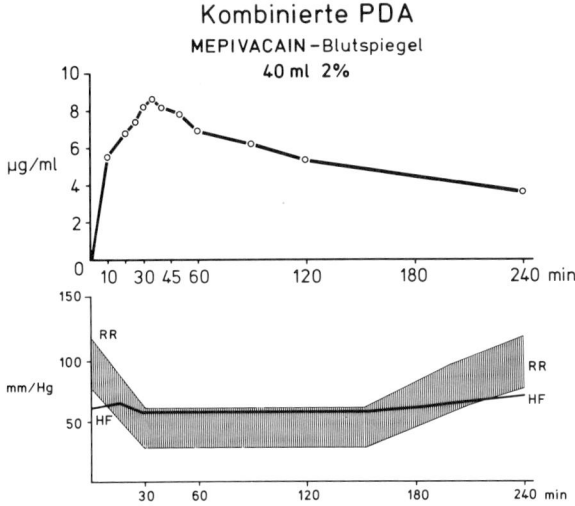

Abb. 2. Mepivacain-Blutspiegel bei typischem Blutdruckverlauf nach periduraler Injektion von 800 mg

Tabelle 3. Blutverluste und erforderliche Bluttransfusionen bei 67 Eingriffen in kombinierter PDA

Eingriff	n	Blutverlust $\bar{x}$	Transfusion $\bar{x}$
Rectumresektion	45	250 ml	$\emptyset$
Duodenopankreatektomie	12	1.115 ml	865 ml
Hemihepatektomie	10	930 ml	750 ml

1 700–2 000 ml angegeben [2]. Bei 12 Duodenopankretektomien, einem der blutreichsten Eingriffe in der Abdominalchirurgie, brauchten bei uns nur 1–3 Bluteinheiten transfundiert zu werden. Was die Leber-Resektion anbelangt, so benötigten 4 linksseitige Hemihepatektomien gar keinen intra- bzw. postoperativen Blutersatz, während 6 rechtsseitige Hemihepatektomien mit 2–3 Bluttransfusionen durchgeführt werden konnten. Im gesamten Kollektiv traten keinerlei nennenswerte Nachblutungen auf: ein Beweis dafür, daß die Sicherheit der Auffindung aller Blutungsquellen und damit die exakte Blutstillung bei der kombinierten PDA nicht gefährdet, sondern eher erleichtert ist. Auch für die unvermeidlichen Sicker-blutungen aus großen Wundflächen und Wundhöhlen, die nur durch normale Gerinnungsvor-gänge zum Stehen kommen können, sind günstige Voraussetzungen gegeben. Von Bedeutung sind in diesem Zusammenhang unsere detaillierten Untersuchungen über das Verhalten der Blutgerinnung bei kombinierter PDA, deren Ergebnisse bereits vor 6 Jahren auf dem Linzer Kongreß vorgetragen wurden [4]. Wir möchten uns heute ausschließlich auf das Thromb-elastogramm beschränken, das ja als Resultante aller fördernden und hemmenden Faktoren der Gerinnung und Fibrinolyse anzusehen ist. Gerinnungsphysiologisch lassen sich hier keine signifikanten Veränderungen ablesen (Abb. 3). Im Gegensatz zu der also intakt bleibenden Gerinnung bei kombinierter PDA werden in normotensiver Anästhesie ja bekanntlich sowohl das Gerinnungs- als auch das fibrinolytische System aktiviert (Tabelle 4).

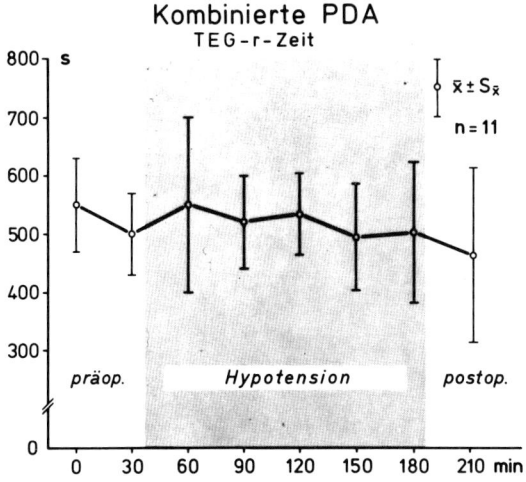

Abb. 3. Verhalten der r-Zeit im Thrombelastogramm vor, während und nach kombinierter PDA

Tabelle 4. Vergleich der intraoperativen Blutgerinnung bei kombinierter PDA mit der Situation bei normotensiver Allgemeinanaesthesie

Kombinierte PDA	Allgemeinanaesthesie
Keine Aktivierung des Gerinnungssystems: Normokoagulabilität	Gesteigerter Umsatz der Gerinnungsfaktoren: Hyperkoagulabilität

Frei von jeglichen Nachteilen ist die kombinierte PDA allerdings nicht. Ein durch die Weitstellung der Gefäße bedingter Körpertemperaturabfall kann nach dem Abklingen der PDA in der Aufwachphase zu Muskelzittern und peripherer Zyanose führen, was dann eine zusätzliche Sedierung und Nachbeatmung erforderlich macht.

Alles in allem sehen wir die kombinierte PDA — sowohl von ihrem Konzept her als auch aufgrund unserer praktisch-klinischen Erfahrung — als eine der zur Zeit günstigsten Anästhesieformen für die große Abdominalchirurgie an. Im Vergleich zu den in den letzten Jahren propagierten und sich en Vogue befindenden anderen Methoden der Bluteinsparung, wie Haemodilution [8], Autotransfusion [10] und Drucksenkung mit Natrium-Nitroprussid [5], stehen bei dem von uns dargestellten Verfahren Effizienz und Aufwand in positiver Relation.

Literatur

1. Engquist A, Brandt MR, Fernandes A, Kehlet H (1977) The blocking effect of epidural analgesia on the adrenocortical and hyperglycaemic responses to surgery. Acta Anaesthesiol Scand 21:380
2. Friedman BA, Oberman HA, Chadwick AR, Kingdon KI (1976) The maximum surgical blood order schedule and surgical blood use in the United States. Transfusion 16:380
3. Gelman S, Feigenberg Z, Levy E (1977) Electroeneterography after cholecystectomy; the role of high epidural analgesia. Arch Surg 112:580

  4. Havers L, Hack G, Vollmar A, Etzel F (1975) Die kombinierte Periduralanaesthesie und ihre Indikation. Anästhesiologie und Wiederbelebung Bd 94:58
  5. Havers L (1978) Die klinische Bewertung von Natrium-Nitroprussid zur kontrollierten Hypotension. In: Vasodilatatorische Therapie mit Natrium-Nitroprussid. Perimed Erlangen 93–119
  6. Jorfeldt L, Löfström B, Pernow B, Person B, Wahren J, Widman B (1968) The effect of local anaesthetics on the central circulation and respiration in man and dogs. Acta Anaesthesiol Scand 12:153
  7. Kehlet H (1978) The influence of epidural analgesia on the endocrine-metabolic response to surgery. Acta anaesthesiol Scand Suppl 70:39
  8. Lund PC (1966) Peridural Analgesia and Anaesthesia. Thomas Springfield/Illinois: 185–192
  9. Peter K, Lutz H (1974) Klinische Erfahrungen mit der Hämodilution. Klinische Anästhesiologie und Intensivtherapie Bd 5:175
 10. Scott DB (1975) Management of extradural block during surgery. Brit J Anaesth 47:271
 11. Stehling C, Zauder HL, Rogers W (1975) Intraoperative Autotransfusion. Anesthesiology 43:337
 12. Tucker GT, Moore DC, Bridenbaugh PO, Bridenbaugh LD, Thompson GE (1972) Systemic absorption of mepivacaine in commonly used regional block procedures. Anaesthesiology 37:277

Der „fraktionierte single shot" bei der Periduralanaesthesie. Ein Dosierungskonzept für zuverlässige Anaesthesiequalitäten

G. Sprotte

Die Dosierung für eine zuverlässige Anaesthesiequalität bei der Periduralanaesthesie wird meist nach persönlichen Erfahrungswerten gehandhabt und ist daher nur schwer lehrbar und nur langsam erlernbar. Um den Erfolg der Analgesie zu sichern, verzichtet man im allgemeinen auf eine segmentale, auf das Notwendige beschränkte Ausbreitung der Anaesthesie und dosiert primär im Überschuß. Dies führt zwangsläufig zu einer Häufung unerwünschter cardiovasculärer oder auch respiratorischer Nebenwirkungen. Die erhebliche Streubreite der segmentalen Ausbreitung und der Intensität der Blockade lassen die Dosierbarkeit nach Wirkung vermissen. Eine zuverlässige segmentale Dosierung nach dem Nomogramm von Bromage [1, 2, 3, 4] mit den Variablen Körpergröße und Lebensalter allein ist nicht möglich. Der Quotient aus injiziertem Lokalanaesthetikavolumen in ml und der Anzahl der blockierten Segmente gilt offensichtlich nicht für jede beliebige Punktionshöhe des Periduralraumes.

Ausbreitungsquotient in Abhängigkeit vom Injektionssegment

Lebensalter < 30 Jahre   KGR 160 – 175 cm   (n = 80)

	Ausbreitungsquotient (Q)
$L_{2/3}$ n = 32	1,4 ml / Segment
$L_{3/4}$ n = 20	1,7 ml / Segment
$L_{4/5}$ n = 28	2,3 ml / Segment

Abb. 1. Die Abhängigkeit der Ausbreitung peridural applizierter Lokalanaesthetikadosen vom Abstand des Injektionssegmentes zur Sakralhöhe

Abb. 1 zeigt die Ausbreitungsquotienten von Periduralanaesthesien in Abhängigkeit vom Injektionssegment. Von 309 Periduralanaesthesien mit Bupivacain wurde die bezüglich des Alters und der Körpergröße größte homogene Gruppe unter diesem Gesichtspunkt tabellarisch dargestellt. Dies waren 80 Patienten unter 30 Jahren und einer Körpergröße zwischen 160 und 175 cm.

Der Ausbreitungsquotient variierte zwischen den Injektionssegmenten L_2 und L_4 um den Faktor 1,6.

Die Signifikanzen für die Dosierungsunterschiede zwischen den drei untersuchten Segmenten lagen für das Gesamtkollektiv von 309 Periduralanaesthesien im Promillebereich, d.h.

p < 0,0001 und unterschieden sich nicht wesentlich von denen für das Lebensalter und die Körpergröße.

Ein weiterer Unsicherheitsfaktor der Dosierung liegt in der unterschiedlichen individuellen Wirksamkeit des Lokalanaesthetikums. Die Abhängigkeit der Wirkung vom Durchmesser der zu anaesthesierenden Nervenwurzeln wurde erstmals von Galindo, Hernandez und Benavides beschrieben [5].

Bei den 337 Periduralanaesthesien haben wir auch die Latenz des sensiblen Blocks differenziert für die verschiedenen Segmente untersucht und können die Ergebnisse aus der Literatur ebenso bestätigen. In den Segmenten S_1 und S_2 wurden am häufigsten lange Latenzzeiten und Versager des sensiblen Blockes beobachtet.

Daß die unterschiedliche Effektivität einer Leitungsanaesthesie nicht nur auf anatomischen Gegebenheiten beruht, sondern auch pharmakologische Hintergründe haben muß, die am besten mit dem Begriff „individuelle Empfindlichkeit des Nervensystems" zu beschreiben sind, zeigen weitere Ergebnisse aus der gleichen Studie.

64% der 337 Periduralanaesthesien hatten nach 30 Minuten einen sensiblen Block im Pin-prick-Testverfahren. 21% zeigten eine verzögerte Latenz und/oder eine verkürzte Wirkungsdauer von weniger als 3 Stunden. Bei 15% blieb die Anaesthesie auch nach 45 Minuten inkomplett (Abb. 2).

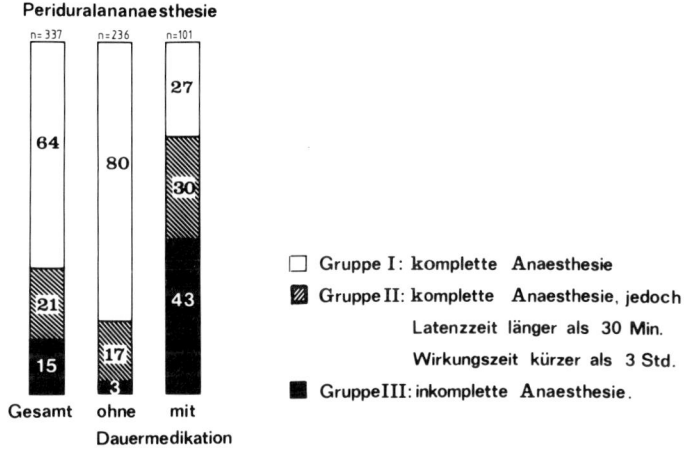

Abb. 2. Die Empfindlichkeit des Nervensystems auf Lokalanaesthetika in Abhängigkeit von Dauermedikationen mit Analgetika, Antirheumatika, Antikonvulsiva und Alkohol am Beispiel der PDA mit Bupivacain

101 Patienten dieses Gesamtkollektivs aus einem orthopädischen Krankengut standen entweder unter einer Dauermedikation mit Antirheumatika, Psychopharmaka, Antikonvulsiva oder hatten einen täglichen Alkoholkonsum von mehr als 80 g. Die erheblich schlechtere Wirksamkeit mit mehr als 10facher Häufigkeit an Totalversagern der Periduralanaesthesie zeigt, daß die individuelle Empfindlichkeit auf Lokalanaesthetika auch exogenen Einflüssen unterliegen kann. Um der Indivualität von Empfindlichkeit und Ausbreitungsquotient Rechnung zu tragen, wird daher eine zweizeitige Dosierung der Periduralanaesthesie vorgeschlagen.

Die nach einer üblichen Testdosis verabreichte erste Dosis des Lokalanaesthetikums bestimmen wir nach einer Tabelle (Abb. 3), die an den Mittelwerten des Ausbreitungsquotien-

Dosierungsschema für die **PDA** bei Eingriffen an der unteren Extremität

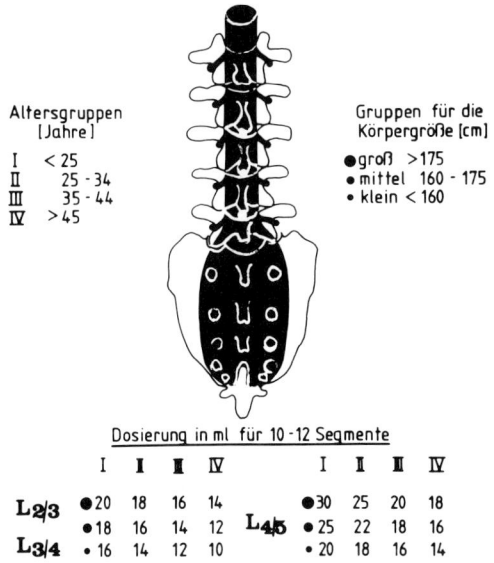

Altersgruppen
[Jahre]

I   < 25
II   25 - 34
III   35 - 44
IV   > 45

Gruppen für die
Körpergröße [cm]

●groß >175
● mittel 160 - 175
• klein < 160

Dosierung in ml für 10 -12 Segmente

	I	II	III	IV		I	II	III	IV
L2/3	●20	18	16	14		●30	25	20	18
	●18	16	14	12	**L4/5**	● 25	22	18	16
L3/4	• 16	14	12	10		• 20	18	16	14

Abb. 3. Dosierungshilfe für den „fraktionierten single shot" bei Eingriffen an der unteren Extremität „Periphere" Op (Knie, Unterschenkel, Fuß) „$L_4/_5$" $S_5 - L_1$ = 10 Segmente. „Proximale" Op (Becken, Hüfte, Oberschenkel) „$L_2/_3$ ($L_3/_4$)" $S_6 - D_{10}$ = 12 Segmente

ten für Lebensalter, Körpergröße und Injektionssegment orientiert ist. Die Dynamik des relativ schnell eintretenden Verlustes des Temperatursinnes gibt nach spätestens 15 Minuten einen relevanten Einblick in den tatsächlichen individuellen Ausbreitungsquotienten des Patienten und über die Latenzzeit des Empfindungsverlustes für Temperaturreize; vor allem in den Problemsegmenten S_1 und S_2 erhält man eine erste Information über die individuelle Empfindlichkeit der Nervenwurzeln auf das Lokalanaesthetikum. Durch fraktionierte Nachinjektionen über die so lange im Epiduralraum belassene Kanüle oder über einen liegenden Epiduralkatheter kann dann bei Bedarf sowohl die Ausbreitung vervollständigt als auch die Intensität des Blockes vertieft werden.

Bei den Nachinjektionen zur Vervollständigung des Blockes ist zu beachten, daß Volumina bis zu einem Drittel der Ausgangsdosis erst ab 20 Minuten nach der Erstinjektionen keinen wesentlichen Einfluß auf die segmentale Ausbreitung der Anaesthesie mehr haben, sondern lediglich im Bereich der primären Blockade die Anaesthesie verstärken und beschleunigen. Durch Variieren des Zeitpunktes des nachinjizierten Lokalanaesthetikums kann man bevorzugt die Intensität oder die segmentale Ausbreitung der Blockade beeinflussen.

Literatur

1. Bromage PR (1962) Spread of analgesic solutions in the epidural space and their site of action: a statistical study. Brit J Anaesth 34:161
2. Bromage PR, Burfoot MF, Crowwell DE, Pettigrew RT (1964) Quality of epidural blockade. I. Influence of physical factors. Brit J Anaesth 36:343

3. Bromage PR (1969) Ageing and epidural dose requirements. Segmental spread and predictability of epidural analgesia in youth and extreme age. Brit J Anaesth 41/42:1016
4. Burn, JM, Langdon PB (1973) The spread of solutions injected into the epidural space. Brit J Anaesth 45: 338
5. Galindo A, Hernandez J, Benavides O (1973) Quality of spinal extradural anesthesia. The influence of spinal nerve root diameter. Brit J Anaesth 45:338

Ein neues, kombiniertes Anaesthesieverfahren für die Carotischirurgie

A. Benke, G. Pramesberger, H. Karobath und M. Redtenbacher

Die Anaesthesie bei Carotisendarteriektomien ist durch folgende spezielle Probleme gekenn-zeichnet:

1. Seitens des Patienten durch bestehende Vorschädigungen wie Infarkte, generalisierte Ge-fäßprozesse, altersbedingte Funktionseinbußen und Nebenkrankheiten (z.B. Diabetes) und
2. durch die absolute Intoleranz des Gehirnes gegen Ischämie. Aus diesem Grund muß die Überwachung der intakten Gehirnfunktion während des Abklemmens der A. carotis immer sichergestellt sein. Wie die Untersuchungen Boysens zeigten, wird durch keine instrumentelle Überwachungsmethode eine Mangeldurchblutung des Gehirnes oder bestimmter Gehirnareale rechtzeitig angezeigt [1]. Einigermaßen sicher ist die Überwachung durch Messung des Druckes peripher der abgeklemmten A. carotis. Allerdings fällt diese Möglichkeit der Kontrolle bei insertiertem Shunt — also zur Feststellung einer möglichen Shuntkomplikation — weg.

Aus den Untersuchungen Boysens geht weiter hervor, daß durch keine medikamentöse Maßnahme sich die Durchblutung eines von Ischämie bedrohten Gehirnareales verbessern läßt und daß als einzig wirksame, protektive Maßnahme bei drohender Mangeldurchblutung der Shunt in Frage kommt.

Die Diskussion, ob für Operationen an der Carotisgabel eine Allgemeinanaesthesie oder Lokalanaesthesie besser geeignet ist, ist im Gange [2, 3]. Zweifellos ist die Kontrolle bei der Lokalanaesthesie durch die Möglichkeit, mit verbalem Kontakt permanent die Gehirnfunk-tion zu überwachen, verläßlicher als die zur Verfügung stehenden Methoden des apparativen Monitoring. Der Eingriff kann, um irreversible neurologische Ausfälle zu vermeiden, am wa-chen Patienten jederzeit unterbrochen und der Operationsplan variiert werden. Demzufolge wurde ein Verfahren entwickelt, bei welchem eine Regionalanaesthesie sowie Analgetica und Sedativa angewendet wurden.

Folgende Vorgangsweise hat sich am meisten bewährt:
1. Prämedikation mit Diazepam (Valium) 5 mg und Pethidin (Alodan) 50 mg (ohne Atropin).
2. Infiltrationsanaesthesie mit Lidocain (Xylocain) 1%ig mit Adrenalin (1 : 200 000) 40—60 ml, Blockade $C_2 - C_4$.
3. Als Analgeticum Pentazocin (Fortral) 10 mg oder Novalgin (50%ig) 2 ml intravenös, als Sedativum Diazepam 5 mg, jeweils in mehrfachen Dosen. Die Medikation hat derart zu erfol-gen, daß weder die Vigilanz noch die Motorik beeinträchtigt wird.

Ergebnisse

Die regionale Schmerzausschaltung ist ausreichend. Die durch die Lokalanaesthesie ausge-löste (adrenalinbedingte) Tachykardie und passagere Hypertension kann mit Oxprenolol (Transicor) 2 mg i.v. oder Verapamil (Isoptin) 5 mg i.v. beeinflußt werden.

Im Kapillarblut wird zu Beginn eine mäßige Hypoxie ersichtlich (P_{O_2} 63,06 Torr.), ohne Sauerstoffzufuhr kommt es intraoperativ zu einer Steigerung auf 75,57 Torr.

Die weiteren Veränderungen im pH, P_{CO_2} und Base Excess sind als geringe (metabol-respiratorische) Acidose zu interpretieren. Sämtliche Unterschiede gegenüber den Ausgangswerten sind statistisch signifikant (t-Test). Es wurde auch versucht, durch mehrfache Messungen der Blutgase aus dem Jugularisvenenblut die cerebrale Durchblutung zu beurteilen. Aufgrund der geringen Abweichungen waren Rückschlüsse nicht möglich.

Die fraktionierte Injektion der Analgetica und Sedativa bietet dem Patienten annehmbare Bedingungen; bei adäquater Dosierung ist jedoch der Funktionszustand des ZNS jederzeit erkennbar, frühmöglichst wird ersichtlich, ob das Abklemmen der A. carotis toleriert wird. Bei 250 Operationen an der Carotis wurde 22x das Klemmen der A. carotis interna nicht vertragen, davon 7x auch nicht die Unterbrechung der A. carotis communis; unter den letztgenannten 7 waren 3 Fälle, bei welchen der Eingriff abgebrochen werden mußte. Eine neue, von Karobath und Redtenbacher entwickelte Methode (Subclavia-Carotis externa-Shunt) ermöglicht jetzt auch die Operation solcher Fälle [4, 5].

Die klinische Beobachtung des (wachen) Patienten ist auch dann besonders wichtig, wenn das Abklemmen nicht toleriert wurde und daher Shunts insertiert wurden, die ihrerseits ebenfalls Komplikationen auslösen können: z.B. Embolie durch den liegenden Shunt, ein anderes Mal Thrombosierung desselben. Letztere wurde rechtzeitig erkannt und durch Shuntwechsel behoben. Die selten auftretenden zerebralen Embolien werden mittels dieser Methode ebenfalls sofort erfaßt, allerdings sind ihre Folgen kaum abwendbar.

Schlußfolgerungen: Eine Sedoanalgesie mit Diazepam – Pentazocin oder Diazepam – Novalgin in fraktionierten Dosen + Infiltrationsanaesthesie mit 1%igem Lidocain und Adrenalinzusatz bietet ausreichende Schmerzausschaltung und gewährt dem Patienten einen gewissen Komfort. Im Vergleich zur Vollnarkose sind die Überwachungsmöglichkeiten eindeutig besser.

Literatur

1. Boysen G (1973) Cerebral Hemodynamics in Carotid Surgery. Acta Neurologica Scandinavica Suppl 52, Vol 49 Munksgaard Kopenhagen
2. Fitch W (1978) Anesthesia for carotid artery surgery. Excerpta Medica 452, V Europ Congr Anaesthesiology Paris Sept 4–9, p 154
3. Florence AM (1978) Analgesic supplemented anesthesia for carotid artery surgery. Excerpta Medica 452, V Europ Congr Anaesthesiology Paris Sept 4–9, p 155
4. Redtenbacher M, Karobath H, Ammerer HP, Summer K (in Druck) Ein neuer Shunt zur Verwendung in der Karotischirurgie im Verhandlungsband des 6. Internationalen Angiologischen und Angiographischen Seminars
5. Redtenbacher M (in Druck) Taktisches Vorgehen in der Karotischirurgie zur Vermeidung intraoperativ gesetzter neurologischer Ausfälle

Untersuchungen metabolischer Parameter in der Peripartalperiode unter dem Einfluß der Periduralanästhesie

E. Knoche, E. Traub, J. Strecker und W. Dick

Die Methode der Wahl für die Schmerzbekämpfung über den gesamten Geburtsverlauf stellt die kontinuierliche Periduralanästhesie dar. Vor- und Nachteile der PDA auf Mutter, Fet und Neugeborenes sollen in dieser Studie anhand von bestimmten Stoffwechselparametern untersucht werden.

Es wurden kreislauf- und stoffwechselgesunde nüchterne Patientinnen am Geburtstermin ausgewählt, die je nach Wunsch und Ordination des Geburtshelfers keine Analgetika oder geringe Dosen von Pethidin (25 mg über den gesamten Geburtsverlauf) erhielten oder eine PDA bekamen, die mit fraktionierten Dosen von Bupivacain CO_2 (insgesamt durchschnittlich 60 mg) durchgeführt wurde. 10 Patientinnen ohne Analgetika oder den Minidosen Pethidin wurden der Kontrollgruppe zugeordnet und mit einem PDA-Kollektiv von 17 Patientinnen verglichen.

Tabelle 1. Untersuchungsparameter in der PDA- und Kontrollgruppe

	Mutter	Nabelschnur	Neugeborenes
Blutgase	X	X	X
Blutzucker	X	X	X
Laktat	X	X	
Beta-HBS	X	X	
ACTH	X	X	
Cortisol	X	X	
Hämatokrit	X	X	
Elektrolyte	X		
Osmolalität	X		
	Eröffnungsperiode (EP)		30 min postpartal
	Austreibungsperiode (AP)		60 min postpartal
	Partus (P)	Partus (P)	120 min postpartal
	2 Std. postpartal		

Tabelle 1 zeigt grob skizziert den Versuchsablauf. Zu Beginn der Eröffnungsperiode (EP), der Austreibungsperiode (AP), zum Geburtszeitpunkt (P) und 2 h postpartal wurden bei der Mutter folgende biochemische Parameter bestimmt: Blutgase kapillär, Blutzucker, Laktat, Betahydroxybuttersäure, ACTH, Cortisol, Hämatokrit, Elektrolyte und Osmolalität im Serum. Sowohl im arteriellen wie im venösen Nabelschnurblut wurden die Blutgase, Blutzucker, Laktat, Beta-HBS, ACTH, Kortisol und Hämatokrit untersucht. Bis 2 h postpartal wurden die Neugeborenen im Kreißsaal überwacht und nach 30, 60 und 120 min der kapilläre Säuren-Basen-Status und Blutzucker bestimmt.

In allen Fällen war der Geburtsverlauf ohne Komplikationen. Es kam in jedem Fall zur Spontangeburt. In der folgenden Tabelle 2 sieht man, daß die Eröffnungsperiode in der PDA-Gruppe um 1/3 länger ist als in der Kontrollgruppe, darauf zurückzuführen, daß in der PDA-Gruppe 50% Erstpara, in der Kontrollgruppe nur 30% und außerdem mehr Einleitungen zu finden sind. Austreibungsperiode mit 25 min, kindliche Geburtsgewichte, Apgarstatus zwischen 8 und 10 und arterielle Nabelschnur-pH-Werte sind in beiden Gruppen weitgehend identisch.

Tabelle 2. Tabellarische Darstellung von Geburtsdauer, Geburtsgewicht, Apgarstatus sowie arteriellem pH-Wert in der Nabelschnur. Vergleich zwischen PDA- und Kontrollgruppe

Gruppe	Geburtsdauer (min)		Geburtsgewicht (g)	Apgar 5 min	pH Nabelarterie
	EP	AP			
PDA	215,4	25,78	3268	9,67 (9–10)	7,28
Kontrolle	149	25,4	3296	9,65 (8–10)	7,30

Hk, Elektrolyte und Osmolalität im Serum bleiben in beiden Gruppen über den gesamten Untersuchungszeitraum konstant [1, 8].

Betrachten wir die Blutgase, so fällt auf, daß die Hyperventilationsalkalose [4] zu Beginn der Austreibungsperiode in der Kontrollgruppe deutlicher ausgeprägt ist. Statistisch signifikant ist der pH-Wert mit 7,50 erhöht, der PCO_2 mit 23,3 erniedrigt und der PO_2 aufgrund der vermehrten Ventilation erhöht [6]. Dagegen sind zum Geburtszeitpunkt, 2 h postpartal, in der kindlichen Nabelschnur und beim Neugeborenen keine Unterschiede festzustellen, wie auch andere Untersucher vor uns [7] an größeren Untersuchungsreihen aufzeigen konnten.

In beiden Patientengruppen fällt zu Beginn der Eröffnungsperiode die sogenannte Nüchternhypoglykämie auf mit Blutzuckerwerten zwischen 60 und 70 mg%, die am Ende der Schwangerschaft schon nach einer Nahrungskarenz von 6–8 h auftreten können. Auffällig in der Kontrollgruppe ist ein signifikanter Blutzuckeranstieg in der Austreibungsperiode und zum Geburtszeitpunkt als Zeichen der Glukoseutilisation infolge erhöhter Muskelaktivität [2], während in der PDA-Gruppe die Blutzuckerwerte zu jedem Untersuchungszeitpunkt konstant waren. Da sich die mütterlichen Werte mit einem gewissen Gradienten dem Feten mitteilen, sind die Blutzuckerwerte in der kindlichen Nabelschnur in der Kontrollgruppe höher als in der PDA-Gruppe. Daß die Nabelschnurwerte nur eine Momentaufnahme darstellen, sieht man daran, daß die kindlichen Blutzuckerwerte in beiden Gruppen nach 30, 60 und 120 min nahezu identisch sind, wobei anzumerken ist, daß der normalerweise zu beobachtende Blutzuckerabfall bis 2 h postpartal bei unseren Neugeborenen nicht zu beobachten war, da sie schon im Kreißsaal zu trinken bekamen.

Die Laktatwerte sind schon zu Beginn der Geburt in beiden Gruppen leicht erhöht zu deuten als metabolische Kompensation der entsprechenden Hyperventilationsalkalose [8]. In der Kontrollgruppe steigt das Laktat schon in der Eröffnungsperiode leicht an, zum Geburtszeitpunkt sind in beiden Gruppen die Laktatwerte fast 100%ig höher als zu Beginn, als Zeichen einer vermehrten Gewebshypoxie (Diskrepanz zwischen O_2-Angebot und -Verbrauch) und einer verstärkten Muskelaktivität bedingt durch die Preßwehen [5]. Die kindlichen Nabelschnurwerte entsprechen in etwa den mütterlichen Werten zum Geburtszeitpunkt, da ein adäquater fetomaternaler Gradient aufrechterhalten wird (Abb. 1).

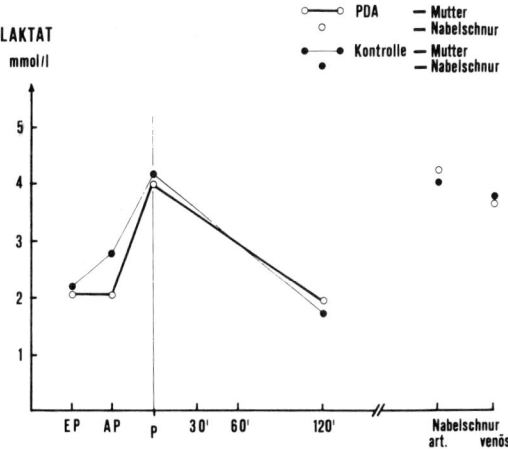

Abb. 1. Laktatspiegel in der PDA- und Kontrollgruppe

Die Beta-HBS steigt bei schon erhöhten Ausgangswerten in beiden Gruppen als Zeichen der intensiven Lipolyse im Laufe der Geburt an (Abb. 2). Ein signifikanter Anstieg stellt sich zu Beginn der Austreibungsperiode in der Kontrollgruppe dar, während zum Geburtszeitpunkt in beiden Gruppen ein über 100%iger Anstieg erfolgt, sind 2 h postpartal die Aus-

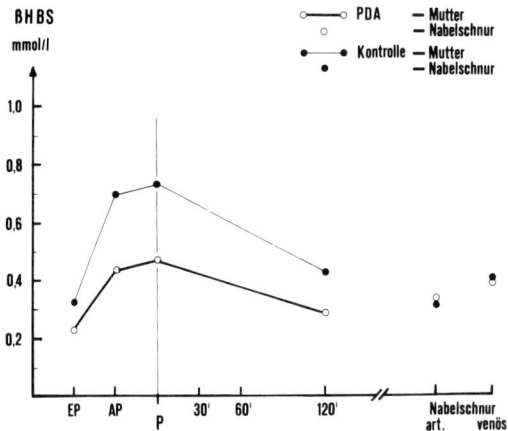

Abb. 2. Beta-Hydroxybuttersäurespiegel in der PDA- und Kontrollgruppe

gangswerte noch nicht wieder erreicht. In der Kontrollgruppe resultiert immer noch eine
signifikante Erhöhung. Man kann vermuten, daß die erhöhten Werte zum Geburtszeitpunkt
den physiologisch vermehrten Energiebedarf der Mutter decken, während die viel höheren
Werte in der Kontrollgruppe eine überschießende Reaktion auf Streß und Schmerz darstellen [2, 3]. Die kindlichen Nabelschnurwerte liegen unter den mütterlichen Werten, ohne
eine signifikante arteriovenöse Nabelschnurdifferenz.

Die empfindlichsten Parameter auf Geburtsstreß und Schmerz scheinen ACTH und Cortisol zu sein [2, 9], die in beiden Gruppen, dem Geburtsfortschritt entsprechend, parallel ansteigen; das ACTH als der empfindlichere Parameter prozentual stärker. Bei etwas höheren
Ausgangswerten in der Kontrollgruppe besteht in der Austreibungsperiode sowohl beim
ACTH als auch beim Cortisol eine signifikante Erhöhung im Vergleich zur PDA-Gruppe als
Zeichen von Angst und Schmerz. Zum Geburtszeitpunkt ist das ACTH in der Kontrollgruppe um 400% über den Ausgangswert signifikant erhöht. Während die ACTH-Werte 2 h
postpartal die präpartalen Ausgangswerte in der Kontrollgruppe unterschritten bzw. in der
PDA-Gruppe fast wieder erreicht haben, besteht noch eine signifikante Erhöhung der Corti-
solwerte 2 h postpartal in der Kontrollgruppe, anscheinend hinken sie etwas nach (Abb. 3).

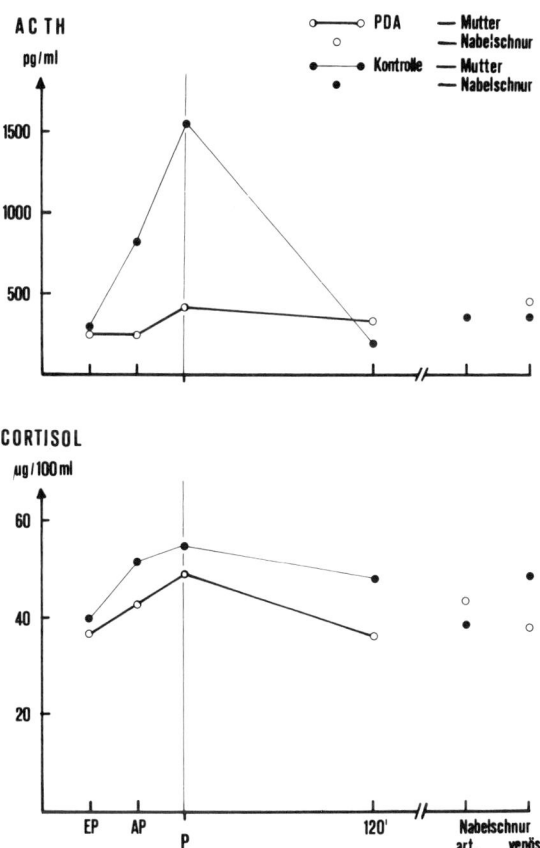

Abb. 3. ACTH- und Kortisolspiegel in der PDA- und Kontrollgruppe

Werten wir abschließend kritisch die Ergebnisse unserer Untersuchungen, so ist festzustellen, daß die beiden Untersuchungsgruppen nur bedingt vergleichbar sind, da es sich um
keine randomisierte Studie handeln konnte. Durch die PDA kann man den Müttern in der
langen Eröffnungsperiode den Geburtsschmerz nehmen, den Geburtsstreß dokumentiert
durch die oben aufgeführten Stoffwechselparameter in der kürzeren Austreibungsperiode nur
bis zu einem gewissen Grade. Nachteile auf den Feten und auf die unmittelbare postpartale
Adaptationsphase des Neugeborenen konnten nicht nachgewiesen werden.

Literatur

1. Jouppila R. Hollmén A (1976) The effect of segmental epidural analgesia on maternal and foetal
   acid-base balance, lactate, serum potassium and creatine phosphokinase during labour. Acta anaesth
   scand 20:259–268
2. Lederman RP, Lederman E, Work BA, McCann DS (1978) The relationship of maternal anxiety,
   plasma catecholamines, and plasma cortisol to progress in labor. Am J Obstet Gynecol 132:495–500
3. Morishima HO, Pedersen H, Finster M (1978) The influence of maternal psychological stress on the
   fetus. Am J Obstet Gynecol 131:286
4. Pearson JF, Davies P (1973) The effect of continuous lumbar epidural analgesia on the acid-base status
   of maternal arterial blood during the first stage of labour. Journ Obstet Gynecol Brit Com 80:218
5. Pearson JF, Davies P (1973) The effect of continuous lumbar epidural analgesia on maternal acid-base
   balance and arteriel lactate concentration during the second stage of labour. Journ Obstet Gynecol
   Brit Com 80:225
6. Sangoul F, Fox GS, Houle GL (1975) Effect of regional analgesia on maternal oxygen consumption
   during the first stage of labor. Am J Obstet Gynecol 15:1080
7. Thalme B, Belfrage P, Raabe N (1974) Lumbar epidural analgesia in labour. I. Acid-base balance and
   clinical condition of mother, fetus and newborn child. Acta Obstet Gynec Scand 53:27
8. Thalme B, Raabe N, Belfrage P (1974) Lumbar epidural analgesia in labour. II. Effects on glucose,
   lactate, sodium, chloride, total protein, haematocrit and haemoglobin in maternal, fetal and neonatal
   blood. Acta Obstet Gynec Scand 53:113
9. Thornton CA, Carrie LES, Sayers L, Anderson ABM, Turnbull AC (1976) A comparison of the effect
   of extradural and parenteral analgesia on maternal plasma cortisol concentrations during labour and
   the puerperium. Brit J Obstet Gynecol 83:631

Der Einfluß der lumbalen Katheterperidural-anaesthesie in Seitenlage auf das Kardiotokogramm

H.P. Diemer, H. Albrecht, C. Frenken, J. Morgenstern und K. Strasser

Seit 1972 wird an der Universitätsfrauenklinik Düsseldorf die lumbale Katheterperidural-anaesthesie mit Bupivacain angewandt. Sie wird in etwa 50% der Entbindungen zur Geburts-erleichterung durchgeführt. Jedoch können die dabei verwendeten Lokalanaesthetika in-direkt über die Herzkreislauffunktion der Mutter als auch direkt aufgrund ihrer Placenta-gängigkeit den Feten nachteilig beeinflussen. Es ist z.B. bekannt, daß bei Periduralanaesthe-sie in Rückenlage Veränderungen im Kardiotokogramm auftreten können.

Wir überwachen im Kreißsaal jede Entbindung mit der Kardiotokographie (kontinuier-liche Aufzeichnung von mütterlicher Wehentätigkeit und kindlicher Herzfrequenz). Dabei können aus der Höhe der fetalen Herzfrequenz (Baseline), den wehenabhängigen kurzfristi-gen Tachy- oder Bradykardien (Floatingline) und den Kurzzeitschwankungen (Oszillation) Rückschlüsse auf das Wohlergehen des Kindes gezogen werden. Wir haben geprüft, welchen Einfluß die lumbale Katheterperiduralanaesthesie mit Bupivacain auf die fetale Herzfrequenz während der Eröffnungsperiode hat.

Seit 1972 liegen in unserer Klinik alle Geburten verschlüsselt auf Magnetband vor. Um andersartige Einflüsse weitestgehend auszuschließen, wurden aus dem Zeitraum vom 1.1.1974 bis 31.10.1977 mit Hilfe besonderer Auswahlkriterien 988 Fälle mit normalem Geburts-verlauf nach unauffälliger Schwangerschaft herausgesucht und daraus zwei Vergleichskollek-tive mit und ohne Periduralanaesthesie gebildet. Wir haben die dazugehörigen Kardiotoko-gramme nach einem Schlüssel ausgewertet, ebenfalls auf Magnetband gespeichert und nach dem Chi-Quadrat-Test verglichen.

Aufgrund unserer Ergebnisse kann festgestellt werden, daß die Katheterperiduralan-aesthesie mit Bupivacain in Seitenlage während der Eröffnungsperiode keinen Einfluß auf die Herzfrequenz des Feten hat.

Vergleichende Untersuchungen der Geburtsschmerzbekämpfung – Periduralanästhesie und transkutane Nervenstimulation

A. Aroński, A. Kübler, J. Robaczyński und G. Durek

Die geburtshilfliche Schmerzbekämpfung stellt eine schwere und komplizierte Aufgabe dar. Das Risiko des schmerzlindernden Eingriffes muß möglichst gering sein, weil die Komplikationen zwei Personen, sowohl Mutter als auch Kind, betreffen und die normale Entbindung meistens keinen Krankheitszustand darstellt. Andererseits ist jetzt klar, daß die adäquate Schmerzlinderung nicht nur die komfortable Analgesie, aber oft eine Prophylaxe oder sogar Therapie der mütterlichen Gefährdung und fetaler Schädigungen bedeutet [1, 2, 4, 5, 7]. Der Anästhesist muß also die optimale Analgesie-Methode wählen, die zufriedenstellende Schmerzlinderung ohne wesentliches Komplikationsrisiko gewährleistet.

In den letzten Jahren stieg das Interesse an der Anwendung elektrischer, transkutaner Nervenstimulation bei chronischen wie auch bei akuten Schmerzzuständen. Manche Autoren empfehlen diese Methode auch bei der Geburtsschmerzbekämpfung [3, 6].

Wir haben die Wirksamkeit von transkutaner elektrischer Nervenstimulation während der Geburt mit kontinuierlicher Periduralanästhesie, die wir in unserer Abteilung routinemäßig anwenden und als besonders erfolgreich betrachten, verglichen.

Methodik

Bei 40 Patientinnen haben wir die transkutane elektrische Nervenstimulation angewendet. Die zwei Elektrodenpaare wurden symmetrisch auf den Rücken der Patientinnen, eines auf der Höhe Th_{10-12}, das andere Elektrodenpaar auf S_{2-4} befestigt. Die Elektroden wurden mit transkutanem Elektrostimulator stimuliert. Die Stimulierungsintensität wurde nach dem subjektiven Gefühl der Patientinnen reguliert. Während der Wehen wurde das höhere Niveau der Stimulierung angewendet. Die Frequenz von 60–100 Hertz und die Amplitude der Stimulierung zwischen 50–100 V wurden meistens benutzt.

Die kontinuierliche Periduralanästhesie haben wir bei der Anwendung von 0,125% Bupivacain mit Adrenalin und standardisierter Technik verwendet [1]. Die kontinuierliche, tokographische Überwachung und kurzfristige Blutdruckkontrolle mit ständigem anästhesiologischen Präsenzdienst wurden in allen Fällen durchgeführt. Von mehr als tausend geburtshilflichen Periduralanästhesien, die wir durchgeführt hatten, haben wir hier die Ergebnisse der letzten 600 Fälle analysiert.

Ergebnisse

Die Periduralanästhesie hatte eine sehr gute analgetische Wirkung (Tabelle 1). Bei 94% der Patientinnen haben wir vollständige Analgesie festgestellt. 6% der Patientinnen haben die

Tabelle 1. Analgetische Wirkung – Periduralanalgesie

Vollständige Schmerzlosigkeit	93,8%
Leichter Schmerz	5,2%
Mäßiger Schmerz	1,0%
Heftiger Schmerz	0%

Schmerzbeschwerden meistens wegen nicht ausgeschalteter Segmente angegeben. Bei der Periduralanästhesie haben wir auch einen signifikanten Abfall des Cortisolspiegels im Blut im Verhältnis zur Kontrollgruppe ohne Analgesie festgestellt. Die analgetische Wirkung der Periduralanästhesie hat den schmerzlindernden Effekt der anderen Methoden hoch überstiegen. Zum Beispiel hat die Anwendung von Pethidin und Droperidol während der Geburt bei uns nur in 14% vollständige Analgesie hervorgerufen. Bei 35% der Patientinnen haben wir leichten Schmerz, bei 39% mäßige und bei 11% sogar starke Schmerzen beobachtet (Tabelle 2).

Tabelle 2. Analgetische Wirkung – Pethidin und Droperidol

Vollständige Schmerzlosigkeit	14,08%
Leichter Schmerz	35,21%
Mäßiger Schmerz	39,44%
Heftiger Schmerz	11,27%

Der analgetische Effekt der transkutanen Nervenstimulation war qualitativ ganz unterschiedlich und mit der Periduralanästhesie kaum vergleichbar. Nach der Anwendung von transkutaner Nervenstimulation haben wir eine vollständige Analgesie nicht beobachtet (Tabelle 3). Trotzdem haben 30% der Patientinnen den analgetischen Effekt der Nerven-

Tabelle 3. Analgetische Wirkung (transkutane Nervenstimulation)

Vollständige Schmerzlosigkeit	0%
Leichter Schmerz	30%
Mäßiger Schmerz	55%
Heftiger Schmerz	15%

stimulation als gut und 55% als mäßig beurteilt. Bei 15% haben wir keine Schmerzlinderung beobachtet. Bei der Nervenstimulationsanwendung haben wir große individuelle Unterschiede in der analgetischen Wirkung bemerkt. Es scheint uns, daß psychologische Momente eine wichtige Rolle bei dieser Methode spielen, aber die Bedeutung und den Umfang dieser suggestiven Wirkung konnten wir nicht klar beurteilen.

Bei der Anwendung der transkutanen Nervenstimulation haben wir keine Veränderungen des Geburtsverlaufes und des Kindesstatus im Vergleich zu Kontrollgruppen ohne Analgesiemaßnahmen beobachtet. Bei der Periduralanästhesie haben wir meistens eine Verkürzung der Eröffnungsperiode bemerkt. Die Austreibungsperiode hat sich oft verlängert und die geburtsbeendigenden Maßnahmen wurden häufiger angewendet (Tabelle 4). Diese Operationen haben aber keine vermehrte Gefahr für die Kinder dargestellt. Im Gegenteil, die aktive Verkürzung der Austreibungsperiode hat sich wegen Vermeidung der metabolischen Azidose und Schonung des Kindeskopfes als vorteilhaft erwiesen. Der Status der Kinder nach Periduralanalgesie war zufriedenstellend (Tabelle 5), die Apgarwerte haben meistens hohe Werte gezeigt.

Tabelle 4. Art der Geburtsbeendigung (Periduralanalgesie)

Spontan		80,9%
	Vacuum	14,9%
Operative	Forceps	3,4%
	Sectio cesarea	0,8%

Tabelle 5. Apgar-Werte nach der Geburt (Periduralanalgesie)

7–10 Pkt	86,7%
4– 6 Pkt	11,9%
0– 3 Pkt	1,4%

Diskussion

Die kontinuierliche Periduralanästhesie ist gegenwärtig, unserer Meinung nach, die optimale Methode der Geburtsschmerzaufhebung. Neben dem ausgezeichneten analgetischen Effekt haben wir oft die therapeutische Wirkung dieser Methode bei Patientinnen mit schweren Herz-, Lungen- und anderen Erkrankungen, sowie bei Gestosen und gewissen Störungen des Geburtsverlaufs wie z.B. protrahierte Eröffnungsperiode, festgestellt. Die routinemäßige Anwendung der Periduralanästhesie ist aber nur unter bestimmten organisatorischen und personellen Bedingungen erlaubt. Der Anästhesist muß eine ausreichende Erfahrung in Periduralanästhesieanwendung und geburtshilflicher Problematik besitzen. Diese Erfahrung soll er am besten während der Ausbildung in entsprechenden klinischen Zentren beherrschen lernen. Die ausreichende personelle und operative Überwachung der Geburt muß vorhanden sein. Die strikte Beobachtung der Kontraindikationen zur Periduralanästhesie sowie die entsprechende Aufklärung der Patientin sind auch äußerst wichtig. Es muß betont werden, daß diese Voraussetzungen unbedingt notwendig für die routinemäßige Durchführung der erfolgreichen Periduralanästhesie in der Geburtshilfe sind.

Die Anwendung der transkutanen elektrischen Nervenstimulation spielt, unserer Meinung nach, eine ganz andersartige Rolle bei der Geburtsschmerzbekämpfung. Diese Methode ist sehr einfach und fast risikofrei. Die allgemeinen Voraussetzungen bei der Anwendung dieser Behandlungsform sind nicht so streng wie bei der Periduralanästhesie, obwohl der Arzt mit Problemen der elektrischen Nervenstimulation vertraut werden soll. Dagegen ist der analgetische Effekt im Verhältnis zur Periduralanästhesie schwach, unsicher und individuell sehr wechselnd. Die transkutane Nervenstimulation bei der Geburt ist also keine Alternative für die Periduralanästhesie. Diese Methode kann benutzt werden, wenn die organisatorischen und personellen Bedingungen nicht ausreichend für die gefahrlose Verabreichung der Periduralanästhesie sind. Als besonders risikoarm kann auch transkutane Nervenstimulation als primäre analgetische Methode bei der Geburt versucht werden. Wenn die analgetische Wirkung der Nervenstimulation nicht ausreicht, soll die Periduralanästhesie verwendet werden.

Literatur

1. Aroński A, Blak A, Cislo M, Durek G, Wieczorek E (1973) Remarks on continuous epidural analgesia as a method of controlling pain during labour. Anaesth Resus Inten Therap 1:349
2. Bonica JJ (1972) Principles and practice of obstetric analgesia and anesthesia. FA Davis, Philadelphia
3. Bundsen P, Carlsson CA, Forssman L, Tyreman NO (1978) Schmerzerleichterung während der Geburt mit transkutaner elektrischer Neurostimulation. Prakt Anaesth 13:20
4. Crawford JS (1975) Patient management during extradural anaesthesia for obstetrics. Br J Anaesth 47:273
5. Hollmen A (1979) Regional techniques of analgesia in labour. Br J Anaesth 51:175
6. Neumark J, Pauser G, Scherzer W (1978) Der Wehenschmerz während der Geburt. Zur Analyse der analgetischen Wirkung der transkutanen Nervenstimulation (TNS) im Vergleich mit Pethidin und Plazebos. Prakt Anaesth 13:13
7. Vanderick G, Geerinck K, Van Steenberg AL, Muylder E (1974) Bupivacaine 0,125% in epidural block analgesia during labour. Br J Anaesth 46:838

Metabolische Änderungen bei Operationen unter Regionalanaesthesie

R. Knitza, D. Theiss und E. Lanz

Jedes vom menschlichen Organismus als Streß empfundene Geschehen führt neben charakteristischen hämodynamischen, respiratorischen und hormonellen Veränderungen auch zu metabolischen Umstellungen. Sowohl starke psychische Anspannungen als auch operative Schmerzreize bewirken eine Glucoseutilisationsstörung, eine Lipolysesteigerung und eine Proteinkatabolie. An Parametern des Kohlenhydrat- und Fettstoffwechsels prüften wir bei 11 stoffwechselgesunden, jungen, normalgewichtigen Patienten, ob sich während operativer Eingriffe unter Spinalanaesthesie derartige streßtypische Veränderungen nachweisen ließen. Zum anderen verglichen wir die Stoffwechselveränderungen mit einem unter Neuroleptanaesthesie operierten Patientenkollektiv. Alter, Größe, Gewicht und Geschlecht der Patienten und die Art der operativen Eingriffe war in beiden Gruppen vergleichbar. Die durchschnittliche Operationsdauer betrug etwa eine Stunde. Um Beeinflussungen des Energiestoffwechsels zu vermeiden, wurden während des Beobachtungszeitraums lediglich 1000–1500 ml einer isotonen Elektrolytlösung infundiert. Beide Gruppen erhielten als Praemedikation am Abend vor der Operation 10 mg Diazepam oral und 30 Minuten vor Operationsbeginn 0,5 mg Atropin, 50 mg Promethazin und 50 mg Pethidin i.m. Die Spinalanaesthesie wurde mit Bupivacain 0,5%ig, bzw. mit einer 0,5%igen Tetracain-Glucoselösung durchgeführt und ein Analgesieniveau bis Th 10 angestrebt. Die unter Neuroleptanaesthesie operierten Patienten erhielten zur Einleitung 1 mg/10 kg KG Dehydrobenzperidol, 0,5 mg Fentanyl, 0,5 mg Atropin und eine Einschlafdosis Thiopental. Nach Relaxation und Intubation wurde die Narkose mit einem Gemisch Sauerstoff/Lachgas 2:4 fortgeführt.

| SPINALANAESTHESIE | (N=11) | x———x |
| NEUROLEPTANAESTHESIE | (N=11) | o------o |

ENTNAHMEZEITPUNKT (5ML VENENBLUT) :

1.= AM MORGEN DES OPERATIONSTAGES GEGEN 7,00 UHR AUF STATION.

2.= IM EINLEITUNGSRAUM VOR BEGINN DER ANAESTHESIE.

3.= NACH NARKOSEEINLEITUNG BZW. NACH VÖLLIGEM WIRKUNGSEINTRITT DER REGIONALANAESTHESIE.

4.= NACH OPERATIONSBEGINN.

5.= AM OPERATIONSENDE.

6.= 30 MIN NACH OPERATIONSENDE IM AUFWACHRAUM.

Abb. 1

Abb. 1. Die unter Spinalanaesthesie operierte Gruppe ist in den folgenden Abbildungen als durchgezogene Linie dargestellt; der unter Neuroleptanaesthesie operierten Gruppe entspricht die unterbrochene Linie. Blut wurde zu folgenden Zeitpunkten entnommen: 1. Am Morgen des Operationstages gegen 7.00 Uhr auf Station. 2. Im Einleitungsraum vor Beginn der Anaesthesie. 3. Nach Narkoseeinleitung bzw. nach völligem Wirkungseintritt der Regionalanaesthesie. 4. Nach Operationsbeginn. 5. Am Operationsende. 6. 30 Minuten nach Operationsende im Aufwachraum.

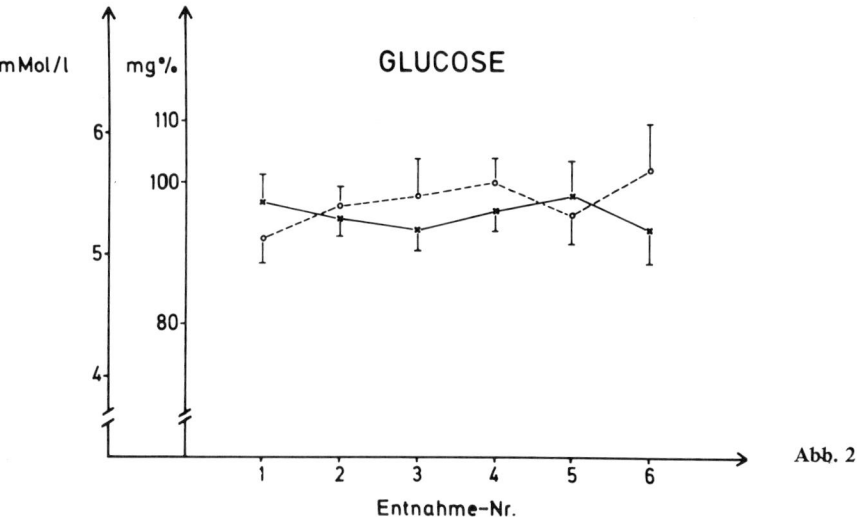

Abb. 2

Abb. 2 zeigt den Verlauf der mittleren Plasmaglucosekonzentrationen. In beiden Gruppen finden sich während des Beobachtungszeitraumes keine wesentlichen Konzentrationsschwankungen.

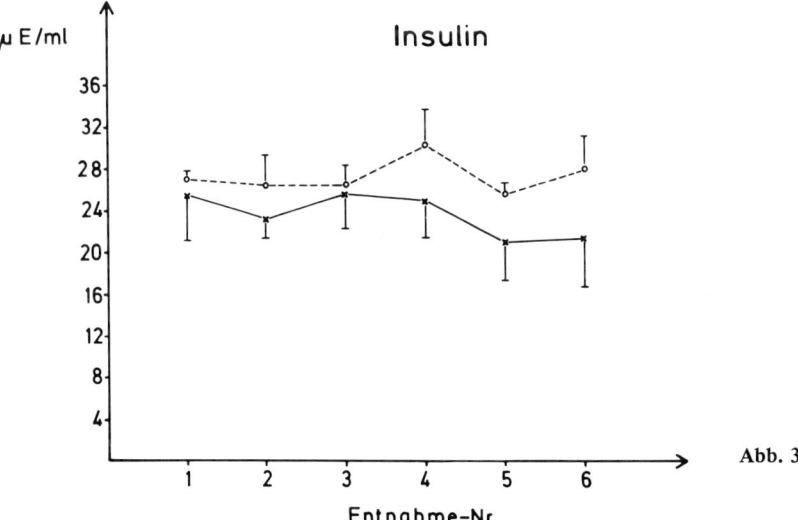

Abb. 3

Nahezu identisch ist der Verlauf der Insulinkonzentrationen (Abb. 3). Alle Einzelwerte liegen im physiologischen Normbereich. Eine mögliche Hemmung der Insulinfreisetzung durch Aktivierung des sympatho-adrenalen Systems mit gesteigerter Freisetzung antiinsulinärer Hormone ist nicht zu erkennen.

Auch die Plasmaspiegel der einzelnen Nichtesterfettsäuren, welche mit einer Halbwertszeit von drei Minuten recht schnell Veränderungen der sympathischen Aktivität widerspiegeln, zeigen während der gesamten Zeit einen gleichförmigen Verlauf (Abb. 4).

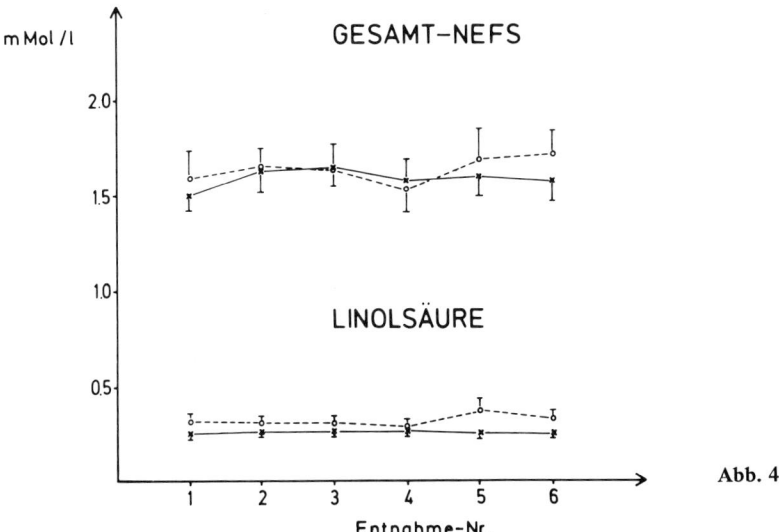

Abb. 4

Die Ketonkörper, hier am Beispiel des Beta-Hydroxybutyrates dargestellt, zeigten unter beiden Anaesthesieformen eine ansteigende Tendenz. Offenbar kommt es im Verlauf der Operation zu einem erhöhten Anfall aktivierter C_2-Bruchstücke, deren Verwertung im Citratzyklus nicht ausreichend erfolgt. Der physiologische Bereich wurde jedoch zu keinem Zeitpunkt überschritten (Abb. 5).

Am Operationsende und 30 Minuten nach der Operation war die Lactatkonzentration infolge des verstärkten anaeroben Abbaus statistisch signifikant angestiegen (Abb. 6). Diese Veränderung betraf jedoch beide Gruppen in nahezu gleichem Ausmaß. Wertet man die hier vorgestellten Einzelergebnisse zusammenfassend, so läßt sich folgendes feststellen:

1. Bei ausreichender Blockadehöhe der spinalen praeganglionären sympathischen Fasern und vollständiger Unterbrechung afferenter Impulse aus dem Operationsgebiet zum ZNS bleibt eine streßtypische hormonell-metabolische Antwort aus.

2. Unter Regionalanaesthesie operierte Patienten scheinen bei entsprechender Praemedikation keiner stärkeren psychischen Belastung, welche sich in Blutzucker- und Fettsäureanstiegen äußern würde, ausgesetzt zu sein.

3. Die Entscheidung zur Regionalanaesthesie bzw. Neuroleptanaesthesie kann für den intra- und frühen postoperativen Verlauf nicht aus der Betrachtung der Kohlenhydrat- und Fettstoffwechselveränderungen abgeleitet werden.

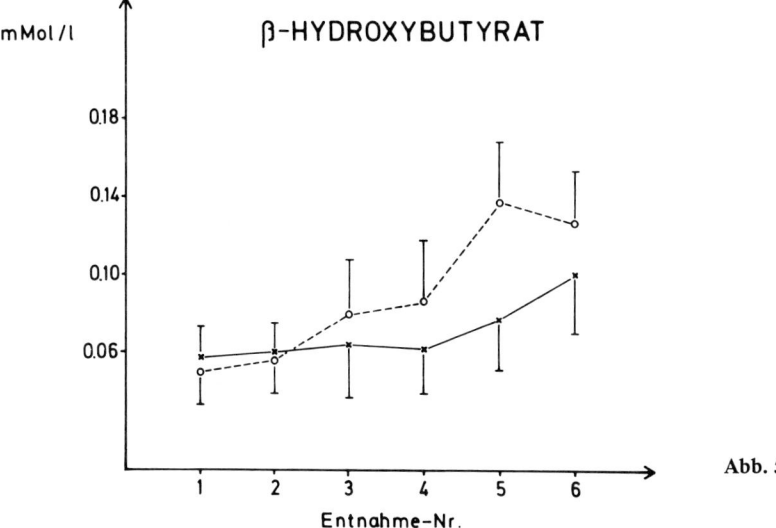

Abb. 5

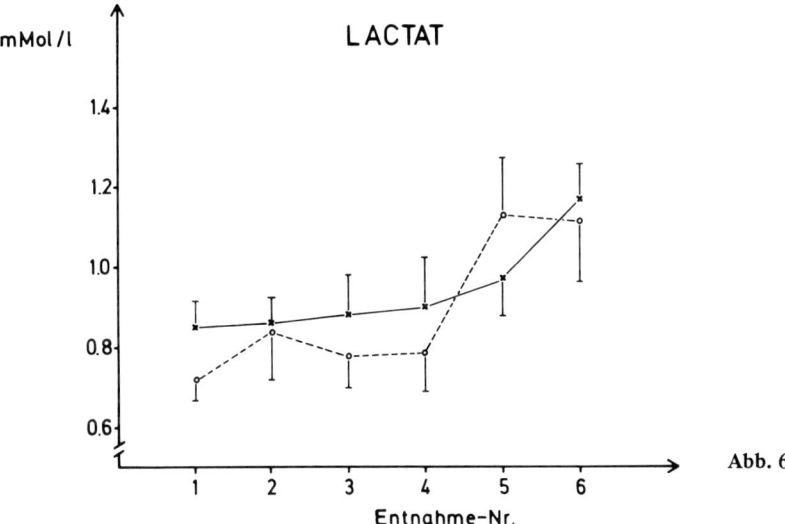

Abb. 6

Die Ischiadicus-Femoralis-Blockade für chirurgische Eingriffe an den unteren Extremitäten

R. Rizzi, V. Da Rin Betta und R. Cantanna

Einleitung

Unter Leitungsanaesthesie versteht man die Blockade von peripheren Nerven und Plexus. Nach dem Höhenflug der Inhalationsanaesthetica und der Spinalanaesthesie erleben andere Techniken der Regionalanaesthesie eine Renaissance. Ihre verschiedenen Methoden vergrößern den Aufgabenbereich des Anaesthesiologen beträchtlich, sie bringen auch dem Patienten unschätzbare Vorteile. Laut Literatur wird die kombinierte Blockade des Nervus Ischiadicus und des Nervus Femoralis bei Operationen relativ wenig angewendet, obwohl eindeutige Vorteile bestehen. Hauptsächlich vom erfahrenen „Regionalanaesthesisten", der unter den verschiedenen Methoden die für den Patienten beste auswählt, wird diese Technik gerne verwendet. Natürlich wird der Anaesthesiologe sich für diejenige Technik entschließen, die er nach sorgfältiger Abwägung von Vor- und Nachteilen, dem Patienten wie auch dem Chirurgen angepaßt, technisch am besten beherrscht. Schließlich kann man zwar dem Chirurgen mit einer Narkose einen Gefallen erweisen, nicht unbedingt aber auch dem Patienten. Seit vielen Jahren wenden wir diese Technik im Routineprogramm unter entsprechenden Voraussetzungen an.

Methode

Eine optimale Lagerung des Patienten ist Voraussetzung zum Zwecke des leichteren Aufsuchens der Markierungspunkte des N. ischiadicus und somit zum Gelingen des ausgewählten Verfahrens [1, 2, 3]. Nach Labat wird auf einem harten Operationstisch in entspannter Seitenlage bei leichter Beugung im Becken, wobei auch das darunterliegende Bein im Knie gebeugt wird, der N. ischiadicus durch infiltrative Umspritzung blockiert. Anschließend erfolgt in Rückenlage, wobei ein Kissen unter das Becken der zu blockierenden Seite gelegt wird, so daß Nerven und Gefäße an der Spitze des Scarpa'schen Dreiecks zu liegen kommen, die Infiltrationsblockade des N. femoralis. Der Anaesthesiologe steht auf der Gegenseite und zieht mit den palpierenden Fingern den Gefäßstrang nach medial. Als Leitgebilde dient die Arteria femoralis. Kommt es versehentlich zu einer Gefäßpunktion, so ist dies praktisch unbedeutend. Die Nadel wird zurückgezogen und einige Millimeter weiter lateral plaziert. An die Nadel fortgeleitete, arterielle Pulsationen zeigen die richtige Lage an. Da es schwierig und nicht erforderlich ist, Paraesthesien auszulösen, genügt das Injizieren lateral des Gefäßbündels. Als Beweis für die richtige Ausführung der Ischiadicus-Blockade sind Paraesthesien, die nicht nur an der Innenseite des Oberschenkels bis zum Knie, sondern bis zur Ferse oder noch besser bis zur Fußspitze reichen, unbedingte Voraussetzung. Sie können von einer Hilfsperson in der Kniekehle gefühlt werden.

Die Stärke der Prämedikation wird man so wählen, daß der Patient noch kooperativ ist und die Durchführung der Blockade auch nicht belastend findet. Nach Anlegen der Nervenblockade kann die Prämedikation vervollständigt werden, um psychische Alterationen zu vermeiden. Nur in Einzelfällen müssen bei dieser Methode andere Nerven zusätzlich blockiert werden, um die Analgesie bzw. das Operationsfeld zu erweitern und den Eingriff in Lokalanaesthesie zu Ende zu führen.

Wir bevorzugen die Methode nach Chayen et al. und erzielen damit bessere Anaesthesiequalitäten und haben eine geringere Komplikationsrate. Für Operationen am Vorfuß blockieren wir den N. peronaeus am Wadenbeinköpfchen und den N. tibialis posterior in der Kniekehle.

Wir verwenden Kontrollspritzen (mit drei Ringen, die eine korrekte Führung erlauben, wobei unter Druck gespritzt wie aspiriert werden kann) mit Luer-Lock System und Sicherheitsring. Als Lokalanaestheticum wählen wir 1%iges Mepivacain. Für den N. ischiadicus benötigen wir 30 ml, für den N. femoralis 20 ml. Erst nach reichlicher Erfahrung und perfekter Technik kann man Bupivacain verwenden. Moore [4] empfiehlt auch größere Mengen. Da andere Lokalanaesthetica keine nennenswerten Vorteile haben, werden sie von uns nicht verwendet. Bei korrekter Anwendung und exakter Befolgung obiger Regeln kann der Chirurg nach einer Latenzzeit von 20–30 Minuten die Operation beginnen. Gemäß unserer Erfahrung ist die Latenzzeit bei Bupivacain eine der längsten. In der Zwischenzeit prüft der Anaesthesiologe mittels Nadel die Ausbreitung der Analgesie. Die Analgesie dauert entsprechend dem ausgewählten Lokalanaestheticum ca. 90–120 Minuten.

Material

Im Jahre 1967 haben wir erstmals diese Blockadetechnik bei orthopädischen Operationen angewendet und sie später auf Eingriffe wie Saphenektomien und Thrombembolektomien der A. femoralis im Rahmen der Gefäß- und Allgemeinchirurgie ausgedehnt [5]. Seitdem wird sie gerne auch in der Plastischen und Wiederherstellungschirurgie angewendet (Tabelle 1).

Tabelle 1. Analgesieausbreitung bei der Ischiadicus-Femoralis-Blockade

Innere/untere Seite des Oberschenkels
Rückseite des Oberschenkels
Vorderseite des Oberschenkels
Gesamter Unterschenkel
Gesamter Fuß
    Unvollständige Analgesie, da sich N. femoralis und der N. cutaneus femoris lateralis dachziegelartig
    überdecken

Das Alter der Patienten reichte von 13–83 Jahren. Allzu junge, sehr adipöse und sehr emotionelle Patienten, die eine Kooperation nicht gewährleisten, stellen eine relative Kontraindikation dar. Manche Patienten sedieren wir mit Flunitrazepam.

Ergebnisse

1. Komplikationen: Häufigste Komplikation ist die intravasale Injektion; durch mehrmalige Aspiration wird dies verhindert. Bei sorgfältiger Vorgangsweise fühlt der Erfahrene die Gefäßpunktion. Treten Krämpfe auf, was wir sehr selten beobachteten, behandeln wir diese mit Benzodiazepin und Thiobarbiturate i.v. und durch Sauerstoffgabe.

Diese Notfallmedikamente sollen bei jeder Regionalanaesthesie vorhanden sein. Äußerst selten kam es zur Punktion bzw. Perforation des Rectums oder der Vagina.

2. Analgesie: Bei dieser Technik hatten wir bei den ersten 708 Patienten mit 6,9% die höchste Mißerfolgsquote (Zeitraum: 1967–31.8.1973), bei den vom 1.9.1973–19.7.1979 folgenden 209 Patienten hatten wir 11,41% Versager. Ursachen dafür sind, daß zwei Nerven an verschiedenen Stellen aufgesucht werden müssen, sich der N. ischiadicus in zwei Stämme teilt, wobei ein Stamm immer etwas weniger Lokalanaestheticum erhält und der N. femoralis schwer auffindbar ist, obwohl er knapp unterm Lig. inguinale liegt. Direkt hängt jedoch die Versagerquote mit der Erfahrung des Anaesthesiologen zusammen (Tabelle 2).

Tabelle 2. Verhältnis in % der Versager zur Zahl pro Anaesthesisten ausgeführten Anaesthesien

Anaesthesistenchiffre	Zahl der ausgeführten Anaesthesien	Versager-Zahl	Prozent
R	17	2	11,7
X	12	2	16,6
0	19	3	15,7
00	20	3	15
1	30	4	13,3
4	47	5	10,6
6	44	3	6,8
8	9	0	0
9	21	4	19
total	219	26	11,41

Die erhöhte Versagerquote führen wir vor allem auf eine große Anzahl von Anfängern zurück, auch die in letzter Zeit geringer werdende Anzahl mit damit verbundener geringerer Übungsmöglichkeit, weil die orthopädische Abteilung von unserem Haus getrennt wurde. Bei Bupivacain haben wir eine größere Versagerrate, was wir nicht auf die Eigenschaften des Lokalanaestheticums, sondern auf die Menge zurückführen (Tabelle 3).

Tabelle 3. Verhältnis in % der Versager zur Zahl pro Lokalanaestheticum ausgeführten Anaesthesien

Lokalanaestheticum	Zahl der ausgeführten Anaesthesien	Zahl	Versager Prozent
Lidocain	26	2	8,6
Mepivacain	47	4	8,5
Prilocain	56	4	7,1
Bupivacain	93	16	11,8

3. Veränderungen der hämodynamischen Parameter, wie wir sie bei Allgemeinanaesthesien finden können, konnten wir nicht beobachten. Die Hämodynamik wird erst bei Gabe anderer Medikamente wie Sedativa und Analgetica verändert.
4. Der postoperative Verlauf ist bei weiterbestehender Analgesie und vollem Bewußtsein des Patienten komplikationsfrei. Nur bei 1,8% kam es zu Erbrechen. Harnverhaltung oder pulmonale Komplikationen haben wir nicht gesehen. Ein Patient erlitt am folgenden Tag einen Myocardinfarkt. Ischämiezeichen bestanden schon vor der Operation (Thrombektomie aus der A. femoralis). Wird ein Bein eingegipst, so ist vor allem bei einer Blockade mit Bupivacain wegen dessen langer Analgesiedauer sorgfältig die Durchblutung zu kontrollieren, da der Ischämieschmerz fehlt.

Zusammenfassung

Entsprechend unserer 13jährigen Erfahrung fassen wir die folgenden Punkte zusammen:
1. Die Technik der Blockade soll beim normal gebauten Patienten keine Schwierigkeiten machen.
2. Die Methode ist komplikationsarm, es entstehen keine Rückwirkungen auf andere Organsysteme.
3. Die Analgesie ist für chirurgische Eingriffe an Hinter- und Innenseite des Oberschenkels und für den gesamten Unterschenkel gut geeignet.
4. Indikationen für diese Blockade sind Patienten, die keine Allgemeinanaesthesie wünschen oder solche mit Erkrankungen der Lunge (Asthma bronchiale, Ateminsuffizienz) und des Herzens. Ferner zählen wir dringende Eingriffe dazu (18,7% unserer Kasuistik), aber auch Patienten im Schock oder mit Schädel-Hirn-Trauma, bzw. dort, wo eine Allgemeinanaesthesie mit einem höheren Risiko verbunden ist.
5. Diese Technik ist keine Alternative zur Spinal- oder Periduralanaesthesie.

Literatur

1. Chayen D, Nathan H, Chayen M (1976) The Psoas Compartment Block. Anesthesiology 45:95–99
2. Cecconello D, Fieschi A (1967) L'anestesia tronculare negli interventi sull'arto inferiore. Arch osp Mare 19:403–411
3. Cecconello D, Fieschi A (1968) Anestesia tonculare. Acta An It 19 Suppl 3:113–117
4. Moore D (1979) Int Symp on Pain, Sorrento June 1979
5. Rizzi R, Da Rin Betta V (1975) Le anestesie periferiche nella chirurgica operatoria. Min Anest 41: 407–425

Unsere Erfahrungen mit Ultracain für Periduralanaesthesie

M. Kun, E. Tassonyi und L. Vimlati

Carticain ist ein verhältnismäßig neues Lokalanästhetikum vom Typ der Säureamide und als einziges der bislang gebräuchlichen Lokalanästhetika der Thiophen-Reihe. In der klinischen Literatur wird es seit 1974 erwähnt, es wird meistens mit Lidocain verglichen, die Eigenschaften zueinander kommen sich sehr nahe.

Für Periduralanästhesie verwenden wir seit 1978 2%ige Carticainlösung mit Zusatz von 0,5 mg% Adrenalin.

Bei 95 Kranken haben wir mit 2%igem Carticain Periduralanästhesien durchgeführt. Die verabreichte Menge wechselte zwischen 15–20 ml. Von unserem Material haben wir eine ähnlich zusammengesetzte, zahlenmäßig idente Krankengruppe zusammengestellt, bei der wir die Anästhesie mit einer 0,5%igen Bupivacain mit 0,5 mg% Adrenalinlösung durchgeführt haben.

Die Dokumentation – außer dem Anästhesieprotokoll – wurde in einem 38 Daten enthaltenden speziellen Protokoll festgesetzt.

Die Daten der Kranken wurden in Tabelle 1 zusammengefaßt.

Tabelle 1. Patientengut

Diagnose Operation	2% Ultracain 1:200 000 Adrenalin			0,5% Marcain 1:200 000 Adrenalin		
	Anz. d. Pat.	Alter d. Pat.	Körpergewicht	Anz. d. Pat.	Alter d. Pat.	Körpergewicht
Leistenbruch Rekonstruktion	31	54,61±11,15	73,5 ±11,44	31	54,12± 8,26	70,84±12,24
Bauchwandbruch Rekonstruktion	9	53,6 ±13,8	68,14±11,29	9	54,2 ±12,7	72,52±10,98
Proctologische Eingriffe	38	41,7 ± 8,88	68,63±11,44	38	40,8 ±10,2	65,6 ±12,8
Unterbauchoperationen	11	37,2 ±15,2	68,4 ±11,5	11	50,18±20,4	63,5 ±20,2
Prostatektomie	5	72 ± 4,61	80,6 ± 8,51	2	73 ± 6,81	77,42±12,72
Varizektomie	1	70	75	1	68	81

$\bar{X}$ ± SD

Resultate

1. Latenzzeit (Abb. 1): Vom Zeitpunkt der Einspritzung bis zum Verschwinden der Empfindung der Nadelspitze vergangene Zeit.

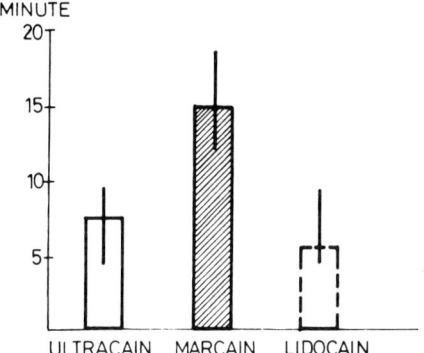

Abb. 1. Latenzzeit

2. Analgesiedauer (Abb. 2): Vom Zeitpunkt des Einspritzens bis zum Beginn des Wundschmerzes vergangene Zeit.

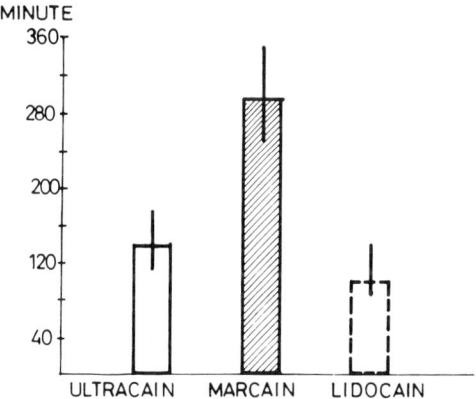

Abb. 2. Analgesiedauer

3. Analgesiequalität (Abb. 3): Ungenügende Analgesie ist in verhältnismäßig hohen Prozentzahlen bei beiden Gruppen vorgekommen, hierzu muß jedoch gesagt werden, daß es sich hierbei nur um eine vorübergehende und segmentale Unzulänglichkeit gehandelt hat, die wir durch Einatmung von N_2O und O_2 leicht überbrückt haben.

4. Muskelrelaxation: In beiden Gruppen haben wir tadellose Muskelrelaxation festgestellt. Die auf die unteren Extremitäten sich ausdehnende motorische Blockade kann nicht beurteilt werden, da wenige Gliedmaßen-Operationen stattgefunden haben. Die Muskulatur des Sphincter ani und Beckengrundes sowie die Relaxation der Bauchwandmuskeln konnten wir gut beurteilen.

5. Blutdruckabfall (Abb. 4)

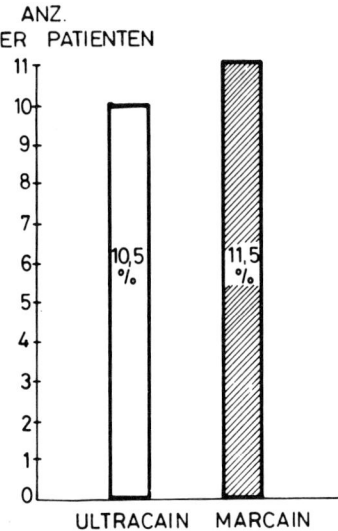

ANZ.
DER PATIENTEN

Abb. 3. Ungenügende Analgesie

6. Sonstige Kreislaufstörungen: Auftreten von Tachykardien, Arrhythmie ist bei keiner der Gruppen vorgekommen. Bei Ultracain haben wir in zwei Fällen Blutdruckanstieg, in vier Fällen jedoch Bradycardie festgestellt.

7. Mit Kreislauf nicht verbundene intraoperative Komplikationen (Tabelle 2)

8. Postoperative Periode: Die postoperative Analgesie war in der Marcain-Gruppe wesentlich besser, dies ist der Vorteil der längeren Wirkungsdauer.

In der Ultracain-Gruppe mußten drei Kranke nach der Operation katheterisiert werden, gegenüber der bei der Marcain-Gruppe anaesthesierten Patienten, wo diese Anzahl vierzehn betrug. Dies ist der Vorteil der kürzeren Wirkungsdauer.

9. In keiner der Gruppen wurden Allergie, Gewebeschädigungseffekt oder Parästhesie festgestellt.

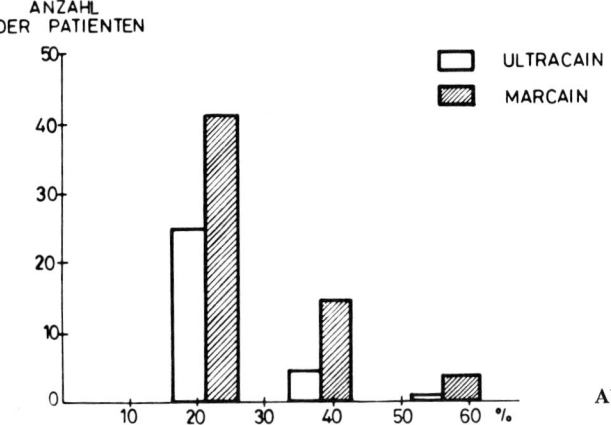

Abb. 4. Blutdruckverringerung

Tabelle 2

Nebenwirkungen	Ultracain	Marcain
Brechreiz, Erbrechen	0	1
Kopfschmerzen	0	1
Geringe Muskelzuckungen	9	42
Starke Muskelzuckungen	0	4
Schlafsucht	0	1
Atmungsdepression	0	1
Harnretention	3	14

Diskussion

Bei der Periduralanaesthesie hat Ultracain gegenüber Marcain zwei Hauptvorteile: die kürzere Latenzzeit bringt bei jeder Operation einen zeitlichen Gewinn von 10 Minuten, der zweite sind die geringeren Nebenwirkungen auf den Kreislauf (geringerer Blutdruckabfall).

Vom klinischen Standpunkt gesehen, stellt man fest, daß Carticain weniger toxisch ist als Bupivacain. Es kam weniger oft zu Muskelreizungen und verursachte keinen Brechreiz, Erbrechen oder Schlafsucht.

Die kürzere Wirkdauer schränkt die Anwendung des Ultracain ein, da am Ende der zweiten Stunde Schmerzen auftreten können. Da viele Operationen, die in Periduralanaesthesie durchgeführt werden, ca. 40—90 Minuten dauern, ist sein Indikationsgebiet in der klinischen Praxis groß. Für diese Eingriffe eignet sich Carticain besser als Marcain. Die Vorteile kommen vor allem in erster Linie in der Krankengruppe „poor risk-Patienten" zur Geltung.

Zur optimalen Ausnützung der Möglichkeiten der Periduralanaesthesie mit den beiden Lokalanaesthetica sind die entsprechenden Indikationen nötig.

Herzrhythmusstörungen während Periduralanästhesien

L. Varga

Patientengut

In unserer Abteilung für Anästhesiologie und Intensivtherapie wurden im Zeitraum vom 1.1.1978 bis 30.6.1979 operationsbedingte PD-Anästhesien bei 406 Patienten ohne Sortierung durchgeführt. Das Alter der Patienten und Arten der Operationen zeigt Tabelle 1. Unser jüngster Patient war 16, der älteste 94 Jahre alt. Obwohl eine relative Kontraindikation bei Patienten über 60 Jahren für Anwendung der PDA besteht, schien für unsere Patienten — wegen ihres hohen Alters und der eingeschränkten Toleranz — diese Art der Anästhesie die Mindestbelastung zu sein. Operationen wegen Frakturen im Hüftbereich, Prostatahypertrophie usw.: 47,5% unserer Patienten waren in die Altersgruppe über 60 Jahren eingeordnet, also ein hoher Prozentsatz.

Betrachtet man die Art der Operationen, befand sich die Mehrzahl der Operationen (208 Fälle; 51,2%) an den unteren Extremitäten, gleich danach folgen prozentual die Operationen, die wegen Erkrankungen im unteren Beckenbereich vorgenommen werden sollten (45 Fälle; 11,0%), weiterhin fanden zahlreiche retro- bzw. infraperitoneale Opera-

Tabelle 1. Alter der Patienten und Art der Operationen

Altersgruppen Art der Operation		16–30	31–60	61–80	81–94	Zusammen	
Untere Glieder	Osteosynthesis	7	27	23	10	67	208
	Varizektomia	14	74	9		97	
	Amputatio	1	7	14	4	26	
	Andere	6	11	1		18	51,2%
Abdominal-Operationen	Intraperitoneali	6	22	14	3	45	169
	Retroperitoneali	1	8	6		15	
	Infraperitoneali		7	96	6	109	41,6%
Körperoberfläche	Transplatation, Herniotomie, Resutura, Nodus	6	16	6	1	29	29 7,1%
Zusammen		41 10,1%	172 42,4%	169 41,6%	24 5,9%	406	406 100%
				47,5%			

tionen (Nephrolithiasis, Decapsulatio renis, Sympathektomie, Prostatektomie usw.) in
PDA statt, sogar bei einer Cholecystektomie. In 29 Fällen (7,1%) wurden Operationen am
der Körperoberfläche (Bauchdecke, Schamleiste) in PDA ausgeführt. (Es ist zu vermerken,
daß unsere Chirurgen wegen der kurzen Zeitdauer der Eingriffe in diesen Fällen der PDA ab-
geneigt sind.)

Methodik

Die Dosierung des Anästhetikums Bupivacain (0,5% Marcain mit Adrenalin 1:200 000) betrug 1,0 mg/kg KG; über 60 Jahren 0,75 mg/kg KG.
    Die Anästhesien wurden in sämtlichen Fällen nach vorhergegangenem Volumenersatz
ausgeführt. Die verwendeten Infusionslösungen und Dosierungen zur Füllung der Gefäßbahn
sind aus Tabelle 2 zu entnehmen. Vor der Anästhesie wurde unseren Patienten – abhängig
von ihrem Alter und KG – 400–500 ml Ringer-Laktat oder Plasmaexpander verabreicht.

Tabelle 2. Volumensersatz

Infusion	vor der PDA		während der PDA		zusammen
	unter 60 Jahren	über 60 Jahren	unter 60 Jahren	über 60 Jahren	
Ringer-Laktat	~400 ml		0,1 ml/kg/min	0,116 ml/kg/min	
			6 ml/kg/h ~450 ml/h	7 ml/kg/h ~525 ml/h	
					~ 1000–1500 ml
Plasma-Expander		~500 ml	$\emptyset$	$\emptyset$	

Die Volumenzufuhr nach der Anästhesie war wie folgt:
    unter 60 Jahren: 0,1   ml/kg KG/min; d.h. 6 ml/kg/Stunde
    über 60 Jahren: 0,116 ml/kg KG/min; d.h. 7 ml/kg/Stunde
Die Durchschnittsmenge der Volumenzufuhr war 1000–1500 ml.
    Die folgenden Parameter wurden 60 bzw. 30 Minuten vor der Anästhesie, während und
über 24 Stunden danach ständig gemessen und registriert (Tabelle 3):

Tabelle 3. Parameter

1. Systolischer und diastolischer Blutdruck
2. Herzrhythmus und Impulsleitung
3. Wirkung der Analgesie
4. Respirations-Volumen und Ventilation/min

Ergebnisse

Die Blutdruckänderungen zeigt Tabelle 4. – Blutdruckabnahmen von mehr als 30% waren in 94 Fällen (23,2%) aufgetreten, unter ihnen befanden sich 65 Patienten über 60 Jahre.

Die Impulsänderungen zeigt Tabelle 5. Sinusbradykardien traten bei 9 Patienten (2,2%), Sinustachykardien in 19 Fällen (4,7%) auf.

Entwicklung von Arrhythmie während der PDA war bei 6 Patienten zu beobachten, unter ihnen 3 Fälle supraventrikulärer, 3 Fälle ventrikulärer Natur. Die Arrhythmien waren durch 20 bis 80 Minuten wahrnehmbar, die jedoch während und nach der Operation in allen Fällen aufgehört haben.

Tabelle 4. Blutdruckwechsel

Altersgruppen Blutdruckabfall	16–60		61–80		81–94		Zusammen	
∅	124		47		5		176	
		58,2%		27,8%		20,8%		43,3%
unter 30%	60		68		8		136	
		28,2%		40,2%		33,4%		33,5%
über 30%	29		54		11		94	
		13,6%		32%		45,8%		23,2%
zusammen	213		169		24		406	
		100%		100%		100%		100%

Tabelle 5. Herzrhythmuswechsel

Typen der Rhythmuswechsel	Zahl der Patienten	Prozent (406 = 100%)	Zusammen
Bradycardie	9	2,2 %	
Tachycardie	19	4,7 %	35
Supraventr.	3	0,74%	
ES Ventr.	3	0,74%	
Asystolie	1	0,25%	8,8%
ES hat aufge- hört ES Supraventr.	1	0,25%	
Ventr.	4	0,98%	5 1,2%

Die Entwicklung einer Asystolie konnte bei einer Patientin, einer 84jährigen Frau, 40 Minuten nach Beginn der Operation konstatiert werden. Die sofort eingesetzte Resuscitation erfolgte wirksam, die Patientin lebt seither wohlauf.

Beachtenswert sind diejenigen Patienten, bei denen seit der Aufnahme ins Krankenhaus die kontinuierlich beobachteten — unter ihnen bei 3 Patienten sogar seit langem nachweisbaren — Arrhythmien nach Anwendung von PDA aufgehört haben (Abb. 1–5).

In 3 dieser 5 Fälle trat die vor der Operation beobachtete und dokumentierte Arrhythmie nach 5–6 Stunden wieder auf.

In 2 Fällen, 6, 12, 24 Stunden nach der Operation, sowie nach 2 Wochen, bzw. in 6 und in 12 Monaten ausgeführte EKG-Untersuchungen, die 30 bis 60 Minuten dauernde Monitor-Kontrolle registrierten weiterhin keine Arrhythmie!

Diskussion

Herzrhythmusänderungen werden von den Anästhesisten während der PDA häufig beobachtet (in unseren Fällen bei 9,8%). Eine andauernde Aufhebung einer seit langem bestehenden Arrhythmie jedoch sowie die gehäufte ventriculäre ES auf Einwirkung der PDA sind nicht bekannt.

Untersuchungen über den Abbau und die Ausscheidung von Bupivacain im menschlichen Organismus geben keine ausreichende Erklärung. Die von Bonica und Dawkins verwendeten klinischen sowie auch von Ottensen et al. an Tieren durchgeführten Modellversuche dürften für das Phänomen eine Erklärung liefern, nämlich, es sei der erhöhte Wirkungseffekt der Sauerstoff-Nutzung des Herzens nach thorakalen PDA beobachtet worden. Die günstigere Sauerstoffversorgung des Herzens hat eine Einwirkung Richtung Antiarrhythmie, jedoch ist dies für thorakale PDA charakteristisch. Durch die von uns praktizierte lumbosakrale PDA ist eine solche Wirkung kaum zu erzielen.

Bupivacain, als Pharmacon gegen Rhythmusstörungen, wird praktisch nicht verwendet. Es stellt sich die Frage, ob Bupivacain, ähnlich dem Pharmakon Lidocain eine direkte Einwirkung auf die Zellen des Myokards hat. Die Beantwortung dieser Frage setzt weitere kliniko-pharmakologische Untersuchungen bzw. Forschungen voraus.

Zusammenfassung

Die Einwirkung der Periduralanästhesie (PDA) auf den Kreislauf wurde in 406 Fällen der operationsbedingten Anästhesien bei Patienten ohne Sortierung untersucht.

Registriert wurde: Blutdruckabnahme in 94 Fällen (23,2%), Herzrhythmuswechsel in 35 Fällen (8,6%), Herzrhythmusstörungen nach Anwendung der PDA, behoben in 5 Fällen (1,23%), in 2 Fällen sogar anhaltend. Aller Wahrscheinlichkeit nach ist die Erklärung dafür die bessere Sauerstoffversorgung der Herzmuskulatur bzw. die direkte pharmakologische Einwirkung des Bupivacain auf das Myokard.

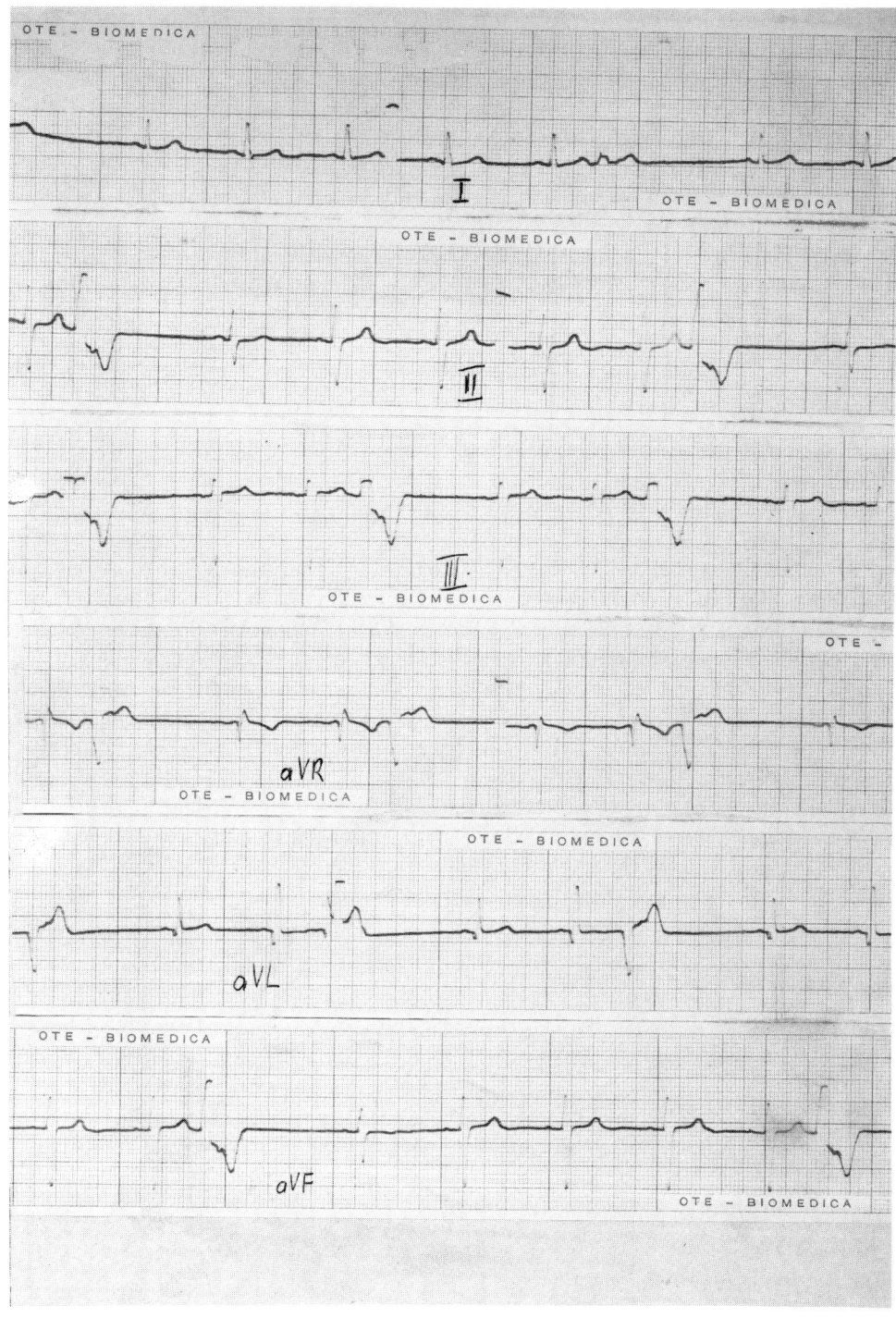

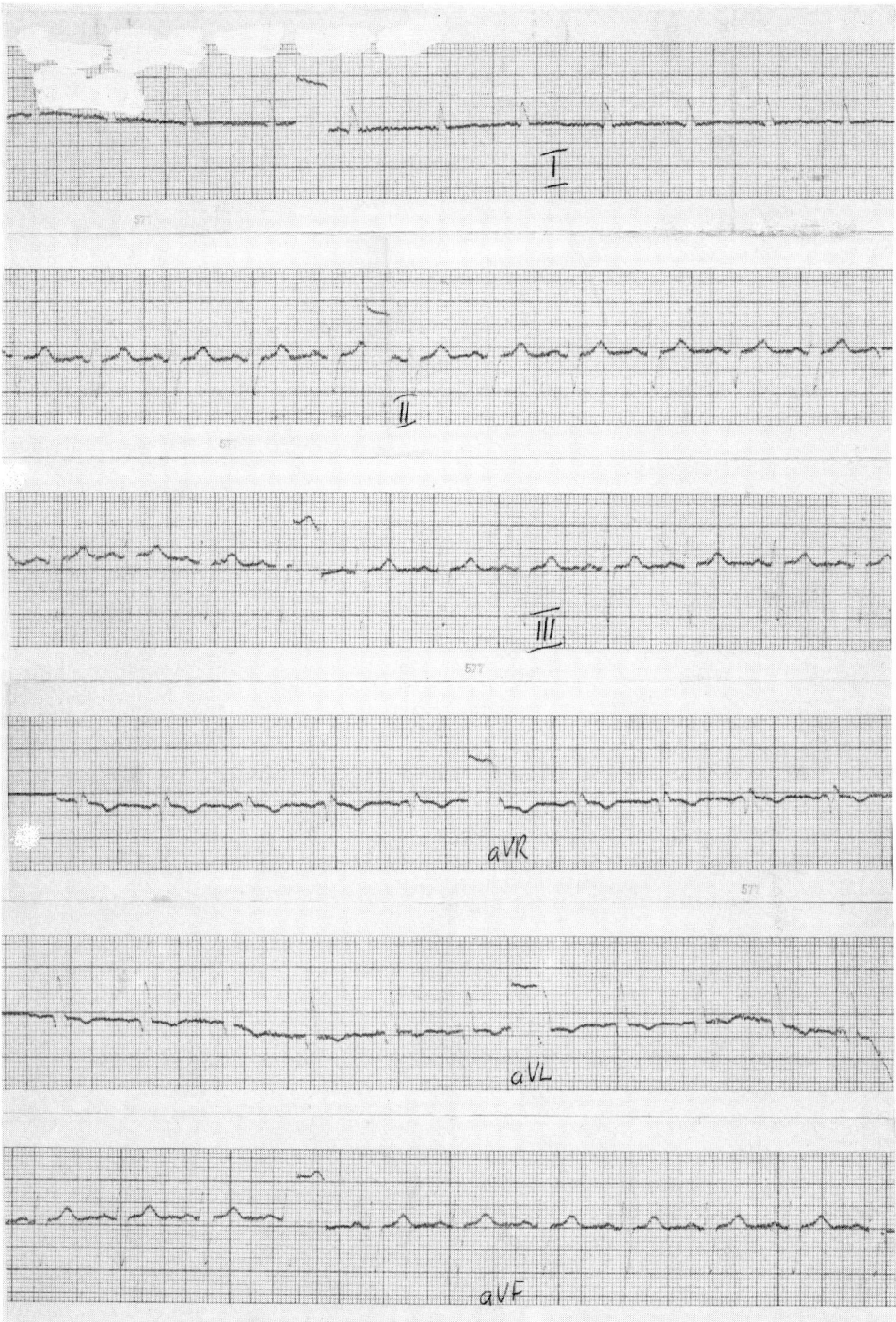

b

Abb. 1 a und b. a B.J. ♂ 70 Jahre alt, gehäufte ventrikuläre ES; **b** Postop.: Sinus-Rhythmus

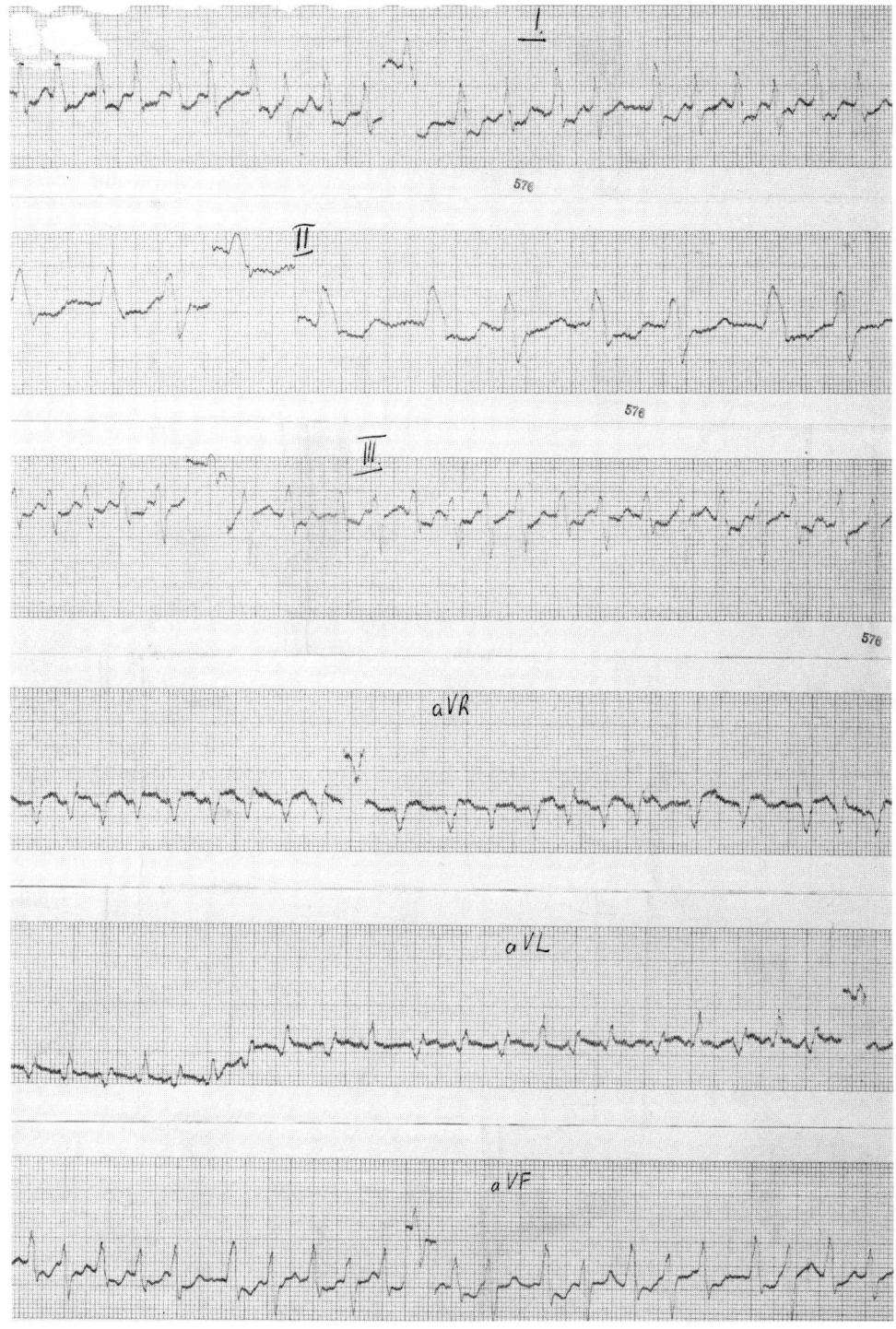

a

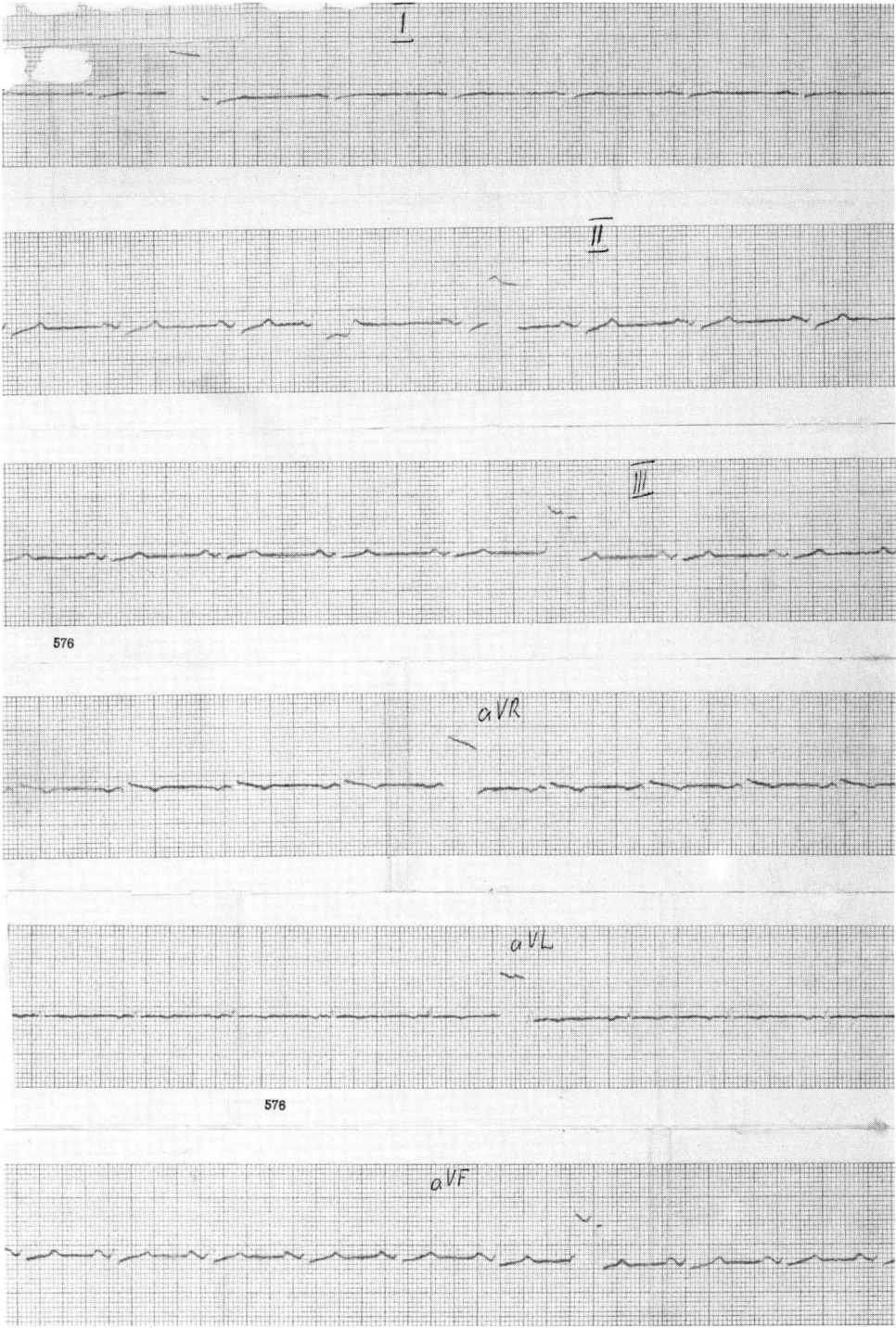

b

Abb. 2 a und b. a Cs.J. ♂ 64 Jahre alt, absolute Arrhythmie; **b** Postop.: Sinus-Rhythmus

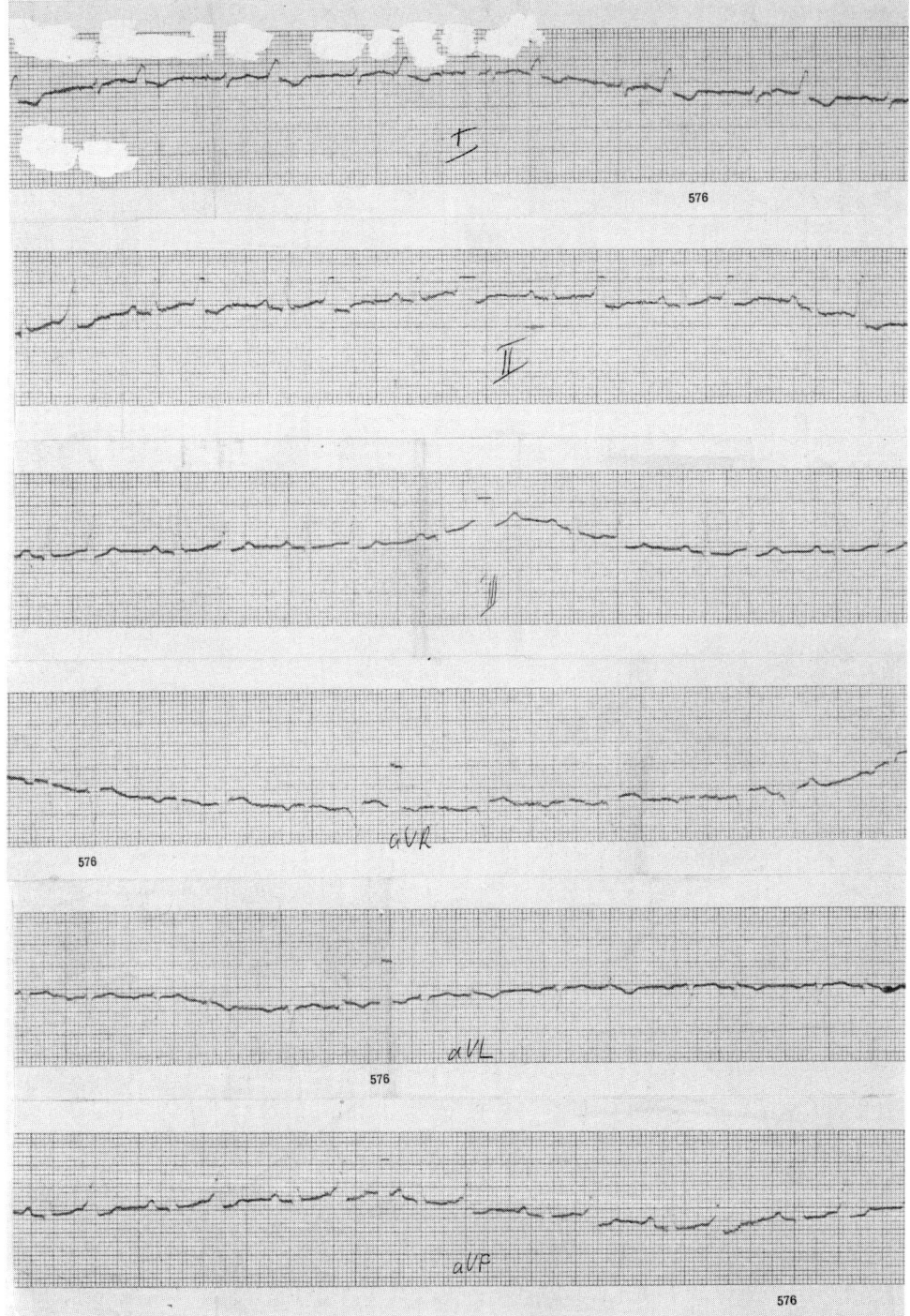

a

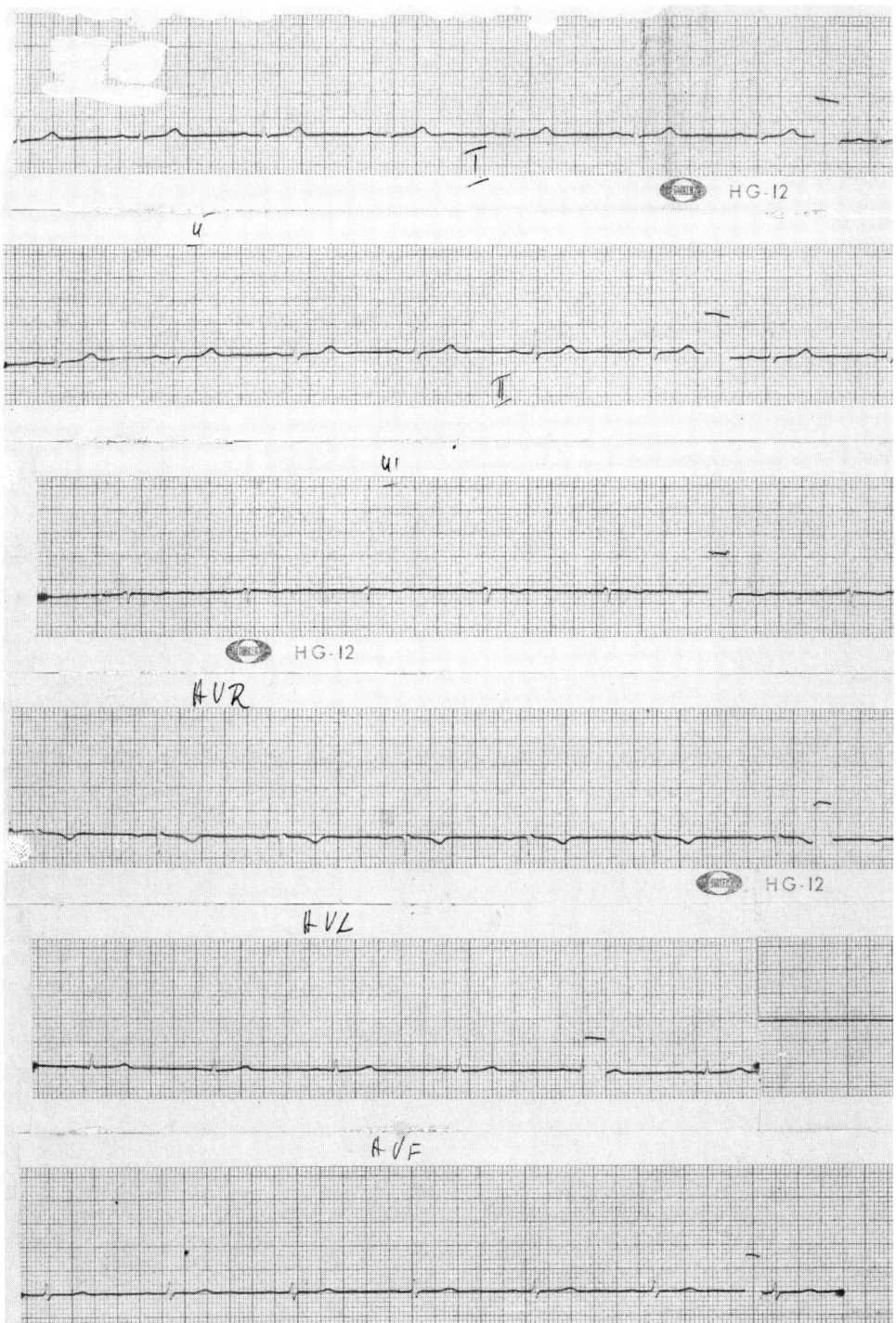

Abb. 3 a und b. a B.J. ♀ 67 Jahre alt, polytop ventriculäre ES mit Bigeminiecharakter; **b** Postop.: Sinus-Rhythmus

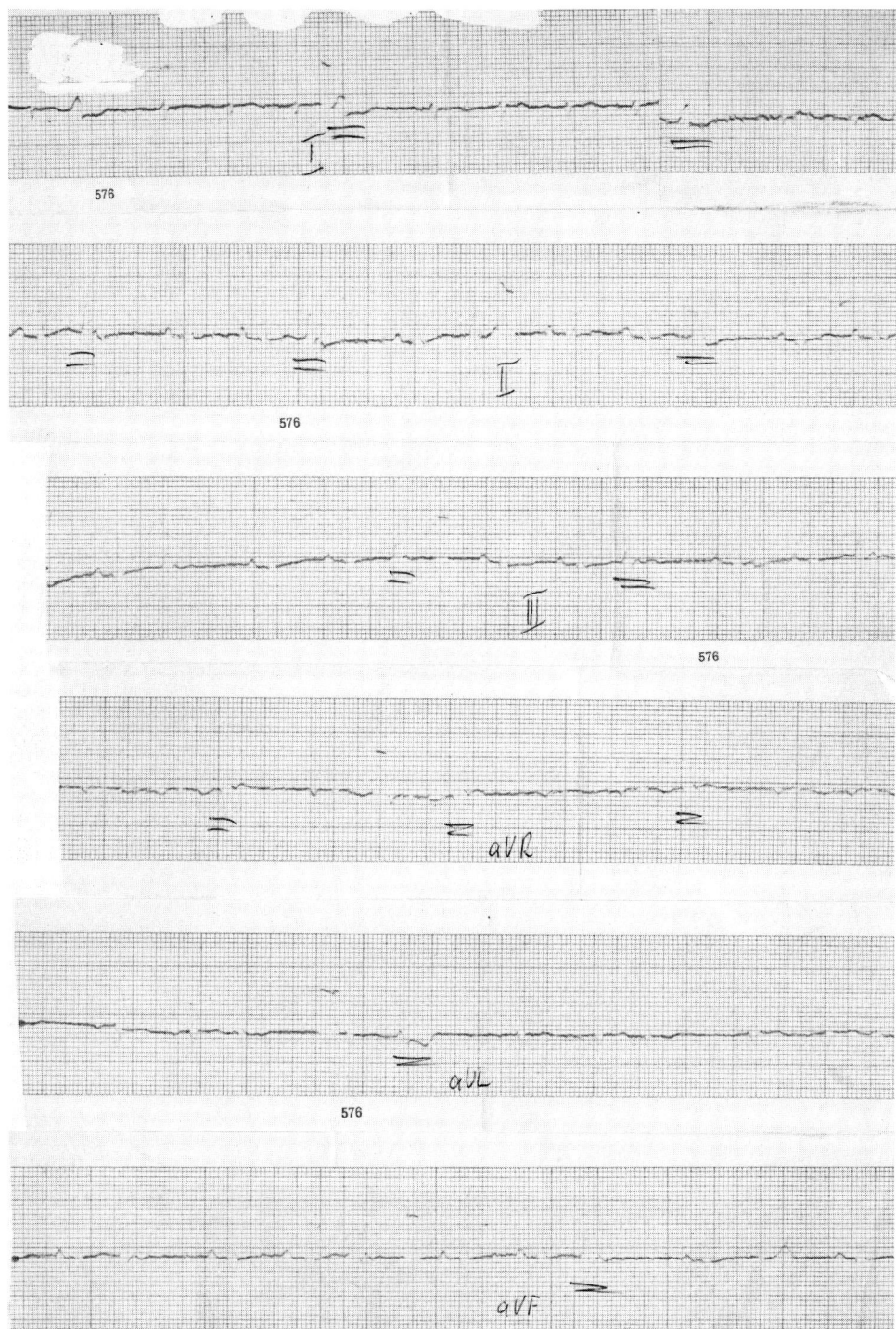

a

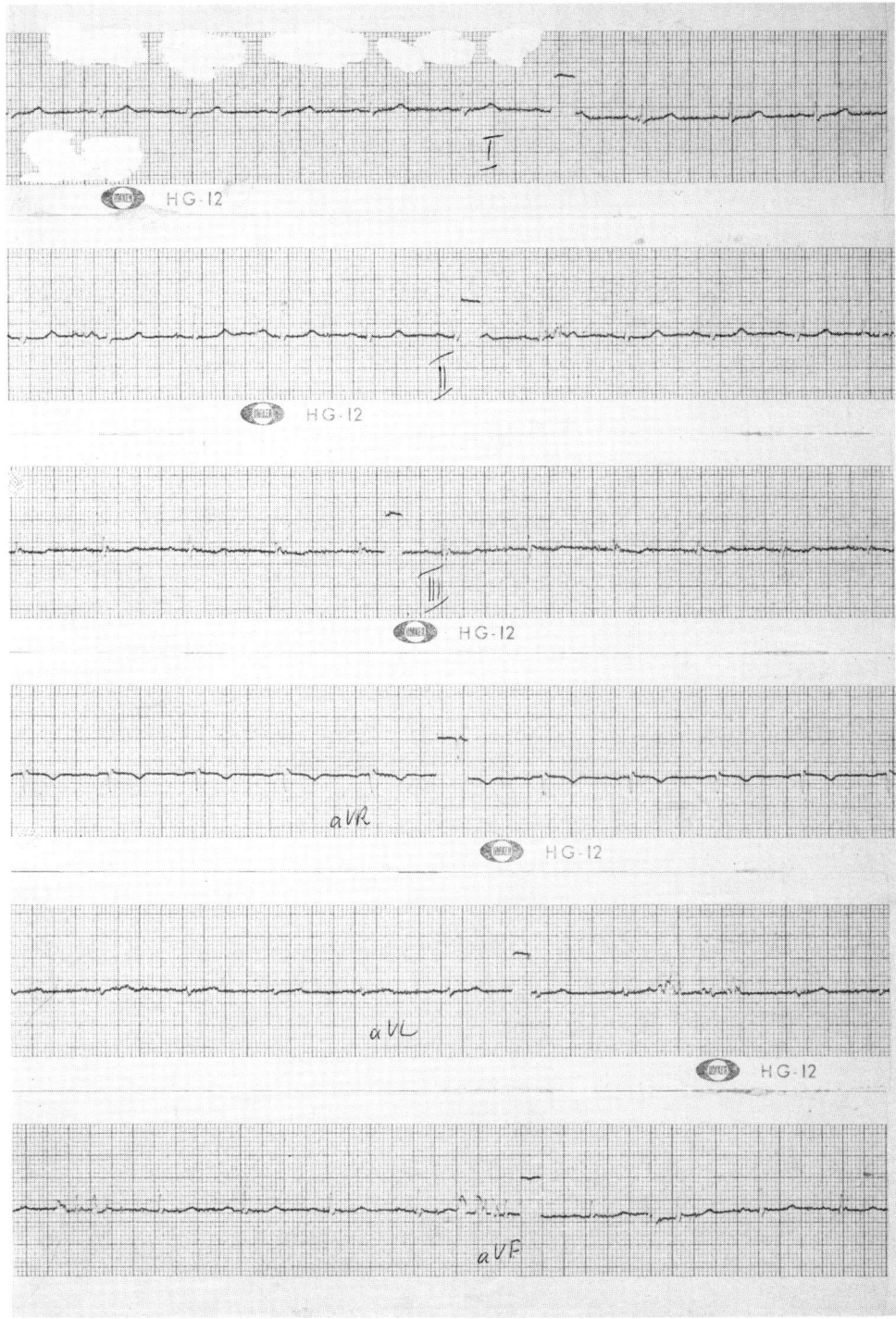

b

Abb. 4 a und b. a B.Gy. ♂ 72 Jahre alt, unitop ventr. ES; **b** Postop.: Sinus-Rhythmus

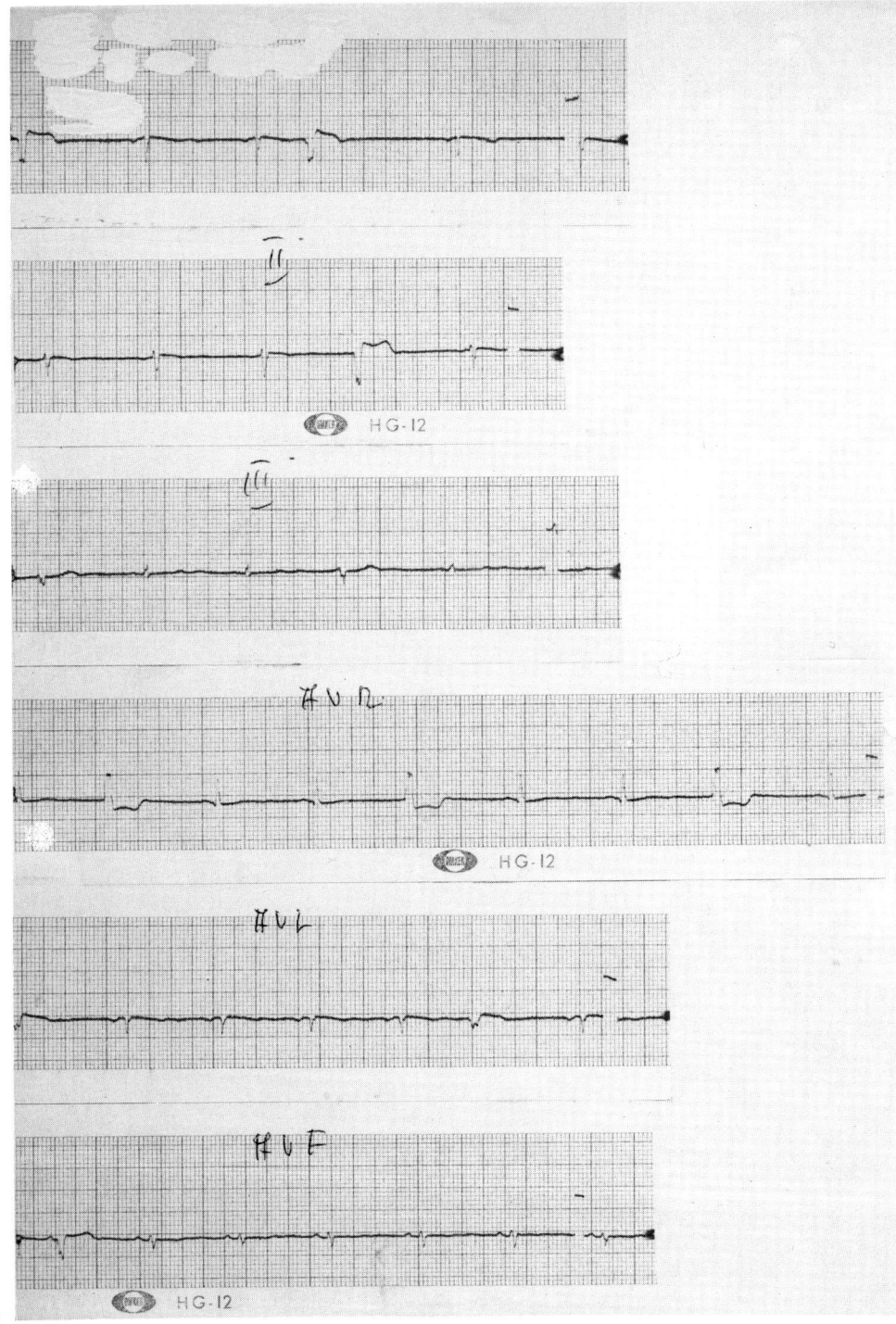

a

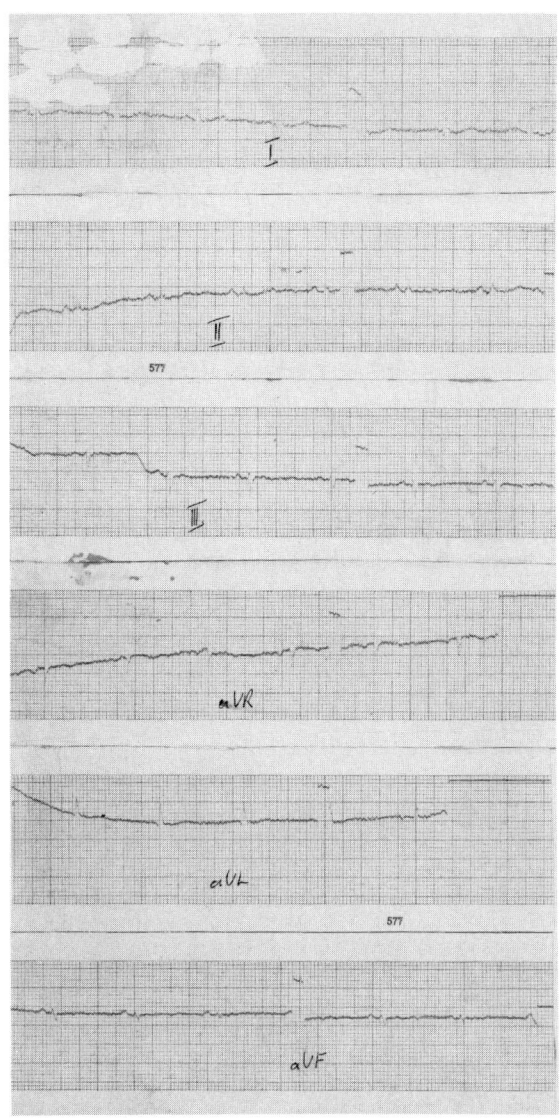

b

Abb. 5 a und b. a C.J. ♀ 68 Jahre alt, 1-1 unitop ventr. ES; **b** Postop.: Sinus-Rhythmus

Literatur

Berne RM (1964) Regulation of coronary flow. Physiol Rev 44:1
Bonica JJ (1953) Mangement of pain. Lea and Febiger, Philadelphia
Bonica JJ et al. (1957) Peridural block: Analysis of 3637 cases and a review. Anesthesiology 18:723
Bramwell RS et al. (1977) The effect of epidural blockade on the canine coronary circulation. Meeting in Amer Soc Anesth, New Orleans, oct 1977, Abstract book, p 769
Bromage PR (1951) Vascular hypotension in 107 cases of epidural analgesia. Anaesthesia 6:26
Bromage PR (1969) Ageing and epidural dose requirements. Brit J Anaesth 41:1016

Bromage PR (1967) Physiology and pharmacology of epidural analgesia. Anesthesiology 28:592

Bromage PR (1967) Extradural analgesia for pain relief. Brit J Anesth 39:721

Collins VJ (1952) Principles and practice of anesthesiology. Lea and Febiger, Philadelphia

Dawkins CJM, Steel GC (1971) Thoracic extradural (epidural) block for upper abdominal surgery. Anesthesia 26:41

Dennhardt R et al. (1978) Tierexperimentelle Untersuchungen zu Metabolismus und Verteilung von Bupivacain. II. Verteilung und Ausscheidung. Anaesthesist 86:4, 10

Knoche E et al. (1979) Bupivacain-HCl und Bupivacain-CO$_2$. Vergleichende Untersuchungen während der kontinuierlichen Periduralanaesthesie in der Geburtshilfe. Anaesthesist 36, 4.4.1979

Kondrai G (1963) 450 periduralis erzestelenites tapasztalatai. Magyar Anaesth 2:4, 282

Lund PC (1966) Peridural analgesia and anesthesia. Ch Thomas, Springfield

Moore DC (1955) Complications of regional anesthesia. Charles C. Thomas, Springfield

Nolte H, Stark P (1979) Die Dosis-Wirkungsrelation des isobaren Bupivacain zur Spinalanaesthesie. Anaesthesist 1.1.1979

Ottensen S et al. (1978) Koronare Durchblutung bei lumbaler und thorakaler Peridural-Analgesie. Vortrag im Sympos. Neue Aspekte in der Regionalanaesthesie, Düsseldorf 3.-4. Juni 1978

Otton PE, Wilson EJ (1966) The cardiocirculatory effects of upper thoracic epidural analgesia. Canad Anesth Soc J 13:541

Szappanyos GG (1969) The utilization of marcaine (Lac-43) in spinal and epidural anesthesia. Anaesthesist 18:330

Tassonyi E et al. (1973/74) A spinalis es epiduralis erzestelenites mint a korszerü anaesthesiologica szerves resze. I-IX. Magyar Anaesth 1–6, 1973 et 1–3, 1974

Vik-Mo H, Ottensen S, Renck H (1978) Der Einfluß der Periduralanalgesie auf den Schweregrad einer akuten Myokardischämie beim Hund mit offenem Thorax. – Vortrag im Sympos. Neue Aspekte in der Regionalanaesthesie. Düsseldorf 3.-4. Juni 1978

Freie Themen
Elektrostimulationsanaesthesie

Vorsitz: O.H. Just und G. Pauser

Elektrostimulationsanalgesie und Naloxon – Hämodynamische Untersuchungen als Beitrag zur Endorphintheorie

D. Patschke, H.F. Herget, K. Kalweit und M. Kramer

Die Antagonisierung der Opiatwirkung mit hohen Dosen des Opiat-Antagonisten „Naloxon" führen im Tierexperiment [3, 10, 12] wie auch beim Menschen [8, 13, 14] zu einer Stimulierung des kardiovaskulären Systems.

Abb. 1 zeigt anhand einer Originalregistrierung den Einfluß von 15 γ/kg Naloxon auf das Kreislaufverhalten des Hundes, dem in Halothannarkose und unter kontrollierter Beatmung ca. 30 Minuten vor der Naloxon-Injektion 2 mg/kg Morphin intravenös gegeben wurde. Die Opiatantagonisierung führte zu einer Tachykardie (ECG), einer Hypertension (p_{Aorta}) und zu einer an dem Anstieg der Koronardurchblutung (CBF) erkennbaren Zunahme des myokardialen Sauerstoffverbrauchs. Da die Tiere noch zusätzlich mit Halothan narko-

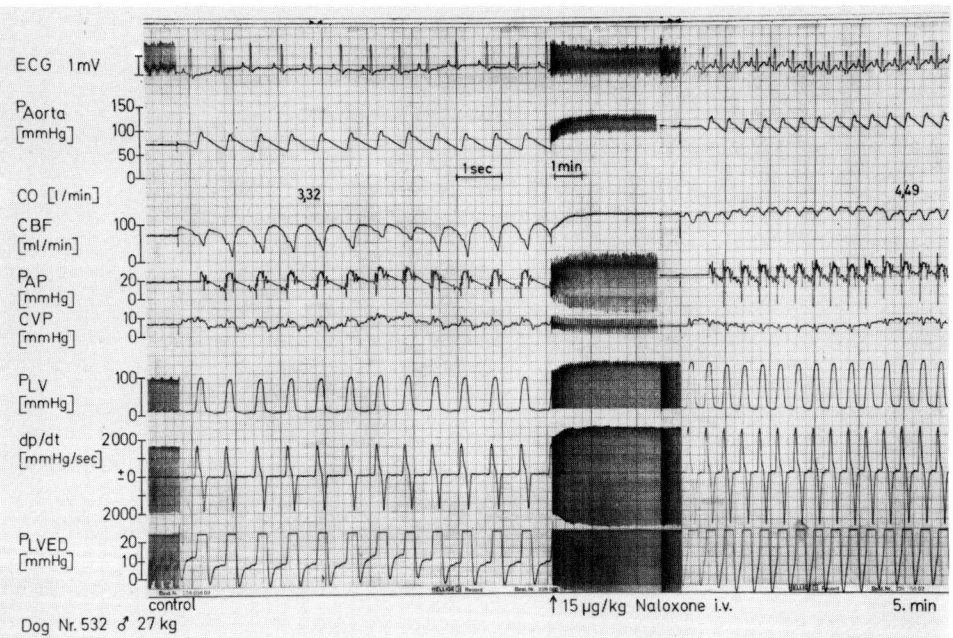

Abb. 1. Das Verhalten des EKG (ECG), des Aortendrucks (p_{Aorta}), des Herzzeitvolumens (CO), der Koronardurchblutung (CBF), des Pulmonalarteriendruckes (p_{AP}), des zentralvenösen Druckes (CVP), des Druckes im linken Ventrikel (p_{lV}), der linksventrikulären Druckanstiegsgeschwindigkeit (dp/dt) und des linksventrikulären enddiastolischen Druckes (p_{LVED}) beim narkotisierten Hund ($N_2O:O_2$) = 2 : 1; Halothan 0,5 Vol.%; Morphin 2 mg/kg) nach einer Bolus-Injektion von 15 μg/kg Naloxon

tisiert waren, ist diese Reaktion offenbar nicht auf die Aufhebung der Analgesie, sondern auf ein Opiatentzugssyndrom zurückzuführen. Als Wirkungsmechanismus der Elektrostimulationsanalgesie wird eine Freisetzung körpereigener, opioidartiger Peptide mit morphinähnlichen Wirkungen, den sog. Endorphinen, diskutiert [16, 18, 19, 20]. Tatsächlich haben klinische Untersuchungen [5, 15, 27] ergeben, daß die ESA ähnlich wie nach der Gabe von Morphin die Schmerzschwelle heraufsetzt. Auch die Beobachtung, daß Naloxon die durch die Akupunktur hervorgerufene Hypalgesie beim Tier [2, 10] und auch beim Menschen [1, 11] aufheben kann, spricht für eine Beteiligung der Endorphine an dem Wirkungsmechanismus der ESA. Unter dieser Voraussetzung wäre daher auch eine Stimulation des kardiovaskulären Systems nach der Injektion hoher Naloxon-Dosen während einer ESA zu erwarten. Eine positive Reaktion könnte als Beitrag zur Erhärtung der Endorphin-Hypothese gewertet werden.

Die vorliegenden Untersuchungen wurden an 10 Patienten vorgenommen, die unter ESA einer aorto-koronaren Bypass-Operation unterzogen wurden. Die Technik der ESA wurde bereits an anderer Stelle von Herget et al. [4–7] beschrieben. Die Stimulationsfrequenz betrug 4–6 Hz bei einer maximalen Spannungsdifferenz von 40 V_{pp}. Opiate wurden weder zur Prämediation noch während der ESA verabfolgt. Alle Patienten wurden mit einem Lachgas/ Sauerstoffgemisch im Verhältnis von 1:1 normoventiliert und waren mit Pancuronium relaxiert. Andere Pharmaka wurden nicht gegeben.

Zur Registrierung des Kreislaufverhaltens wurden folgende Gefäße kanüliert:
1. Die Arteria radialis zur Messung des Blutdruckes.
2. Die Vena jugularis interna und die Arteria pulmonalis zur Messung des zentral venösen Druckes, des Pulmonalarteriendruckes, des Lungengefäßverschlußdruckes (wedge) und des Herzzeitvolumens mit Hilfe eines Swan-Ganz-Katheters.

Die Herzfrequenz wurde über die EKG-Standardableitung ermittelt.

Die Untersuchungen wurden im Kreislauf-Steady-State bei jeweils 5 Patienten am Ende des operativen Eingriffes vorgenommen. Naloxon wurde in einer Dosierung von 5 und 10 γ/kg injiziert.

Die Abb. 2 zeigt das Verhalten des arteriellen Mitteldruckes, der Herzfrequenz, des Herzindex und des peripheren Gefäßwiderstandes nach Injektion der beiden Naloxon-Dosen während eines Zeitraumes von 10 Minuten. Der Opiatantagonist Naloxon führte zu keinen Änderungen dieser hämodynamischen Parameter.

Ein ähnliches Verhalten konnte beim kleinen Kreislauf beobachtet werden. Auch der Pulmonalis-Mitteldruck, der pulmonal-kapillare Verschlußdruck (wedge-Druck) und der zentralvenöse Druck änderte sich durch die Gabe von Naloxon nicht (Abb. 3).

Die Antagonisierung von Opiaten mit dem Opiat-Antagonisten Naloxon führen beim Menschen wie beim Tier zu erheblichen Kreislaufstimulationen. Auch die während der Elektrostimulation angehobene Schmerzschwelle kann durch Naloxon gesenkt werden, da nach Pomeranz [15, 16] der Wirkungsmechanismus der ESA auf einer Freisetzung endogener Opioide beruht und die Wirkungen dieser Substanzen durch Naloxon aufgehoben werden können. Bei unseren Untersuchungen haben wir jedoch in Übereinstimmung mit den Befunden von Rosenberger [17] weder eine Aktivierung des kardiozirkulatorischen Systems noch erhöhte Schmerzempfindungen registrieren können. Die vorliegenden Befunde können daher die These einer Beteiligung der Endorphine an dem Wirkungsmechanismus der ESA nicht unterstützen.

Diese Diskrepanz zwischen der Interpretation unserer Ergebnisse und den Beobachtungen anderer Autoren kann möglicherweise durch die Untersuchungen von Mayer et al. [11]

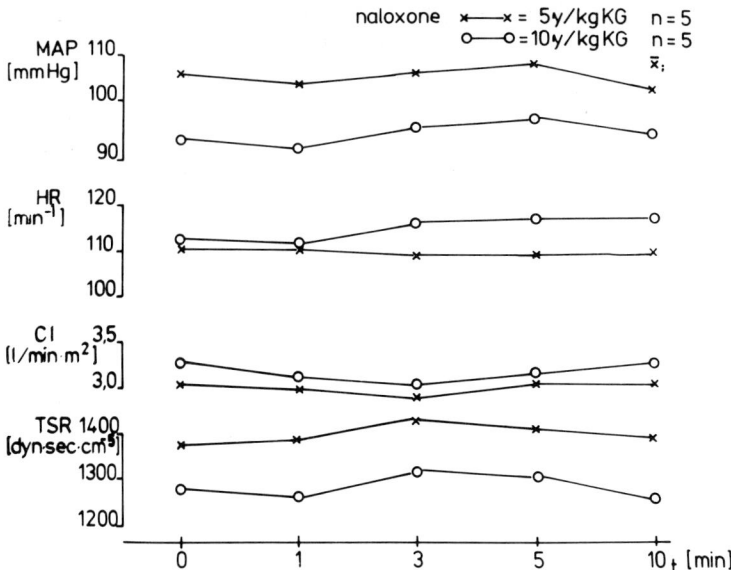

Abb. 2. Das Verhalten des arteriellen Mitteldruckes (MAP), der Herzfrequenz (HR), des Herzindex (CI) und des peripheren Gefäßwiderstandes (TSR) nach einer Injektion von 5 und 10 µg/kg Naloxon während der Elektrostimulationsanalgesie ($\bar{x}$; n = 5)

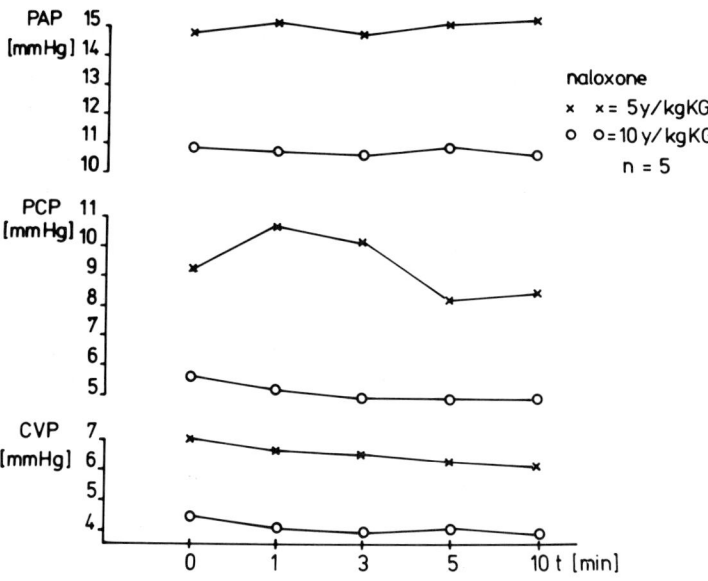

Abb. 3. Das Verhalten des Mitteldruckes in der Arteria pulmonalis (PAP), des pulmonal-kapillaren Verschlußdruckes (PCP) und des zentralvenösen Druckes (CVP) nach einer Injektion von 5 bzw. 10 µg/kg Naloxon während der Elektrostimulationsanalgesie ($\bar{x}$; n = 5)

erklärt werden. Diese Autoren fanden im Tierversuch nur eine teilweise Antagonisierbarkeit der durch die ESA hervorgerufenen Analgesie mit Naloxon. Diese Beobachtung wird auf zwei Mechanismen zurückgeführt. Einmal wurde eine Stimulation präsynaptischer Elemente diskutiert, die zu einer Freisetzung von Endorphinen führen und die wiederum mit postsynaptischen Rezeptoren reagieren. Nur dieser Effekt kann mit Naloxon antagonisiert werden. Zum anderen kann die Stimulation aber auch postsynaptische Zellen direkt beeinflussen. Diese Wirkung kann jedoch durch Naloxon nicht aufgehoben werden. In diesem Zusammenhang ist auch auf die Ausführungen von Keidel [9] hinzuweisen, der wegen der unmittelbaren anatomischen Nachbarschaft im ZNS auf eine Beeinflussung der Schmerzbahnen durch die Bahn für vibratorische Empfindungen hinwies.

Zusammenfassend kann gesagt werden, daß die Ergebnisse der vorliegenden klinischen Studie die These einer Freisetzung von Endorphinen durch die ESA nicht unterstützen. Offenbar ist der Wirkungsmechanismus der ESA komplexer Natur, dessen Abklärung noch zahlreicher klinischer, physiologischer und vor allem pharmakologischer Untersuchungen bedarf.

Literatur

1. Adams JE (1976) Naloxone Reversal of Analgesia Produced by Brain Stimulation in the Human. Pain 2:161
2. Akil H, Mayer DJ, Liebeskind JC (1976) Antagonism of stimulation produced analgesia by naloxone, a narcotic antagonist. Science 191:961
3. Freye E (1974) Cardiovascular Effects of High Dosages of Fentanyl, Meperidine, and Naloxone in Dogs. Anesth Analg (Cleve) 53:40
4. Herget HF (1976) Zwei Jahre Erfahrung mit Akupunktur-Analgesie in Deutschland. Akupunktur – Theorie und Praxis. Heft 3, 4. Jahrg, S 115
5. Herget HF (1977) Die Akupunktur. Ihre Anwendung in der klinischen Medizin – Möglichkeiten und Grenzen. Niedersächsisches Ärzteblatt 24:832
6. Herget HF, Kalweit K (1974) Klinische Erfahrungen mit Akupunktur-Analgesie an der Abteilung für Anaesthesiologie im Zentrum Chirurgie der Justus-Liebig-Universität Gießen. Akupunktur – Theorie und Praxis. Heft 3, 2. Jahrg, S 93
7. Herget HF, Hehrlein FW, Kalweit K, L'Allemand H (1975) Akupunktur-Analgesie und kontrollierte Beatmung. Eine neu modifizierte Anaesthesiemethode im Rahmen der offenen Herzchirurgie. Thoraxchirurgie 23:410
8. Huse K, Hartung E, Nadjmabadi MH (1974) Die Wirkung von Naloxon auf Kreislauf und Atmung nach Neuroleptanalgesie für neurochirurgische Operationen. Anaesthesist 23:493
9. Keidel W (1975) Elektronarkose und Akupunktur aus der Sicht der Neurophysiologie. Klinikarzt 6:224 und 7:277
10. Lee DC, Lee MO, Cliffort DH, Morris LE (1976) Inhibition of the cardiovascular effects of Acupuncture (Moxibustion) by Propanol in dogs during Halothane anaesthesia. Canad Anaesth Soc J 23:307
11. Mayer DG, Price DD, Rafio A (1977) Antagonism of acupuncture analgesia in man by the narcotic antagonist naloxone. Brain Research 121:358
12. Patschke D, Eberlein HJ, Hess W, Tarnow J, Zimmermann G (1977) Antagonism of morphine with naloxone in dogs: Cardiovascular effects with special reference to the coronary circulation. Br J Anaesth 49:525
13. Patschke D (1978) Naloxon. – Eine klinische Untersuchung zur Frage der Dosierung. Prakt Anaesth 13:127
14. Piepenbrock S, Hempelmann G, Peters H, Reichelt W (1977) Hämodynamische Veränderungen nach Fentanyl-Antagoinisierung durch Lorfun und Narcan. Zentraleurop Anaesthesiekongreß, Genf 1977, Abstracts. Perimed-Verlag, Erlangen, S 100

15. Pomeranz B, Cheng R, Law P (1977) Acupuncture reduces electrophysiological and behavioral responses to noxious stimuli: Pituitary is implicated. Exper Neurol 54:172
16. Pomeranz B (1977) Brain's opiate at work in acupuncture. New Scientist 12
17. Rosenberger F (1978) The combined electrical stimulated acupuncture analgesia with sedation. In: Wagender FM, German RH (Hrsg) Electrotherapeutic Sleep and Electroanaesthesia. Vol V. dbv-Verlag für Technische Universität, Graz, S 349
18. Sjölund B, Eriksson M (1976) Electro-acupuncture and endogenous morphines. The Lancet, p 1085
19. Taube H-D (1978) Opiatrezeptoren und Endorphine. Anaesthesist 27:1
20. Teschemacher H (1978) Endorphine – die endogenen Liganden der Opiatrezeptoren. Drug Research 28 (II) 8:1268

ESA oder Lachgasnarkose?

W. Tolksdorf, T.Ewen, R. Klose und H. Lutz

Der Kritik, die der kombinierten Elektrostimulationsanalgesie, einem relativ neuen narkotika-sparenden Anästhesieverfahren, entgegengebracht wird, können vor allem deshalb vielfach keine ausreichenden Argumente entgegengebracht werden, als zu wenige, wissenschaftlichen Kriterien standhaltende Studien existieren, die einen Vergleich der ESA mit herkömmlichen Anästhesiverfahren zulassen [2, 12, 13]. Insbesondere der analgetischen Potenz des Lach-gases als obligates Adjuvans zur ESA wurde unseres Erachtens bislang zu wenig Beachtung geschenkt. Es muß als auffällig angesehen werden, daß die maximale ESA-Wirkung ungefähr 20 Minuten nach Beginn der Stimulation, d.h. 20 Minuten nach Intubation und Beatmung mit einem Lachgas-Sauerstoffgemisch einsetzt. Bis zu diesem Zeitpunkt hat jedoch auch Lach-gas, als potentes Analgetikum, ein Gleichgewicht in der Blutgasphase und damit seine maxi-male analgetische Wirkung erreicht [8].

Wir führten deshalb eine randomisierte Studie durch, bei der unter weitgehend standar-disierten Bedingungen unter besonderer Berücksichtigung der Latenzzeit zwischen Lachgas-applikation und Operationsbeginn die kombinierte Elektrostimulationsanalgesie mit der Lachgasnarkose verglichen wurde.

Die Untersuchung wurde bei 26 Patienten durchgeführt, die sich einer Cholezystektomie oder einer Choledochusrevision unterziehen mußten. Die ESA-Gruppe enthielt 14 Patienten, die Kontroll-Gruppe 12 Patienten. Die Zuteilung zu beiden Gruppen erfolgte randomisiert, der Altersmedian lag bei 55 bzw. 50 Jahren. Allen Patienten wurde bei der Prämedikations-visite mitgeteilt, daß sie ein modernes, schonendes Anästhesieverfahren erhalten sollten. Die abendliche Prämedikation erfolgte mit 10 mg Diazepam per os, die morgendliche Prämedika-tion ungefähr 40 Minuten postoperativ mit Thalamonal – Atropin bzw. Dolantin – Psyquil – Atropin i.m. Die Prämedikationskombinationen waren in beiden Gruppen gleichmäßig ver-teilt.

Zur Narkoseeinleitung verwendeten wir 2 mg Alloferin, 5 mg/kg KG Thiopental und 1 mg/kg KG Succinylcholin. Nach Intubation und manueller Beatmung mit N_2O/O_2 im Ver-hältnis 2 : 1 erfolgte die weitere Relaxation mit Alloferin nach Bedarf.

Unmittelbar nach Intubation wurden den Patienten der ESA-Gruppe in jedes Ohr 4 Stahl-nadeln subkutan plaziert, und zwar in der Scapha, der Fossa triangularis, das Cavum conchae und den Tragus [11, 12]. Die Nadeln wurden mit einem stromkonstanten Reizgerät mit einer Stromstärke von 15–20 mA und einer Frequenz von 60 Herz stimuliert. In beiden Gruppen betrug die mittlere Wartezeit zwischen Narkoseeinleitung und Operationsbeginn 25 Minuten, im Minimum jedoch 15 Minuten.

Intraoperativ erfolgte die Beatmung mit einem Lachgas-Sauerstoffgemisch im Verhält-nis 2 : 1 im halboffenen System nach dem Engström-Nomogramm.

Überstieg der errechnete arterielle Mitteldruck und/oder die Herzfrequenz den präoperativ gemessenen Ausgangswert um mehr als 20%, so erfolgte in beiden Gruppen die Injektion von 0,1125 mg Fentanyl und 1,875 mg Dehydrobenzperidol.

Alle Patienten wurden nach Operationsende vor Ausleitung der Anästhesie mit Mestinon und Atropin antagonisiert und nach Extubation in den Aufwachraum verbracht. Wurde die Fentanyldosis von einem Mikrogramm/kg KG pro 10 Minuten überschritten, so antagonisierten wir mit einem Milligramm Lorphan i.v.

Ergebnisse

Der DHB-Fentanylverbrauch war in der ESA-Gruppe statistisch signifikant geringer und betrug 21,6% der Kontroll-Gruppe, bei gleichem Relaxantienverbrauch. Weder hinsichtlich der Operationsdauer, noch der intraoperativen Beatmung, gemessen anhand der Blutgase, konnten Unterschiede zwischen beiden Gruppen gefunden werden, weshalb diese Faktoren als Erklärungsmöglichkeit für den geringeren Neuroleptika- und Analgetikaverbrauch ausscheiden (Abb. 1).

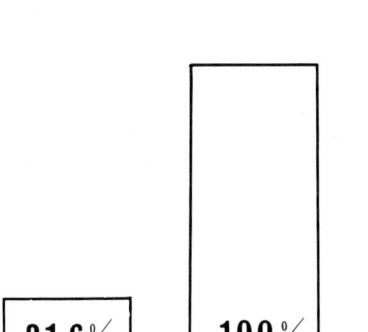

E S A   **Kontrollgruppe**

21,6%   **100**%   **Abb. 1.** Narkosemittelverbrauch

Bezogen auf den Narkosemittelverbrauch fällt auf, daß bei weiblichen Patienten weitaus seltener eine Vertiefung der Narkose notwendig war (Abb. 2).

Anhand dieser Ergebnisse muß die eingangs gestellte Frage, ob es sich bei der Elektrostimulationsanalgesie nicht eigentlich um eine Lachgasnarkose handele, eindeutig verneint werden: Der narkotikasparende Effekt der Elektrostimulationsanalgesie ist mit Sicherheit nicht allein auf die Wirkung des Lachgases zurückzuführen. Auch ein Placebo-Effekt scheidet aufgrund der identischen Aufklärung der Patienten beider Gruppen aus.

Es stellt sich nun die Frage nach den Vorteilen der Narkotikaeinsparung durch ESA, die vorwiegend im intraoperativen Kreislaufverhalten sowie in einer geringeren Beeinflussung der Atmung im postoperativen Verlauf gesehen werden.

Die vielzitierte Kreislaufstabilität der Elektrostimulationsanalgesie [1, 2, 5, 6, 7] zeigte sich in unserer Studie in einem intraoperativ um maximal 14 mmHg erhöhten Blutdruckniveau, im Vergleich zu 7 mmHg in der Kontroll-Gruppe. In keinem Fall traten schwere

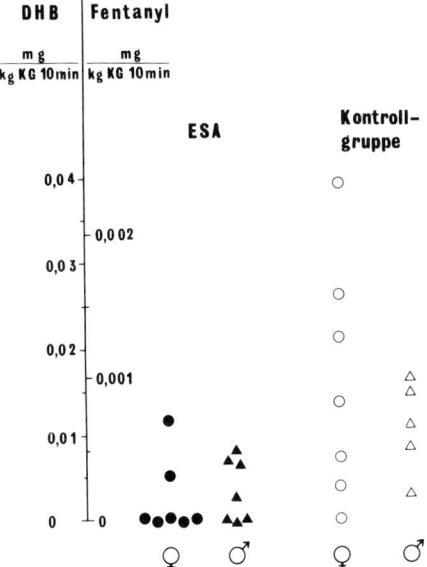

Abb. 2. Narkosemittelverbrauch

Hypotensionen um mehr als 30% vom Ausgangswert auf. Auch Arrhythmien konnten nicht beobachtet werden. Die Herzfrequenz war in der ESA-Gruppe intraoperativ erhöht. Beide Kreislaufparameter weisen auf einen erhöhten myokardialen Sauerstoffverbrauch unter Elektrostimulationsanalgesie hin (Abb. 3).

Im Hinblick auf eine mögliche positive Beeinflussung der pulmonalen Funktionen im postoperativen Verlauf untersuchten wir die Blutgase 1 Stunde postoperativ sowie die Lungenfunktion am 1. postoperativen Tag.

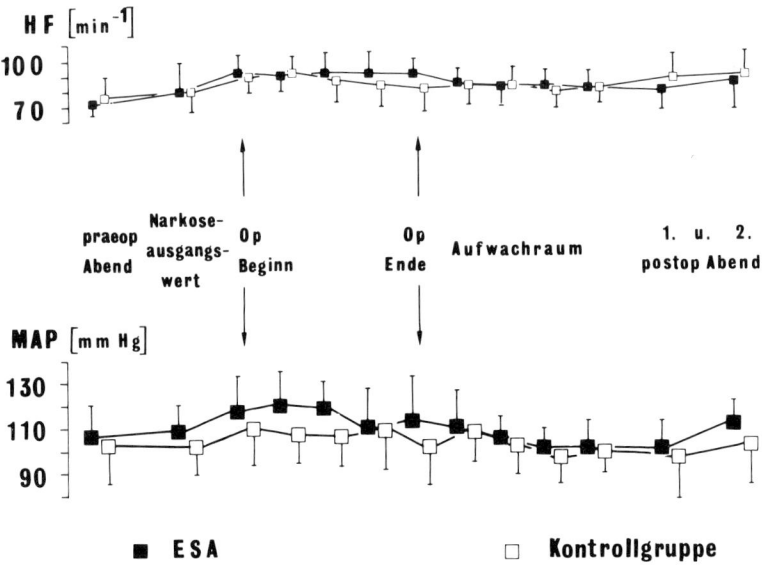

Abb. 3. Kreislaufverhalten

Zwar war der mittlere Abfall des pO_2 in der ESA-Gruppe deutlich geringer ausgeprägt als in der Kontroll-Gruppe, doch konnte dieser Unterschied statistisch nicht gesichert werden. Auch die Unterschiede im Verhalten des pCO_2 sowie der pH, konnten statistisch nicht gesichert werden (Abb. 4).

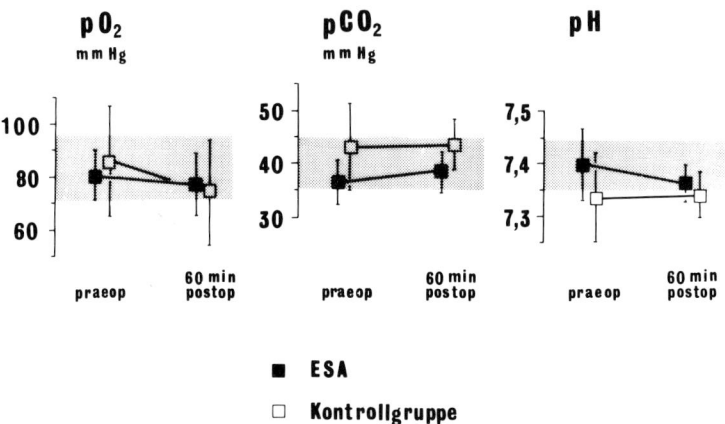

Abb. 4. Erläuterungen s. Text

Als Vorteil dieser Anästhesie-Methode muß die postoperativ signifikant größere Vigilanz, gemessen am modifizierten d 2-Test nach Brickenkamp [3], gewertet werden (Abb. 5).

Das Verhalten der Lungenfunktionsparameter von präoperativ zum 1. postoperativen Tag zeigt deutlich, daß die Einsparung von Narkosemitteln, wenn überhaupt, nur einen ge-

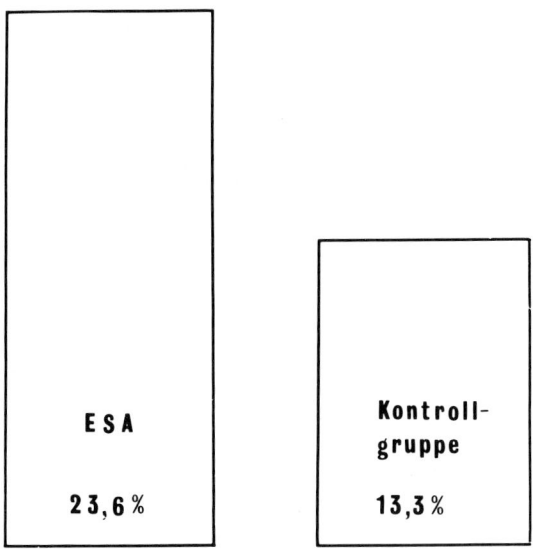

gesundes Normkollektiv der Testanweisung hat **100** %

Abb. 5. Vigilanz (richtig bearbeitete Zeichen im d_2-Test)

ringen Einfluß auf die Atmung im späteren postoperativen Verlauf besitzt. Der Abfall der forcierten Vitalkapazität ebenso wie des peak flow und der Einsekundenkapazität weisen auf die vielfach beschriebenen restriktiven Störungen nach Oberbauchlaparotomien hin [4, 9, 10, 14, 15], deren Ursache weniger im Überhang von Narkotika, als vielmehr in der schmerzbedingten Schonatmung zu sehen sind (Abb. 6).

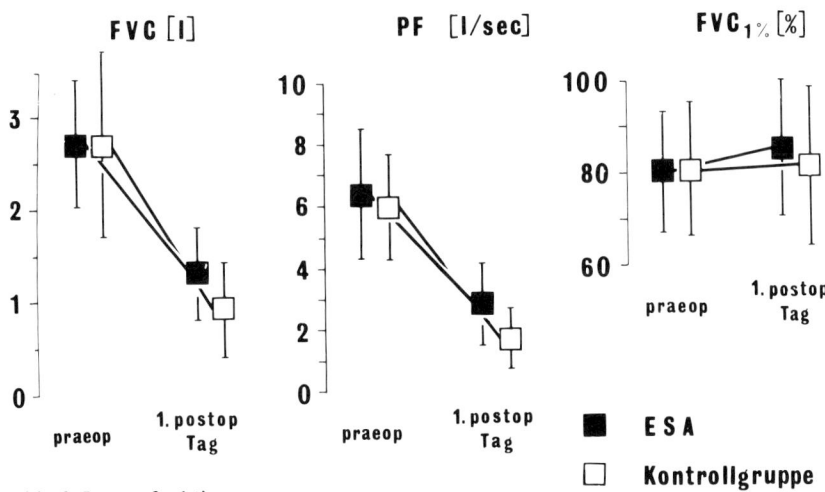

Abb. 6. Lungenfunktion

In diesem Zusammenhang erscheint es auch von Bedeutung, daß in beiden Gruppen der Analgetikaverbrauch in der postoperativen Phase annähernd gleich war.

Zusammenfassend muß festgestellt werden, daß es gelingt, mit der kontrollierten Elektrostimulationsanalgesie Narkotika einzusparen. Die Nebenwirkungen auf das kardiozirkulatorische System müssen kritisch beurteilt werden. Über der viel zitierten Kreislaufstabilität dürfen die Gefahren der Hypertension und des erhöhten myokardialen Sauerstoffverbrauchs nicht vergessen werden. Die Atmung im unmittelbar postoperativen Verlauf ist offenbar weniger beeinträchtigt als nach Neuroleptanalgesie, bei Oberbauchlaparotomien mit hoher Gefährdung des respiratorischen Systems im späteren postoperativen Verlauf konnten wir keine Vorteile der ESA erkennen.

Literatur

1. Abdulla W, Sostegno C, Frey R, Gärtner (1979) Kreislaufverhalten unter ESA bei Operationen am Auge. Anästhesist 28:221
2. Baum J, Schilling A (1979) Die Kombinations-Elektrostimulationshypalgesie bei Lendenwirbelsäulenoperationen. Anästhesist 28:227
3. Brickenkamp R, Rump G (1966) Die Stabilität des Aufmerksamkeits-Belastungs-Tests (Test d2) über längere Zeitabschnitte. Diagnostica 12:17
4. Diament ML, Palmer KNV (oJ) Postoperative changes in gas tensions of arterial blood and in ventilatory function. Lancet 166/II:180
5. Doenicke A, Kampik G, Praetorius B, Pitterling P, Göb E, Matusczyk U (1976) Elektro-Stimulationsanästhesie in der Abdominalchirurgie unter besonderer Berücksichtigung der selektiven proximalen Vagotomie. Anästhesist 25:248

6. Herget HF, Hehrlein FW, Kalweit K, L'Allemand H (1975) Akupunktur-Analgesie und kontrollierte Beatmung. Thoraxchirurgie 23:410
7. Herget HF, L'Allemand H, Kallweit K, Walter P, Hehrlein FW, Schlepper M (1976) Klinische Erfahrungen und erste Ergebnisse mit kombinierter Akupunktur-Analgesie bei offenen Herzoperationen. Anästhesist 25:223
8. Ketty SS (1950) The physiological and physical factors the uptake of anaesthetic gases by the body. Anesthesiology 23:517
9. Klose R, Osswald P (1977) Präoperative Beurteilung der Lungenfunktion und postoperativer Verlauf. Prakt Anaesth 12:297
10. Latimer RG, Dickmann M, Day WC, Gunn ML, Schmidt CD (1974) Ventilatory patterns and pulmonary complications after upper abdominal surgery, determined by praeoperative and postoperative computerized spirometry and blood gas analysis. Amer J Surg 122:622
11. Martin E, Ott E (1978) Hemodynamic Changes under Conventional Neurolept-Anaesthesia in Comparison with Electrostimulation. In: Wagender FM, Germann RH (Hrsg) Electrotherapeutic Sleep and Electroanaesthesia. Vol V. dbv-Verlag für die Technische Universität, Graz
12. Ott E, Martin E, Kuppe H (1978) Does Electroanaesthesia Reduce the Need for Analgetics in Surgery? In: Wagender FM, Germann RH (Hrsg) Electrotherapeutic Sleep and Electroanaesthesia. Vol V. dbv-Verlag für die Technische Universität, Graz
13. Schaer H (1979) Zur Quantifizierung der analgetisch/anästhetischen Wirkung der Elektrostimulation. Anästhesist 28:52
14. Schlosser D (1972) Veränderungen der Lungenvolumina, der Ventilation und der Blutgase nach Oberbaucheingriffen unter besonderer Berücksichtigung der Schnittführung. Langenbecks Arch klin Chir 330:348
15. Tolksdorf W, Raiss G, Striebel JP, Lutz H (1979) Intra- und postoperative Komplikationen bei TUR-Prostata in ITN und rückenmarksnaher Leitungsanaesthesie. Anaesthesiologie u. Intensivmedizin Bd 124

Indikationen und klinische Anwendung der Elektrostimulationsanalgesie (ESA)

M. Fischer, O.H. Just und C. Müller

Seit Mai 1977 führen wir an der Abteilung für Anaesthesiologie der Univ.-Kliniken Heidelberg Operationen in Elektrostimulationsanaesthesie durch. Dabei änderten wir unsere Technik mehrfach und verfügen heute über eine Methode, die sich durch einfache Handhabung und hohe Effizienz auszeichnet.

Anfangs benutzten wir, entsprechend der chinesischen Literaturhinweise, die klassischen Akupunkturpunkte als Reizstellen, wobei sowohl Körper- als auch Ohrpunkte zur Anwendung kamen [1, 2, 3, 4, 5, 6]. Dabei wurden die Patienten wie üblich prämediziert, die Narkose mit d-Tubocurarin, Hexobarbital und Succinylcholin eingeleitet. Die Patienten wurden mit einem Lachgas/Sauerstoffgemisch im Verhältnis 2 : 1 normoventiliert und erhielten in den ersten 20 Minuten der ESA noch Halothan in einer Konzentration von 0,3–0,7 Vol. %. Die weitere Relaxierung erfolgte mit Curarepräparaten. In anderen Fällen ersetzten wir das Inhalationsnarkotikum durch eine einmalige Gabe von 0,1–0,15 mg Fentanyl. Bei dieser Technik wurde mit der Operation erst nach 20minütiger Elektrostimulationszeit begonnen. Zur Bestimmung einer ausreichenden intraoperativen Analgesie beobachteten wir das Herzfrequenz- und das Blutdruckverhalten, Schwitzen, Gesichtsausdruck und Bewegungen des Patienten. Wenn die Patienten, trotz N_2O-Zufuhr, wach waren, konnten wir sie befragen und durch Nicken bzw. Kopfschütteln Auskunft über Schmerzen bzw. andere unangenehme Sensationen erhalten. In dieser Form führten wir 91 Elektrostimulationsanaesthesien durch (23 Laparotomien, 10 urologische Eingriffe, 29 Strumaoperationen, 19 Varizenoperationen und 12 andere chirurgische Eingriffe).

Die Versagerquote, d.h. diejenigen Operationen, bei denen wir intraoperativ weitere Analgetika zugeben bzw. auf ein normales Narkoseverfahren übergehen mußten, lag bei 13 Patienten = 11,83%.

Ausgehend von der Vorstellung, daß für die ESA die chinesischen Akupunkturpunkte von untergeordneter Bedeutung seien, daß es vielmehr auf die Einwirkung von spezifischen elektrischen Strömen auf Strukturen des Nervensystems ankommt, führten wir daraufhin die paravertebrale Nadelapplikation durch.

Dabei schoben wir 6–8 dünne chinesische Stahlnadeln von 2 Zoll Länge beidseits der Wirbelsäule in die Dermatome, die dem OP-Gebiet räumlich zugeordnet sind, subcutan vor. Die Narkoseeinleitung und Aufrechterhaltung änderten wir nicht. Allerdings war es uns möglich, die elektrische Stimulationszeit vor Operationsbeginn erheblich zu reduzieren. In dieser Form führten wir 62 Elektrostimulationsanaesthesien durch (4 Laparotomien, 3 urologische Eingriffe, 19 Strumaoperationen, 10 Varizenoperationen und 26 andere chirurgische Eingriffe). Die Versagerquote lag bei 9,7%.

Diese Methode war weniger zeitaufwendig, denn die Akupunkturpunkte brauchten nicht einzeln aufgesucht zu werden, dabei war die Versagerquote geringer als bei der Verwendung klassischer Akupunkturpunkte. Als wesentlichen Vorteil der Methode sahen wir allerdings die Tatsache an, daß die Elektrostimulationsanaesthesie dadurch näher in den Bereich neurophysiologischer Erklärungsmöglichkeiten rückte, wie z.B. den Mechanismus der Hemmung in für Schmerzverarbeitung verantwortlichen Neuronensystemen durch Gegenirritation.

Sowohl bei der Verwendung von klassischen Akupunkturpunkten als auch bei der paravertrebralen Nadelapplikation führten wir die elektrische Reizung mit dem chinesischen Multe-Purpose-Therapy-Apparatus 71.3 durch. Wir reizten dabei mit einer Frequenz von 15 Hz und einer Stromstärke von 8 mA am Ohr und 25 mA an den Körperpunkten.

Durch die Verwendung eines stromkonstanten Doltron-600-Reizgerätes war es uns schließlich möglich, die elektrische Stimulation über 6–8 paravertebral angebrachte selbstklebende EKG-Elektroden transcutan durchzuführen.

Die Lokalisation der Elektroden richtete sich wieder nach der sensiblen segmentalen Innervation des Operationsgebietes.

Struma	:	C 2, C 3, C 4
Oberarm	:	C 4, C 5, C 6 und D 2
Unterarm	:	C 6, C 7, C 8
Thorax	:	z.B. D 2, D 3, D 4, D 5
Oberbauch	:	D 5, D 6, D 7, D 8
Mittelbauch	:	D 8, D 9, D 10, D 11
Unterbauch	:	D 11, L 1
Extremitäten	:	L 2, L 3, L 4, L 5, S 1, S 2

Zur Narkoseeinleitung wählten wir dabei folgendes Verfahren: Nach Prämedikation mit Thalamonal und Atropin erhalten die Patienten 4–6 mg/kg KG Hexobarbital und 0,1 mg/kg KG Pancuronium. Für kürzere Eingriffe verwenden wir anstelle von Pancuronium d-Tubocurarin.

Nach Intubation werden sie kontrolliert mit Stickoxidul/Sauerstoff im Verhältnis 2 : 1 normoventiliert. Die elektrische Stimulation über die EKG-Elektroden erfogt mit einer Frequenz von 15 Hz, einer Stromstärke von 30 mA und einer Pulsbreite von 1%. Bei nichtausreichender Analgesie zu OP-Beginn wird die Pulsbreite auf 1,5–2% erhöht. Mit der Operation kann nach Einschalten des Generators ohne Abwarten einer bestimmten Elektrostimulationszeit sofort begonnen werden. Die weitere Relaxierung erfolgt mit Pancuronium bzw. Curare-Präparaten. Wenn der Patient durch Intubationsschwierigkeiten oder bei Operationsbeginn durch noch nicht ausreichende Analgesie mit Blutdruck oder Pulsfrequenz ansteigt, injizieren wir 0,1–0,2 mg Fentanyl i.v. Wenn sich dadurch die Kreislaufparameter nicht normalisieren lassen, wechseln wir auf ein herkömmliches Narkoseverfahren über. Mit diesem Verfahren führten wir bisher 600 Elektrostimulationsanaesthesien durch. Tabelle 1 zeigt die Elektrostimulationsanaesthesien nach Verfahren, OP-Dauer und Effizienz der Methode.

Als Versager werden diejenigen Operationen aufgeführt, bei denen wir auf ein anderes Narkoseverfahren übergehen mußten. Dies war bei 24 Operationen nötig – die Versagerquote lag damit bei 4%, unabhängig von der OP-Dauer. Die Abbildung zeigt außerdem, daß wir bei 8 Operationen nach der Intubation hauptsächlich aufgrund von Intubationsschwierigkeiten Fentanyl in einer Durchschnittsmenge von 0,116 mg injizieren mußten. Dies sind 1,34% der durchgeführten Operationen. In 21 Fällen gaben wir bei Operationsbeginn Fentanyl in einer Durchschnittsdosis von 0,127 mg. Dies sind 3,5% der durchgeführten Operationen.

In 91,1% der Fälle ließen sich die Operationen ausschließlich mit Hexobarbital, Pancuronium und Normoventilation mit Lachgas/Sauerstoff im Verhältnis 2 : 1 durchführen. Diese Zahlen belegen die hohe Effizienz des von uns entwickelten ESA-Verfahrens. Die ein-

Tabelle 1. ESA III (mit paravertebral angebrachten EKG-Elektroden)

Gesamtzahl		durchschnittliche Operationsdauer (Minuten)	Versager	Gabe von Fentanyl P. Int.	Intraop.
Gefäßchirurgie	102	169,5	7 = 6,9%	0,116 mg (n = 3)	0,118 mg (n = 4)
Varizen	77	71,5	0	0,15 mg (n = 1)	0,115 mg (n = 3)
Strumachirurgie	124	104,5	4 = 3,2%	0	0,125 mg (n = 2)
Urologie	17	108	0	0	0
Lap. Oberbauch	63	88,5	7 = 11%	0,1 mg (n = 3)	0,13 mg (n = 5)
Lap. Mittelbauch − Unterbauch	131	129,5	4 = 2,6%	0,1 mg (n = 1)	0,121 mg (n = 7)
andere allg. chir. Eingriffe (Traumatologie)	57	50	2 = 3,5%	0	0
Thorakotomien	9	205	0	0	0
Summe	600		24 = 4%	0,116 mg (n = 8) 1,34%	0,127 mg (n = 21) 3,5%

fache Handhabung und die Tatsache, daß nach der Einleitung ohne Abwarten einer bestimmten elektrischen Stimulationszeit mit der Operation begonnen werden kann, unterstützen und rechtfertigen den Einsatz dieses Verfahrens im anaesthesiologischen Routinebereich. Die Indikationsstellung zur ESA ist unabhängig von der Operationsdauer − unsere kürzesten Eingriffe lagen unter 1/2 Stunde, die längsten über 12 Stunden − als auch vom Ort des Eingriffes.

Bei uns können sämtliche Operationen der Allgemeinchirurgie − selbst sakroabdominelle Rektumamputationen mit intraoperativer Umlagerung des Patienten −, Thorakotomien, gefäßchirurgische Eingriffe, knochenchirurgische und urologische Eingriffe in ESA durchgeführt werden. Dabei ist die Versagerquote bei Eingriffen an den Extremitäten nicht höher als bei solchen am Stamm.

Auch im Bereich der Neurochirurgie führen wir Operationen mit ESA über EKG-Elektroden durch. Dabei haben wir für intracranielle Eingriffe ein Verfahren entwickelt, das uns vielversprechend erscheint und über das wir später genauer berichten werden.

Literatur

Anonym (1974) The Principles and Practical use of acupuncture Anaesthesia. Medicine and Health, Publ Co, Hongkong
Anonym (1975) An Outline of Chinese Acupuncture. Foreign Languages Press, Peking
Nguyen van Nghi (1978) Akupunktur-Analgesie. Medizinische Literarische Verlagsgesellschaft mbH, Uelzen
Shanghai acupuncture anaesthesia coordinating group (1975) Acupuncture anaesthesia an anaesthetic method combining traditional Chinese and Western medicine. Chin Med J 1:13
Spoerel WE (1976) Akupunktur-Analgesie in China. Anaesthesist 25:176
Taub A (1976) Acupuncture "anaesthesia": a critical view. In: Bonica JJ, Albe-Fessard D (eds) Advances in Pain Research and Therapy. Vol 1. Raven Press, New York, p 743

Plasma-Katecholamine-Spiegel bei herzchirurgischen und abdominellen Eingriffen unter kombinierter Elektroakupunktur-Analgesie

A.F. Hammerle, D. Balogh, E. Leitner, H. Hörtnagl und Th. Brücke

Das Verhalten der Plasma-Katecholamine bei Operationen, die unter Anwendung einer kombinierten Elektroakupunktur-Analgesie durchgeführt wurden, ist an 11 Patienten mit herzchirurgischen und 5 Patienten mit abdominellen Eingriffen untersucht worden. Bei 8 der 11 Patienten mit herzchirurgischen Eingriffen kam es intraoperativ bis zu einem 20fachen Anstieg der Adrenalin-Konzentration im Plasma als Ausdruck einer Aktivierung des Nebennierenmarkes. Adrenalin war auch weiterhin in der postoperativen Phase erhöht. Hingegen blieb der Plasmaspiegel von Noradrenalin intra- und postoperativ gegenüber dem Ausgangswert unverändert. Bei den restlichen 3 Patienten aber waren die Plasma-Katecholamine während der gesamten Operationsdauer und auch postoperativ unauffällig und durchwegs an der unteren Grenze der Norm. Bei 5 Patienten mit abdominellen Operationen wurde neben dem Anstieg des Adrenalins auch eine Erhöhung des Noradrenalin-Spiegels in der intra- und postoperativen Periode nachgewiesen. Die Erhöhung der Aktivität des sympathischen Nervensystems war bei diesen Patienten von einem Anstieg der Herzfrequenz und des systolischen wie auch des diastolischen Blutdruckes begleitet. Aufgrund der vorliegenden Ergebnisse wird die Beurteilung einer kombinierten Elektroakupunktur-Analgesie als schonendes Verfahren für größere operative Eingriffe bei Risikopatienten in Frage gestellt.

Das Verhalten glandulärer Streßhormone bei Strumektomie in kombinierter Elektroakupunkturanaesthesie

O. Bellmann, T. Criveanu, H. Stöckel, W. Walter und P. Lauven

Der Anstieg der sog. Streßhormone von Hypophyse und Nebenniere unter der Operation hängt nicht nur von dem operativen Eingriff, sondern auch von der Anaesthesie ab. Da die Streßhormone eine katabole Stoffwechsellage begünstigen, ist der Einfluß eines jeden neuen Anaesthesieverfahrens auf das endokrine System von Interesse. Ziel dieser Studie war es, das Verhalten von Wachstumshormon, Prolaktin und Cortisol im Serum vor, unter und unmittelbar nach der Operation (Strumektomie) in Elektrostimulationsanalgesie zu beschreiben und dieses mit dem in Halothan-Narkose zu vergleichen.

Es wurden jeweils 20 Frauen mit euthyreoter Struma untersucht, die hinsichtlich Alter, Größe und Gewicht voll vergleichbar waren. Die Elektrostimulationsanalgesie über Körper- und Ohrpunkte wurde mit Muskelrelaxation, Intubation und kontrollierter Beatmung kombiniert. Außer N_2O wurde kein Inhalationsnarkotikum oder Analgetikum verwandt. Die Halothan-Narkose wurde unter Muskelrelaxation, Intubation und kontrollierter Beatmung mit Halothan-N_2O-O_2 durchgeführt. Die Bestimmung der Hormone im Serum erfolgte mittels Radioimmunoassay.

Es zeigte sich, daß sich das Verhalten der Serumkonzentrationen von Wachstumshormon, Prolaktin und Cortisol vor, während und bis zu 3 Stunden nach der Operation in beiden Gruppen nicht voneinander unterschied. Während Prolaktin im Serum bereits zwischen Praemedikation und Operationsbeginn ansteigende Tendenz zeigte, reagierten Wachstumshormon und Cortisol im Serum in dieser Phase noch nicht. Unter der Operation erreichte Prolaktin in jedem Falle Spitzenwerte, während Wachstumshormon und Cortisol im Durchschnitt bis zum Ende der Operation anstiegen und ihr Maximum erst postoperativ erreichten. Im Gegensatz zur Sekretionsdynamik unterschied sich das Ausmaß der Sekretionssteigerung der drei Hormone in den beiden Gruppen deutlich. Unter Elektrostimulationsanalgesie kam es im Vergleich zur Halothan-Narkose zwar zu einem stärkeren Anstieg der Prolaktin-Sekretion, aber zu einem schwächeren Anstieg der Sekretion von Wachstumshormon und Cortisol.

Nach diesen Untersuchungen führt die Elektrostimulationsanalgesie zumindest bei Strumektomie zu einer Abschwächung der intra- und postoperativen Streßreaktion, sofern sie an der Sekretion der stoffwechselaktiven Hormone Wachstumshormon und Cortisol gemessen wird.

Indikationen und Ergebnisse der Akupunkturbehandlung bei ambulanten Patienten

M. Fischer, O.H. Just und G. Vohradnik

Die guten Ergebnisse, die wir mit der Elektrostimulationsanaesthesie über Akupunkturpunkte erzielt haben, ermutigten uns vor über 2 Jahren dazu, in unserer Anaesthesie-Abteilung eine Akupunktur-Ambulanz zu eröffnen. Im folgenden soll über die Behandlungsergebnisse von 200 Patienten berichtet werden, bei denen insgesamt über 2 000 Einzelbehandlungen durchgeführt wurden.

Tabelle 1. Akupunktur – Indikationen – Patientenzahl – Alter – Vorbehandlung – Behandlungsdauer

Diagnose	Pat.-Zahl	M.	W.	Durchschn. Alter	Vorbehandlung med.	Chir.	Akup.	Beschwer. Dauer in Jahren	Durchschn. Zahl der Behandl.
1. Migräne	33	10	23	42	17	–	6	13	8
2. Cephalgie	26	8	18	35	14	–	2	8	7
3. Epicondylitis	4	2	2	34	4	1	–	3	5
4. Arthrose	6	2	4	63	4	1	–	7	4
5. Tortikollis (Cerv. Syndr.)	17	9	8	46	6	–	2	10	5
6. Lumbago (Rückenschmerzen)	11	7	4	42	11	–	–	5	6
7. Durchblutungsstörungen	4	3	1	45	3	–	–	4	5
8. Schwindelzustände	4	3	1	50	3	–	1	7	8
9. Uroneurosen	10	10	–	50	9	–	–	4	7
10. Herpes Zoster	3	–	3	53	3	–	–	akut	5
11. Allergien	3	–	3	37	3	–	–	9	10
12. Asthma bronchiale	6	2	1	33	3	–	–	8	9
13. Sinusitis	4	3	1	38	1	1	1	18	6
14. Trigeminusneuralgie	11	–	7	33	4	2	3	7	11
15. Gastro-intest. Störung.	3	3	–	33	3	–	–	6	10
16. Raucherentwöhnung	22	10	12	34	–	–	–	13	3
17. andere Schmerzzust.	20	13	7	48	13	2	2	3,5	5
18. psychische Störungen	4	2	2	36	3	–	–	15	5
19. versch. and. Krankh.	9	5	4	43	6	–	–	6	7

Tabelle 1 zeigt die von uns behandelten Krankheitsbilder und deren zahlenmäßige Verteilung. Der Großteil unserer Patienten besteht aus chronisch Schmerzkranken oder leidet an funktionellen Störungen des Respirations- oder Verdauungstraktes. Häufig vertreten sind auch Patienten, die sich mit Hilfe der Akupunktur das Rauchen abgewöhnen möchten.

Unsere Patienten kommen entweder mit einer exakten Diagnose ihrer Beschwerden eines oder mehrerer Fachkollegen, oder wir veranlassen vor Therapiebeginn eine genaue Untersuchung der Patienten, um solche organischen Ursachen für ihre Beschwerden auszuschließen, die u.U. gegen die Durchführung einer Akupunkturbehandlung sprechen.

Bei akuten Schmerzzuständen und anderen Krankheitsbildern mit relativ kurzer Anamnese beginnen wir in der Regel mit der Ohrakupunktur. Die zu behandelnden Ohrpunkte werden mit einem speziellen Widerstandsmeßgerät wie z.B. dem Punktoskop diagnostiziert. Die Akupunktur führen wir mit Stahlnadeln durch, die einzige Ausnahme bildet das Raucherentwöhnungsprogramm, bei dem Gold-, Silber- und Stahlnadeln am Ohr zur Anwendung kommen.

In den Fällen, wo sich mit Ohrakupunktur nicht der gewünschte Behandlungserfolg erzielen läßt oder innerhalb kurzer Zeit wieder Rezidive auftreten, gehen wir zur Körperakupunktur über. Bei der Lokalisation der zu behandelnden Körperpunkte verzichten wir auf technische Hilfsmittel, weil zum einen die Akupunkturpunkte des Körpers in ihrer Lage genau definiert sind, zum anderen die elektrischen Widerstandsmeßgeräte zur Punktsuche am Körper nur bedingt geeignet sind. Die bei Körperakupunktur ausschließlich zur Anwendung kommenden Stahlnadeln werden relativ tief eingestochen, wobei die Stichtiefe und Stichrichtung im wesentlichen von der unter dem Akupunkturpunkt befindlichen Muskeldicke und damit von der Körperregion abhängt. Eine Gefährdung innerer Organe läßt sich auf diese Weise vermeiden.

Die Nadeln werden sofort nach Einstechen solange mechanisch manipuliert, bis der Patient an der entsprechenden Stelle ein Gefühl der Schwere, Wärme, Taubheit oder ein elektrisches Ausstrahlen von der Einstichstelle zur Peripherie oder zum Körperzentrum hin verspürt.

Bei Ohrnadeln verzichten wir nach dem Einstich auf weitere manuelle Reizung. Bei starken Schmerzzuständen werden die Nadeln an analgetisch wirksamen Akupunkturpunkten auch intermittierend mechanisch gereizt, während bei den übrigen Krankheitsbildern in den meisten Fällen auf nachträgliche Manipulation verzichtet wird. Unter mechanischer Reizung verstehen wir Heben und Senken bzw. Drehen der eingestochenen Nadeln. In Fällen, die sich sowohl der Ohr- als auch der Körperakupunktur gegenüber als resistent erweisen, verstärken wir die Akupunkturwirkung durch elektrische Reizung der Nadeln.

Tabelle 1 zeigt außerdem die von uns behandelten Krankheitsbilder in Beziehung zu der Geschlechtsverteilung, dem durchschnittlichen Alter, der Vorbehandlung mit Medikamenten, durch chirurgische Eingriffe oder Akupunktur-Therapie, die durchschnittliche Beschwerdedauer und die Anzahl der von uns durchgeführten Akupunkturbehandlungen.

Tabelle 2 zeigt eine Aufzählung der anderen in geringerer Zahl vertretenen Schmerzzustände. Dies sind vor allem Narbenschmerzen, Stumpf- oder Phantomschmerzen und Neuropathien. — Tabelle 3 zeigt die von uns behandelten psychischen Störungen. — Tabelle 4 zeigt zeigt die seltenen Krankheitsbilder aus unserer Akupunkturambulanz. — Tabelle 5 zeigt die bei den einzelnen Krankheitsbildern angewandten Behandlungsformen. — Tabelle 6 gibt Auskunft über das Ausmaß von Behandlungserfolgen bei den einzelnen Krankheitsbildern.

Vollständiger und guter Behandlungserfolg sind dabei als positive Ergebnisse zusammengefaßt und in % ausgedrückt. Hervorzuheben sind die guten Ergebnisse bei Migräne, Cephalgie und Cervical-Syndrom, aber auch bei Asthma bronchiale, Sinusitis und Trigeminus-Neuralgie. Die relativ guten Erfolge bei Durchblutungsstörungen, Herpes zoster, Allergien und gastrointestinalen Störungen sind zwar ermutigend, aber bei der geringen Patientenzahl nicht überzubewerten. Weniger zufriedenstellend waren die Ergebnisse bei Epicondylitis, Rücken-

Tabelle 2. Akupunktur – seltenere Schmerzformen

	Pat.-Zahl 20	Behandlungserfolg	
		+	–
1. Stumpfschmerzen	1	+	
2. Narbenschmerzen	10	5 +	5 –
3. Tendinitis	1	+	
4. Larv. Depression (Schmerzen Unterbauch)	1		–
5. Polyneuropathien	2	2 +	
6. Phantomschmerzen	3		3 –
7. Causalgie	1		–
8. Gesichtsbrennen	1		–

Vollständig und gut   = +
Teilweise, kein Erfolg und abgebrochen = –

Tabelle 3. Akupunktur – psychische Störungen

	Anzahl	Geschlecht	Behandlungserfolg
Stottern	1	M	+
Tic nerveuse	1	W	+
Schlaflosigkeit	1	M	+
Spannungszustände	1	M	– abgebrochen

Vollständig und gut   = +
Teilweise, kein Erfolg und abgebrochen = –

Tabelle 4. Akupunktur – seltenere Krankheitsbilder

Verschiedene andere Krankheitsbilder	Anzahl	Behandlungserfolg	
1. Krämpfe (Wadenmuskulatur)	1	+	
2. Summgeräusche (linke Kopfseite)	1	–	
3. Dysphagie	1	+	
4. Alkoholentwöhnung	1	+	
5. Adipositas	2	+	–
6. Klimakteriumsbeschwerden	1	+	
7. Cystitis	1	–	
8. Rhinitis	1	–	

Vollständig und gut   = +
Teilweise, kein Erfolg und abgebrochen = –

schmerzen und verschiedenen anderen Schmerzzuständen. Enttäuschend waren unsere Versuche, Ohrgeräusche und Uroneurosen mit Akupunktur zu beeinflussen. Die Rezidivrate bei unseren Patienten war insgesamt auffallend gering, endgültige Aussagen darüber sind aber

Tabelle 5. Akupunktur

Diagnose	Ohrakupunktur	Körperakupunktur	Kombination v. Ohr- + Körper- akupunktur	Elektrische Reizung d. Nadeln
1. Migräne	6	8	7	–
2. Cephalgie	7	5	4	1
3. Epicondylitis	2	1	1	–
4. Arthrose	2	2	–	–
5. Tortikollis (Cerv. Syndr.)	2	4	2	–
6. Lumbago (Rückenschmerzen)	1	8	2	–
7. Durchblutungsstörungen	–	3	1	–
8. Schwindelzust. (Ohrgeräusche)	–	4	–	–
9. Uroneurosen (veg. Prostatopat.)	1	8	1	–
10. Herpes Zoster	–	3	–	–
11. Allergien	–	2	1	–
12. Asthma bronchiale	1	2	–	–
13. Sinusitis	–	1	1	–
14. Trigeminusneuralgie	–	7	–	–
15. Gastro-intestinale Störungen	–	3	–	–
16. Raucherentwöhnung	16	–	–	–
17. andere Schmerzzustände	2	13	4	1
18. psych. Störungen	–	3	1	–
19. versch. andere Krankheiten	–	3	–	–

sinnvollerweise erst zu einem späteren Zeitpunkt zu machen, wenn wir einen größeren Zeitraum überblicken können.

Bei Schmerzzuständen liegt es in der Natur des Krankheitsbildes, daß man zur Beurteilung des Behandlungserfolges auf die subjektiven Angaben des Patienten angewiesen ist. Wann immer möglich, sollte man aber am Ende der Behandlung versuchen, den Behandlungserfolg zu objektivieren. So kann man z.B. eine Verbesserung in der Beweglichkeit in Winkelgraden erfassen, bei anderen Krankheitsbildern wie z.B. einer Sinusitis sich vom Behandlungserfolg durch eine Röntgenkontrolluntersuchung überzeugen.

Die von uns erzielten Akupunkturerfolge können die vielfach publizierten Ergebnisse anderer Kollegen, die teilweise über bedeutend größere Patientenkollektive berichten, nur bestätigen.

Die Akupunktur ist, von kritischen Ärzten sorgfältig angewandt, eine deutliche Bereicherung unseres therapeutischen Repertoires. Wenn man bedenkt, daß auch heute noch der größte Teil der Patienten den Akupunkturarzt erst dann aufsucht, nachdem langjährige Behandlungsversuche mit anderen Verfahren von verschiedenen Fachkollegen erfolglos vorgenommen wurden, sollte die Akupunktur-Therapie bei akuten und chronischen Schmerzzuständen, aber auch bei einer Vielfalt funktioneller Störungen unter strikt formulierter Indikation als eine Behandlung erster Wahl angesehen werden.

Tabelle 7 zeigt die Krankheitsbilder aus unserem Patientenkollektiv, für die Akupunkturbehandlung nach unseren Erfahrungen die Methode der Wahl darstellt. Gegenübergestellt sind die Krankheitsbilder, bei denen wir nur schlechte bzw. gar keine Erfolge erzielen konnten.

Tabelle 6. Akupunktur – Behandlungserfolg

Diagnose	Pat.-zahl	Behandlungserfolg						Rez.-Rate innerh. Mon.			kein Rez.	
		1. vollständ.	2. gut	1.+2. in %	3. teilweise	4. kein Erfolg	5. abgebr.	1–3	3–6	6–12	inner- 6 Mo.	über 6 M.
1. Migräne	33	18	11	88	2	1	1	2	1	–	17	5
2. Cephalgie	26	12	12	92	1	–	1	–	1	–	7	10
3. Epicondylitis	4	1	1	50	1	–	1	–	–	–	–	3
4. Arthrose	6	–	4	67	–	–	2	–	–	–	1	1
5. Tortikkollis (Cerv. Syndr.)	17	8	5	76	4	–	–	–	–	–	–	6
6. Lumbago (Rückenschm.)	11	1	4	45	2	1	3	–	–	–	–	4
7. Durchbl.störung.	4	–	4	100	–	–	–	–	–	–	–	4
8. Schwindelzust.	4	–	1	25	–	3	–	–	–	–	–	1
9. Uroneurosen	10	–	4	40	3	3	2	–	–	–	–	1
10. Herpes Zoster	3	–	3	100	–	–	–	–	–	–	–	3
11. Allergien	3	–	3	100	–	–	–	–	1	–	–	2
12. Asthma bronch.	6	5	1	100	–	–	–	–	–	1	4	–
13. Sinusitis	4	2	2	100	–	–	–	–	–	–	2	2
14. Trigemin.neuralg.	11	9	1	91	1	–	–	–	2	–	3	3
15. Gastr.-int. Störg.	3	1	2	100	–	–	–	–	–	–	–	2
16. Raucherentw.	22	9	3	55	1	5	4	–	–	–	3	6
17. and. Schm.zust.	20	1	8	45	4	6	–	–	–	–	–	9
18. psych. Störung.	4	2	1	75	–	–	1	–	–	–	–	3
19. versch. and. Kr.	9	3	2	56	2	1	1	–	–	–	–	2

Tabelle 7. Akupunktur – Behandlungsindikationen

Akupunktur indiziert	Weniger erfolgversprechend
Migräne	Uroneurosen
Cephalgie	Ohrgeräusche
Cervicalsyndrom	Narbenschmerzen
Durchblutungsstörungen	Phantomschmerzen
Herpes Zoster	Schmerzen bei larvierter Depression
Asthma bronchiale	
Sinusitis	
Trigeminusneuralgie	

Literatur

1. Anonym (1975) An Outline of Chinese Acupuncture. Foreign Languages Press, Peking
2. Kao, Frederik F (1973) Acupunctures Therapeutics. New Haven, Conn
3. König G, Wancura I (1973) Einführung in die chinesische Ohrakupunktur. Heidelberg
4. König G, Wancura I (1975) Neue chinesische Akupunktur. Wien München Bern
5. Kropej H (1976) Systematik der Ohrakupunktur. Heidelberg
6. Nogier PFM (1969) Traite d'Auriculotherapie. Sainte-Ruffine
7. Schnorrenberger CC (1976) Die topographisch anatomischen Grundlagen der chinesischen Akupunktur. Stuttgart

Intra- und postoperative Hypalgesie durch Stimulation von Akupunkturpunkten

J. Baum, G. Lötters und E. Götz

Seit etwa 1 1/2 Jahren werden an unserer Klinik neben anderen Verfahren der Allgemeinnarkose Elektrostimulationsanaesthesien bei Operationen im Bereich der Lendenwirbelsäule durchgeführt. In einer vergleichenden Studie wurde untersucht, in welchem Ausmaß die Elektrostimulation von Akupunkturpunkten die intra- und postoperative Analgesie beeinflußt. Es kam folgende Methodik der ESA zur Anwendung (Abb. 1).

45—30 Minuten nach Prämedikation mit Atropin und Thalamonal wurde die Narkose mit Methohexital-Natrium eingeleitet. Nach Relaxation mit Succinylcholin wurden die Patienten orotracheal intubiert. Die Beatmung erfolgte mit einem Lachgas-Sauerstoff-Gemisch 3 : 2 bei einer Ethrane-Zumischung von 0,5—1,5 Vol%, als Relaxans kam Pancuronium zur Anwendung. Mittels Hautwiderstandsmessung wurden die Ohrakupunkturpunkte 100 (Stabilisierungspunkt für das kardio-vaskuläre System), 55 (allgemeiner Analgesiepunkt), 53 (Projektionspunkt der Lumbosacralregion) und 29 (allgemeiner Sedierungs- und Analgesiepunkt) aufgesucht und mit Akupunkturnadeln punktiert (Abb. 2). Bei Operationsbeginn wurde mit der Elektrostimulation begonnen. Dabei kamen asymmetrische Impulsströme von 0,5 msec Dauer, einer Impulsstromamplitude von 30 mA und einer Impulsfolgefrequenz von 8—15 msec bei bilateralsymmetrischer Applikation zur Anwendung. Nach 30minütiger Vorstimulation wurde die Ethrane-Zumischung zum Frischgas beendet und die Narkose als Kombinationselektrostimulationsanaesthesie fortgeführt: die Patienten wurden weiterhin mit einem Lachgas-Sauerstoff-Gemisch 3 : 2 kontrolliert beatmet, die 8 Akupunkturpunkte elektrostimuliert und die Relaxation mit Pancuronium so gesteuert, daß die Nadelumgebung leicht fibrillierte.

Der Blutdruck wurde in 5minütigen Abständen nach Riva-Rocci gemessen, EKG und Pulsfrequenz wurden fortlaufend mit einem Hellige-Servomed-Monitor registriert. Die in den ersten 30 Minuten nach Operationsbeginn gemessenen Mittelwerte für Blutdruck und Pulsfrequenz dienten als Bezugsgrößen zur Beurteilung des Kreislaufverhaltens nach Beendigung der Ethrane-Zufuhr. Die prozentuale Veränderung gegenüber diesen Bezugswerten wurde für einen Zeitraum von 120 Minuten ermittelt.

Der systolische Druck steigt in den ersten 60 Minuten kontinuierlich im Mittel um 15%, der diastolische Druck im Mittel um 10% an. Ausgesprochen stabil verhält sich die Pulsfrequenz: Sie nimmt im Mittel nur um 2% zu. Trotz großer mittlerer Streuung sind diese Veränderungen signifikant. Im Streuungsbereich wird eine maximale Zunahme des systolischen Druckes von 27%, des diastolischen Druckes von 22% und der Pulsfrequenz von 17% beobachtet. Der systolische und diastolische Wert fallen im weiteren Beobachtungszeitraum der folgenden 60 Minuten im Mittel um etwa 4% ab, die Pulsfrequenz bleibt weitestgehend unverändert (Abb. 3). Die bei der von uns vorgestellten Methode beobachteten Kreislaufveränderungen liegen damit in Bereichen, die auch von anderen Autoren bei der erfolgreichen Durchführung der Elektrostimulationsanaesthesie beobachtet und toleriert werden.

Kombinations - Elektrostimulationsanästhesie bei orthopädischen Lendenwirbelsäulenoperationen

45 - 30 Min. vor Narkose-einleitung	Praemedikation	Atropin 0. 01 mg / kg KG
		Thalamonal 0.025 ml / kg KG
	Narkoseeinleitung	Methohexital - Na 1. 0 - 1. 5 mg / kg KG
		Pancuroniumbromid 2. 0 mg
		Succinylcholin 1. 0 – 1. 5 mg./kg KG
		Intubation
	Relaxation	Pancuroniumbromid 3 - 5 mg
	Beatmung	Beatmungstyp : IPPB
		Beatmungsvolumen : 10 - 12 ml / kg KG
		Beatmungsfrequenz : 11 Min. $^{-1}$
	Frischgasgemisch	$N_2O : O_2$ - 3 : 2 , Ethrane 0. 5 - 1. 5 Vol %
Zeitraum bis OP - Beginn		Lagerung des Patienten
		Suche und Nadelung der Ohrakupunktur-punkte 100, 55, 53, 29
		Herstellung der Kabelverbindung zwischen den Akupunkturnadeln und dem Impulsgenerator
OP - Beginn		
Bei Beginn der Operation		Fortführung der Narkose wie beschrieben , gleichzeitig Elektrostimulation
		Impulsfrequenz : 8 - 15 Hz
		Impulsamplitude : 30 mA
		bilateral - symmetrische Stimulation
		asymmetrischer, positiver Stimulations-impuls (0. 5 m sec) mit kompensatorischer Nachschwankung (2. 5 m sec)
30 Min. nach OP - Beginn		Beendigung der Ethrane-zumischung zum Frischgas
Fortführung der Narkose		Relaxation mit Pancuroniumbromid Beatmung mit Lachgas - Sauerstoff - Gemisch 3 : 2 Elektrostimulation

Abb. 1. Ablauf der Elektrostimulationsanaesthesie

An einem zweiten, vergleichbaren Patientenkollektiv wurde versucht, die Wertigkeit der Elektrostimulation von Akupunkturpunkten bei dem von uns durchgeführten Kombinations-verfahren dadurch zu bestimmen, daß bei identischer Einleitung und zeitlichem Ablauf der Narkose keine Akupunkturpunkte genadelt oder elektrostimuliert wurden. 30 Minuten nach Operationsbeginn wurde die Ethrane-Zumischung zum Frischgas beendet. Die Kontrolle der genannten Kreislaufparameter über 120 Minuten zeigt, daß der Anstieg der Mittelwerte des systolischen und diastolischen Druckes sowie der Pulsfrequenz zwar stärker und die mittlere Streuung der Werte größer ist, eine mathematisch-statistische Signifikanz der Unterschiede konnte jedoch nicht erhoben werden (Abb. 4).

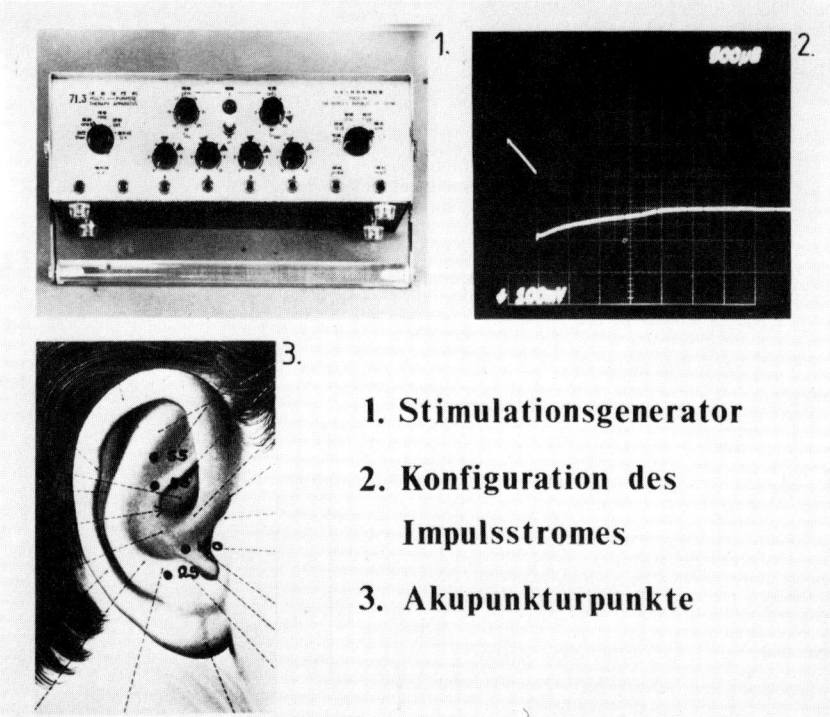

1. Stimulationsgenerator

2. Konfiguration des
   Impulsstromes

3. Akupunkturpunkte

Abb. 2

Nach der Operation wurden die Patienten der ESA-Gruppe über 2 Stunden beobachtet und danach erst auf postoperativen Schmerz angesprochen. 50% der Patienten klagten spontan *während* oder auf Befragen *nach* Ablauf des Beobachtungszeitraumes über Schmerzen.

MITTELWERTSKURVEN PROZENTUALER VERÄNDERUNG DER KREISLAUFPARAMETER
BEI ELEKTROSTIMULATIONSANÄSTHESIE (n= 30)

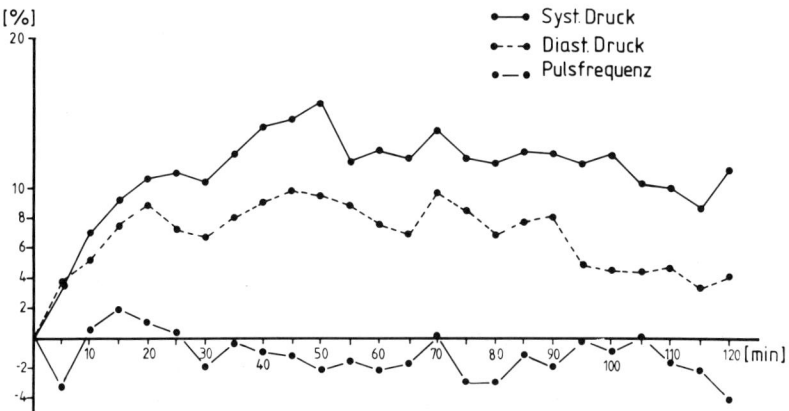

Abb. 3. Kreislaufverhalten bei Elektrostimulationsanaesthesie

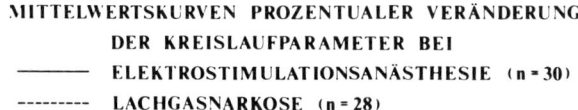

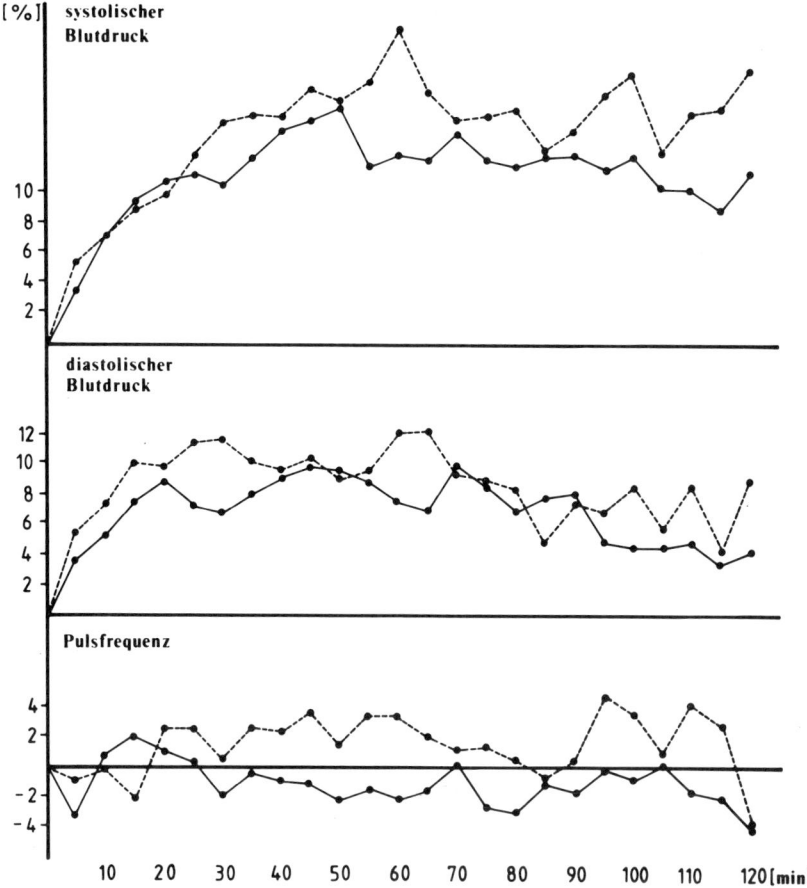

Abb. 4. Vergleichende Darstellung des Kreislaufverhaltens bei Elektrostimulationsanaesthesie und Lachgasnarkose

Die andere Hälfte dieses Kollektivs gab bei Befragung an, keine oder nur geringe, nicht behandlungsbedürftige Schmerzen im Operationsgebiet zu verspüren.

Zur Klärung der Frage, inwieweit das Auftreten postoperativer Hypalgesie abhängig von persönlichkeitsstrukturellen Merkmalen ist, wurden die Persönlichkeitsdimensionen der Patienten des ESA-Kollektivs mit dem Freiburger Persönlichkeitsinventar ermittelt. Die Patienten mit postoperativer Hyp- oder Analgesie sind weniger psychosomatisch gestört, zufriedener, selbstsicherer, ruhiger, ungezwungener und emotional stabiler als die Patienten der Vergleichsgruppe (Abb. 5). Wegen der relativ kleinen Zahl korrekt ausgefüllter Fragebögen im Rücklauf können diese Aussagen zwar nicht statistisch abgesichert werden, die Verteilung der Werte auf den Persönlichkeitsdimensionen rechtfertigt statistisch gesehen jedoch die Bildung von Mittelwerten und die Darstellung von Mittelwertsprofilen.

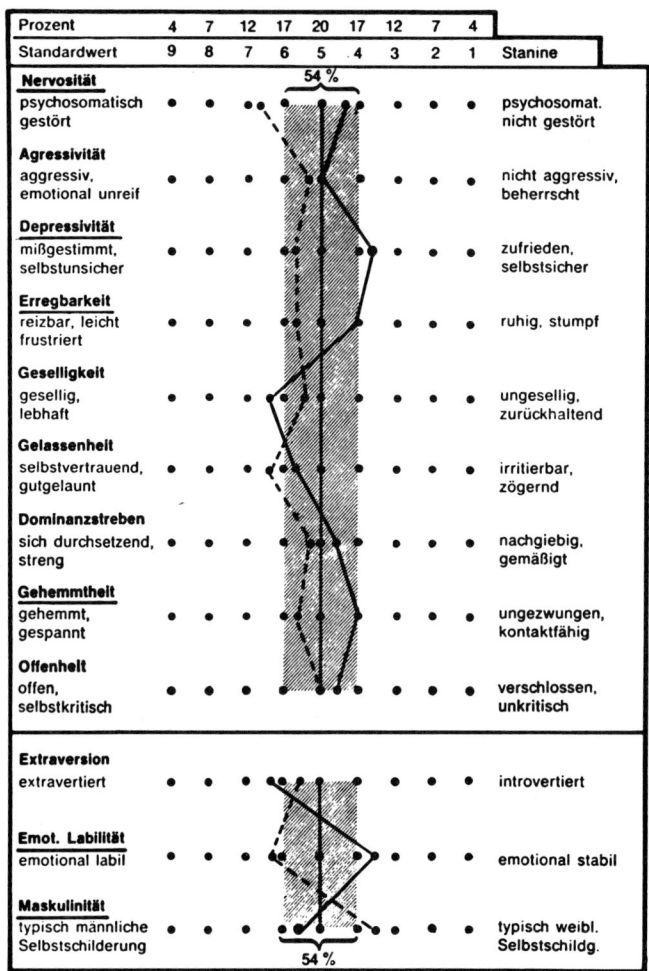

Prozent	4	7	12	17	20	17	12	7	4	
Standardwert	9	8	7	6	5	4	3	2	1	Stanine

Nervosität
psychosomatisch gestört — psychosomat. nicht gestört

Agressivität
aggressiv, emotional unreif — nicht aggressiv, beherrscht

Depressivität
mißgestimmt, selbstunsicher — zufrieden, selbstsicher

Erregbarkeit
reizbar, leicht frustriert — ruhig, stumpf

Geselligkeit
gesellig, lebhaft — ungesellig, zurückhaltend

Gelassenheit
selbstvertrauend, gutgelaunt — irritierbar, zögernd

Dominanzstreben
sich durchsetzend, streng — nachgiebig, gemäßigt

Gehemmtheit
gehemmt, gespannt — ungezwungen, kontaktfähig

Offenheit
offen, selbstkritisch — verschlossen, unkritisch

Extraversion
extravertiert — introvertiert

Emot. Labilität
emotional labil — emotional stabil

Maskulinität
typisch männliche Selbstschilderung — typisch weibl. Selbstschildg.

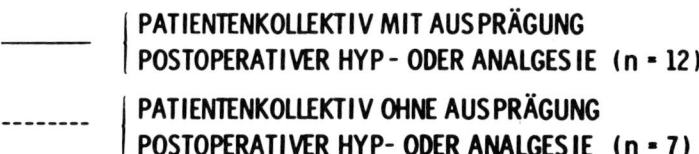

——— | PATIENTENKOLLEKTIV MIT AUSPRÄGUNG POSTOPERATIVER HYP- ODER ANALGESIE (n = 12)

- - - - | PATIENTENKOLLEKTIV OHNE AUSPRÄGUNG POSTOPERATIVER HYP- ODER ANALGESIE (n = 7)

Abb. 5. Darstellung der Mittelwertsprofile auf dem FPI-Auswertungsbogen

Zusammenfassend muß festgestellt werden, daß bei kritischer Wertung die Elektrostimulation von Ohrakupunkturpunkten in der von uns angewandten Technik der Elektrostimulationsanaesthesie bei Operationen im Lendenwirbelsäulenbereich weder das Ausmaß der intranoch der postoperativen Analgesie nachweisbar erheblich beeinflußt. Die intraoperative Analgesie scheint im wesentlichen ein Effekt der Lachgas-Basisnarkose zu sein, die postoperative Analgesie zumindest anteilig von Persönlichkeitsmerkmalen der Patienten bestimmt zu werden. Der Eindruck eines stabileren Verhaltens von Blutdruck und Pulsfrequenz war statistisch nicht belegbar.

Weiterentwickelter Hochfrequenzgenerator für die Elektrohypalgesie

L. Grabow

Die theoretische Grundlage für die Entwicklung eines Hochfrequenzgenerators zur direkten Stimulation der Großhirnrinde bildet die meßbare Hochfrequenzentladung, die für die wachen Module der Großhirnrinde typisch sind. Zusätzlich sind außerordentlich niedrige Entladungen typisch für den Ruhezustand, so daß es konsequent erschien, einen Generator zu konstruieren, der die Großhirnrindenmodule durch gegensteuernde Stimulation in den Ruhezustand zwingt. Dieser Ruhezustand ist gleichzusetzen mit der in der allgemeinen Anaesthesie typischen Bewußtlosigkeit, die chirurgische Eingriffe gestattet.

Aus den ersten Erfahrungen eines bereits vorgestellten Gerätes, mit dem an über 1000 Operationen der allgemeinen Chirurgie nötige Grunderfahrungen gesammelt wurden, konnte jetzt ein verbessertes Gerät entwickelt werden, das den Ansprüchen der allgemeinen Anaesthesie in jeder Hinsicht entspricht. Die Hochfrequenzstimulation erfolgt im Bereich zwischen 75–125 kHz in 3 fixen Stufen bei 10 msec Impulsdauer und übergelagerten Gleichstromimpulsen von 100–250 Hz Impulslänge. Auf diese Art und Weise wird über dem hochfrequenten und niederfrequenten Gleichstrombereich jede Entladungsmöglichkeit abgedeckt. Elektrokrämpfe sind ausgeschlossen. Das Gerät kann durch optische Kontrolle überwacht werden. Ein Breitbandtransformator koppelt die Stimulationsimpulse aus; damit ist eine vollständige Potentialtrennung zwischen Elektronik des Impulsgenerators und Ausgangsbuchsen gesichert (Abb. 1 + 2).

Das Gerät vereint die Vorteile der Hochfrequenzstimulation mit denen der niederfrequenten Stimulation herkömmlicher Akupunkturgeneratoren. Dieses Gerät stellt eine Bereicherung des anaesthesiologischen Rüstzeuges dar und erlaubt jeden operativen Eingriff. Besonders geeignet ist diese Form der Anaesthesie für Risikopatienten. Unter der Stimulation können diese Patienten mit Luft bzw. sauerstoffangereicherter Luft beatmet werden, ohne wach zu werden oder Schmerzen zu zeigen, so daß der Einwand einer Lachgasanalgesie entkräftet wird.

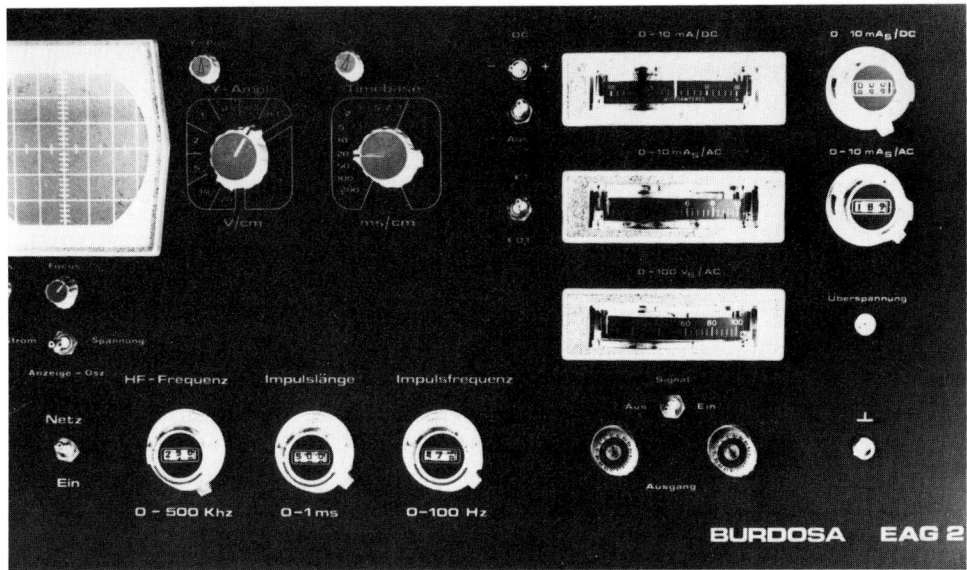

Abb. 1. Ansicht des Geräts

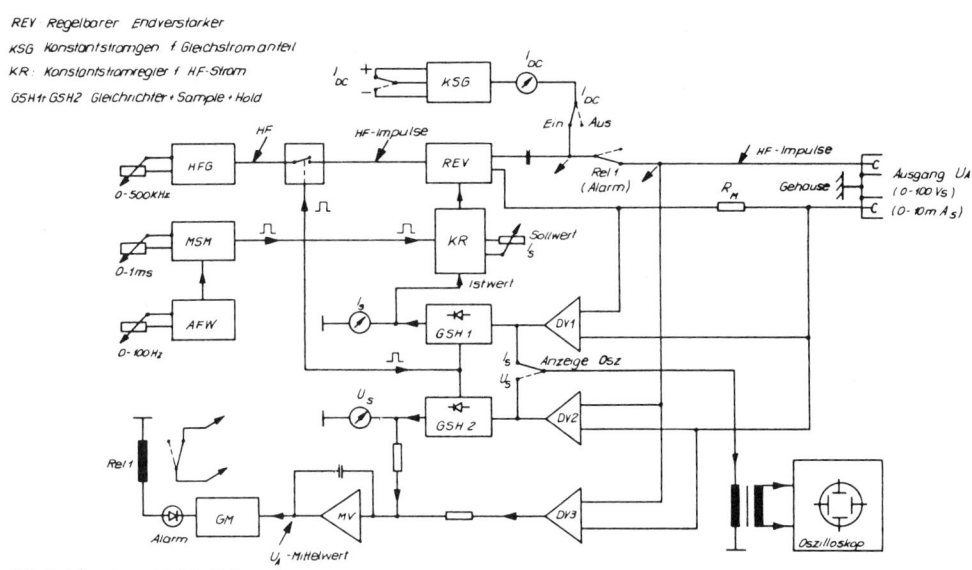

REV Regelbarer Endverstärker
KSG Konstantstromgen. f. Gleichstromanteil
KR: Konstantstromregler f. HF-Strom
GSH1, GSH2 Gleichrichter + Sample + Hold

HFG Hochfrequenzgenerator (0-500 kHz)
MSM Einstellbarer Impulsgeber (0-1 ms)
AFW Analog-Frequenzwandler (0-100 Hz)
GM   Grenzwertmelder f. d. Mittelwert d. Ausgangsspannung
MV: Mittelwertverstärker
DV1, DV2 + DV3 Differenzverstärker

Abb. 2

Filterrückstände in gelagerten Vollblutkonserven und in Erythrozytenkonzentraten

H. Schmidt, U. Gutzmann und W.H. Walker

In gelagerten Blutkonserven entstehen abhängig von der Entnahmetechnik, der Lagerung, dem Konservenbehälter, dem jeweils verwandten Stabilisator und dem Alter, dem Geschlecht und den Lebensgewohnheiten des Spenders unterschiedliche Mengen verschieden zusammengesetzter Partikel, die die herkömmlichen Transfusionsfilter mit Porengrößen zwischen 170 und 200 μ ungehindert passieren und vor allem nach Massivtransfusionen Mikrozirkulationsstörungen in der Lunge des Empfängers verursachen können [1, 3, 4, 5, 8, 9, 10, 11, 12, 14, 15, 20, 22]. Zur Vermeidung derartiger posttransfusioneller Lungenkomplikationen wird die extrakorporale, möglichst quantitative Elimination der Mikropartikel durch Mikrofiltration des gelagerten Konservenblutes empfohlen [7, 13, 16, 17, 18, 19, 21, 23].

Demgegenüber kommen Ganzoni et al. aufgrund eigener Untersuchungsergebnisse zu dem Schluß, daß sich der Einsatz von Mikrofiltrationsgeräten erübrigt, wenn bereits die Entstehung von Mikroaggregaten in gelagerten Blutkonserven durch ein geeignetes Herstellungsverfahren weitgehend verhindert wird [6].

Diese Feststellung veranlaßte uns, in einer eigenen Versuchsreihe die Trockenrückstandsmengen nach fraktionierter Filtration von 7 bzw. 21 Tage alten Vollblutkonserven, buffycoathaltigen oder buffycoatfreien Erythrozytenkonzentraten gravimetrisch zu bestimmen.

Dazu wurden je 10 Kunststoffbeutel ACD-AG Vollblut, buffycoathaltige Erythrozytenkonzentrate, die 24–48 Stunden nach der Blutentnahme durch Zentrifugieren und Abpressen des Plasmaüberstandes gewonnen wurden, und buffycoatfreie, nach den Angaben von Ganzoni et al. hergestellte Erythrozytenkonzentrate 7 bzw. 21 Tage lang bei 4 °C gelagert [6]. Die Filtration der einzelnen Blutkonserven erfolgte jeweils über einen Stufenfilter (MF 10 B-Gerät „alt", Fa. Biotest), der aus 6 kaskadenartig angeordneten Polyamidsieben mit abnehmenden Porengrößen (200 μ, 100 μ, 50 μ, 20 μ, 10 μ, 10 μ) besteht, die in einem PVC-Gehäuse untergebracht sind (Abb. 1) [24]. Die Niveaudifferenz zwischen Blutbeutel und freiem Auslauf des Gerätes betrug ca. 140 cm. Die Erythrozytenkonzentrate wurden direkt vor der Filterung mit je 100 ml isotonischer NaCl-Lösung aufgeschwemmt. Im Anschluß an den Filtervorgang wurde das Gerät nacheinander mit 700–800 ml 0,9%iger NaCl-Lösung und 400 ml aqua bidest. durchspült. Wenn der Mikrofilter leergelaufen war, wurden nach Auftrennen der PVC-Hülle die einzeln entnommenen Filtersiebe 7 Tage lang bei Raumtemperatur und 70% relativer Luftfeuchtigkeit getrocknet und anschließend gewogen. Danach wurden die Siebe für 24 Stunden in Biopural (R) eingelegt, mechanisch gereinigt und mit aqua bidest. ausgewaschen, bevor Trockungs- und Wiegevorgang wiederholt wurden. Die in Leerversuchen ermittelte, durch Wassereinlagerung bedingte Gewichtszunahme der Filter um 11 ± 2 mg erforderte eine entsprechende Korrektur bei der Auswertung der Ergebnisse.

Zusätzlich wurden für jede Konserve Transfusionsvolumen und -geschwindigkeit registriert.

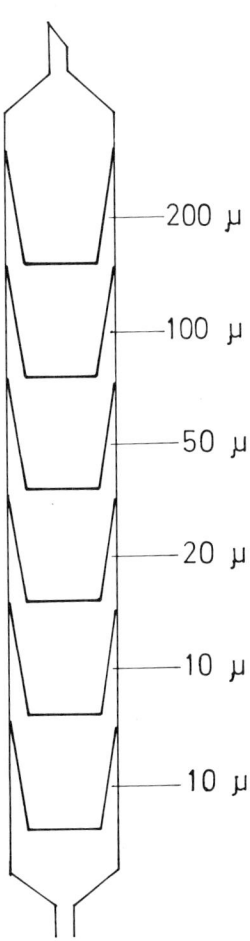

Abb. 1. Mikrofilter, der aus sechs kaskadenartig angeordneten Siebfiltern zusammengesetzt ist, schematisch dargestellt

Der bei der visuellen Inspektion der 60 Filtereinsätze einer Versuchsserie gewonnene Eindruck von der extremen Heterogenität der Rückstandsmengen, die mit der Lagerungsdauer noch zunimmt, wurde durch die rechnerisch ermittelten Ergebnisse bestätigt, die in Abb. 2 graphisch dargestellt sind. Für 7 Tage alte Vollblutkonserven und buffycoathaltige Erythrozytenkonzentrate findet sich eine gleichmäßige Beladung aller Filtersiebe mit steigender Tendenz bei den feinen Filtern, während bei buffycoatfreien Konzentraten nur geringe Rückstandsmengen auf den 200, 100 und 50 μ-Sieben nachzuweisen sind. Nach 21tägiger Lagerung nehmen im Vollblut und in den buffycoathaltigen Erythrozytenkonserven die Rückstandsmengen deutlich zu, ca. 50% der Rückstände haften auf den 200 μ-Sieben, die andere Hälfte verteilt sich bei Vollblut zum überwiegenden Teil auf die 20 und 10 μ-Filter. Bei buffycoatfreien Erythrozytenkonzentraten ist die Lagerungsdauer nicht mit einer Zunahme der Rückstandsmengen korreliert. 80–90% des abfiltrierten Materials finden sich auf den 20 und 10 μ-Sieben.

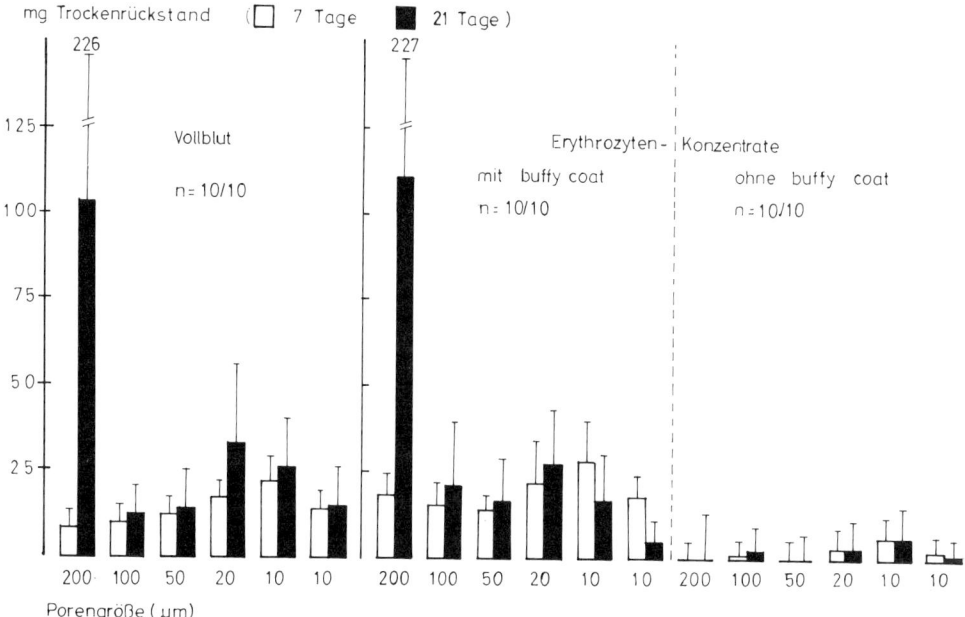

Abb. 2. Verteilung der Trockengewichtsrückstände von drei verschiedenen, 7 bzw. 21 Tage gelagerten Blutkonserven auf die einzelnen Siebe eines Mikrofilters

Tabelle 1. Verteilung der Trockenrückstände auf die verschiedenen Siebe eines Mikrofilters mit sechs kaskadenartig angeordneten Siebfiltern nach Transfusion von je einer Blutkonserve unterschiedlicher Präparation. Es sind die Mittelwerte und die Standardabweichung angegeben

Konserve	Lagerung (Tage)	Hkt	Durchfluß t	ml	Trockenrückstand (mg) 200 μ	100 μ	50 μ	20 μ	10 μ	10 μ
	n = 10 7	40	3'38"	474	8 ±5	10 ±5	12 ±5	17 ±5	22 ±7	14 ±5
Vollblut										
	n = 10 21	43	10'22"	458	103 ±113	12 ±8	14 ±11	33 ±23	26 ±14	15 ±11
	n = 10 7	64	4'30"	325	18 ±6	15 ±6	14 ±4	22 ±12	28 ±12	18 ±6
Ery.-Konz. buffycoathaltig										
	n = 10 21	63	6'55"	334	111 ±116	21 ±19	16 ±12	27 ±16	16 ±13	5 ±6
	n = 10 7	63	2'57"	373	0 ±5	1 ±4	0 ±5	3 ±6	6 ±6	2 ±4
Ery.-Konz. „buffycoatfrei"										
	n = 10 21	63	3'14"	365	0 ±13	2 ±7	0 ±7	3 ±8	6 ±8	1 ±4

Entsprechend der Zunahme der Filterrückstände zwischen dem siebten und einundzwanzigsten Lagerungstag stieg auch die Transfusionszeit bei vergleichbaren Durchflußvolumina für Vollblut von durchschnittlich 3'38" (476 ml) auf 10'22" (458 ml) und für buffycoathaltige Konzentrate im Mittel von 4'30" (325 ml) auf 6'55" (334 ml) an (Tabelle 1). Ähnlich den Rückstandsmengen nahm die Streuung der Einzelwerte der Durchflußraten mit der Lagerung deutlich zu. Im Gegensatz dazu betrug die Durchflußzeit für buffycoatfreie Erythrozytenkonserven nach siebentägiger Lagerung 2'57" (373 ml) und nach 21 Tagen 3'14" (365 ml).

Unseren Ergebnissen vergleichbare Resultate teilen Ganzoni et al. aus vergleichenden Untersuchungen der Filterrückstände und der Durchflußrate bei Vollblut und buffycoatfreien Erythrozytenkonzentraten unterschiedlicher Lagerungsdauer mit [6]. Die Autoren betonen die Bedeutung der Thrombozyten für die Entstehung von Mikroaggregaten im gelagerten Konservenblut und fordern für die Herstellung buffycoatfreier Konzentrate die Entfernung von 90% der Blutplättchen aus dem Ausgangsmaterial. Aus den eigenen Untersuchungen geht hervor, daß mit dieser Präparationstechnik die Filterrückstandsmengen, die nicht durch den herkömmlichen Transfusionsfilter eliminiert werden, gegenüber Vollblut und buffycoathaltigen Konzentraten um mehr als 80% reduziert werden können. Die Einzelmessungen zeigen jedoch, daß trotz der Einhaltung strenger Herstellungsbedingungen bei drei von insgesamt zwanzig buffycoatfreien Erythrozytenkonserven Rückstandsmengen zwischen 37 und 69 mg Trockengewicht/Konzentrat nachgewiesen werden konnten. Dabei entsprachen die auf den 20 und 10 μ-Sieben haftenden Rückstände den bei buffycoathaltigen Erythrozytenkonzentraten gemessenen unteren Grenzwerten. Von diesen Einzelbefunden abgesehen, muß bei buffycoathaltigen Konzentraten mit Rückstandsmengen gerechnet werden, die den bei Vollblut gemessenen Werten entsprechen. Barrett et al. beobachteten bei nicht buffycoatfreien Konzentraten sogar eine gegenüber Vollblut verstärkte Aggregatbildung [2]. Aus unseren Untersuchungen geht hervor, daß bei insgesamt nahezu identischen Rückständen für Vollblut und buffycoathaltige Erythrozytenkonserven nach Filtration 7 Tage alter Konzentrate mehr Material auf den 200 μ-Filtern haftet. Dieser Befund kann mit dem möglichen Zusammenbacken von Mikropartikeln während der zur Konzentratherstellung notwendigen Zentrifugation erklärt werden. Ebenso erfordern die von uns auf dem zweiten nachgeschalteten 10 μ-Sieb nachgewiesenen Trockenrückstände eine Interpretation. Dabei kommt neben der Toleranz der Maschenweiten der Gestalt und Elastizität der einzelnen Mikropartikel eine besondere Bedeutung zu. Flexible Aggregate können auch ihrer Größe entgegenstehende Poren passieren. Darüber hinaus ist zu vermuten, daß fadenförmige Partikel mit geringem Durchmesser bei axialem Auftreffen nicht abfiltriert werden, wenn der Teilchendurchmesser kleiner ist als die feinsten Filterporen. Bei der Betrachtung der Rückstandsverteilung (Tabelle 1) fällt auf, daß unabhängig vom Ausgangswert der größte Teil des Materials, das den 200 μ-Filter passiert, erst durch die 20 und 10 μ-Siebe abfiltriert wird. Die klinische Bedeutung dieser Resultate kann hier nur zur Diskussion gestellt werden.

Zusammenfassend muß festgestellt werden, daß durch geeignete Herstellungsverfahren mikroaggregatarme Blutkonserven zur Verfügung stehen können. Nach den bisher vorliegenden Ergebnissen kann jedoch auch bei Verwendung derartiger Präparate nicht auf die Mikrofiltration verzichtet werden.

Literatur

1. Arrington P, McNamara JJ (1974) Mechanism of microaggregate formation in stored blood. Ann Surg 179:146
2. Barrett J, de Jongh DS, Miller E, Litwin MS (1976) Microaggregate formation in stored human packed cells: comparison with formation in stored whole blood and a method for their removal. Ann Surg 183:109
3. Bergmann H (1977) Mikrofiltration von Blutkonserven. Klin Anaesth Intensivther 14:202
4. Collins JA (1969) The causes of progressive pulmonary insufficiency in surgical patients. J Surg Res 9:685
5. Connell RS, Swank RL (1973) Pulmonary microembolism after blood transfusion. Ann Surg 177:40
6. Ganzoni AM, Reuff U, Stampe D, Koerner K, Kilian J (1978) Mikroaggregate im gelagerten Blut. Anaesthesist 27:115
7. Goldiner PL, Howland WS, Ray C (1972) Filter for prevention of microembolism during massive transfusions. Anaesth Analg 51:717
8. Harp JR, Wyche MQ, Marshall BE, Wurzel HA (1974) Some factors determining rate of microaggregate formation in stored blood. Anaesthesiology 40:398
9. Hissen W, Swank RL (1965) Screen filtration pressure and pulmonary hypertension. Am J Physiol 209:715
10. Jenevein EP Jr, Weiss DL (1964) Platelet microemboli associated with massive blood transfusion. Am J Path 45:313
11. Kleine N (1977) Die Bildung von Mikrokoageln während der Lagerung von Blut und deren Einfluß auf den kleinen Kreislauf bei Versuchspersonen. Biotest-Mitteilung Sonderheftreihe. Frank Med Forum, Sonderheft 6:7
12. Künzel HP, Hirsch H (1964) Über die Entstehung von Aggregaten in ACD-Blutkonserven. Acta haemat 32:89
13. McNamara JJ, Burran EL, Suehiro G (1972) Effective filtration of banked blood. Surgery 71:594
14. McNamara JJ, Burran EL, Larson L, Omiya G, Suehiro G, Yamase HBS (1972) Effect of debris in stored blood on pulmonary microvasculature. Ann thorac Surg 14:133
15. Moseley RV, Doty DB (1970) Death associated with multiple pulmonary emboli soon after battle injury. Ann Surg 171:3
16. Peter K, Striebel JP, Lutz H, Hissen W (1975) Untersuchungen zur Wirkung eines neuentwickelten Blutfilters nach Swank bei Massivbluttransfusionen. Anaesthesiology und Wiederbelebung 90:375
17. Reul GJ Jr, Greenberg SD, Lefrak EA, McCollum WB, Beall AC Jr, Jordan GL Jr (1973) Prevention of posttraumatic pulmonary insufficiency: fine screen filtration of blood. Arch Surg 106:386
18. Reul GJ, Beall AC, Greenberg SD (1974) Protection of the pulmonary microvasculature by fine screen blood filtration. Chest 66:4
19. Solis RT, Gibbs MB (1972) Filtration of microaggregates in stored blood. Transfusion 12:245
20. Solis RT, Goldfinger D, Gibbs MB, Zeller JA (1974) Physical characteristics of microaggregates in stored blood. Transfusion 14:538
21. Swank RL (1961) Alteration of blood on storage: measurement of adhesiveness of aging platelets and leucocytes and their removal by filtration. New Eng J Med 265:728
22. Swank RL, Edwards MJ (1968) Microvascular occlusion by platelet emboli after transfusion and shock. Cardiovasc Res 1:10
23. Steinbereithner K, Krenn J, Lechner G (1973/74) Zur Problematik der sogenannten Transfusionslunge. Infusionstherapie 1:433
24. Walker WH, Gänshirt KH (1975) Microfiltration of blood by means of a cascade typ filter (MF 10). Abstract Book XIV Congr Intern Soc Blood Transf, Helsinki

Pharmakokinetische und pharmakodynamische Untersuchungen mit einem neuen steroidartigen Muskelrelaxans

E. Tassonyi und G. Szabó

Arduan (RGH 1106) ist das neuere Mitglied der steroiden Muskelrelaxantien, es wurde in Ungarn im Jahre 1977 in den Laboratorien von Gedeon Richter synthetisiert. Seine Strukturformel in Vergleich zum Pancuroniumbromid wird unter Abb. 1 veranschaulicht.

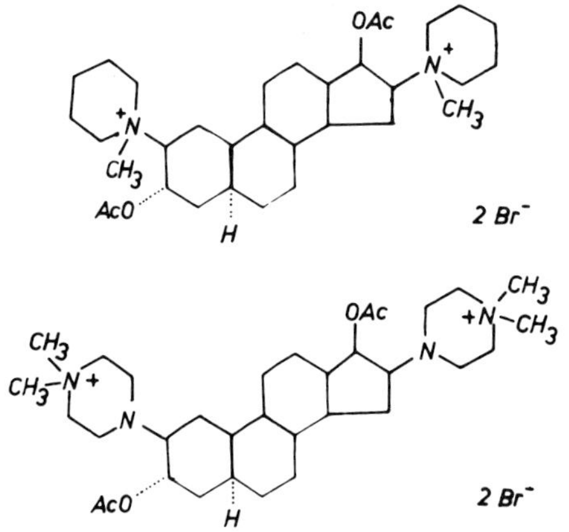

Abb. 1

   Sein neuromuskulärer Effekt wurde mit dem von Pancuronium verglichen, in dem für diesen Zweck ausgearbeiteten klinisch-pharmakologischen Modell, das im Jahre 1977 veröffentlicht wurde (Abb. 2). Der Nervus ulnaris wurde mit 30 Hz und 200 Hz supramaximalen Reizungen stimuliert und die Muskelkontraktionen registriert. Aus der Größe und dem Charakter der letzteren haben wir die Masse des n.m. Blocks in Prozenten festgestellt.

   In Abb. 3 wurde die neuromuskuläre Wirkung von Arduan 0,08 mg/kg und Pancuroniumbromid 0,1 mg/kg dargestellt. Hieraus ist zu ersehen, daß sowohl die Wirkungsintensität als auch die Wirkungsdauer identisch sind. Für die chemische Bestimmung von Arduan wurde aus menschlichem Serum und Harn eine neue Methode entwickelt. Das Wesen der Methode kann der Abb. 4 entnommen werden.

   Die Zeitkurve der Arduan-Serum-Konzentration zeigt die folgende Abb. 5, wo die einzelnen Daten von 4 Kranken angeführt sind.

   In Abb. 6 erscheint die aufgrund der Durchschnittsdaten über 10 Kranke angefertigte Zeitkurve. Als Vergleich wurden — auf der Basis unserer früheren Untersuchungen — auch die Daten von Pancuronium Bromid angeführt. Wie man sieht, verschwindet Arduan aus dem

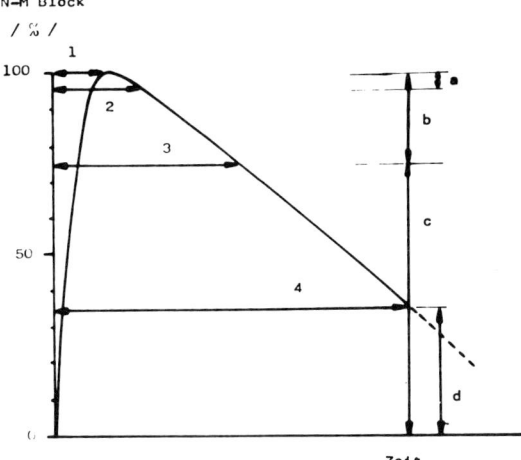

Abb. 2. Klinisch-pharmakologisches Modell von Muskelrelaxantien. *1* Vollständiger N-M-Block; *2* die Schwelle eines vollständigen N-M-Blocks; *3* die Schwelle der Manifestkurarisation; *4* vollständige meßbare Wirkungsdauer; *a* Zone eines vollständigen Blocks; *b* Manifestkurarisationszone; *c* latente Kurarisationszone; *d* nicht meßbare Zone

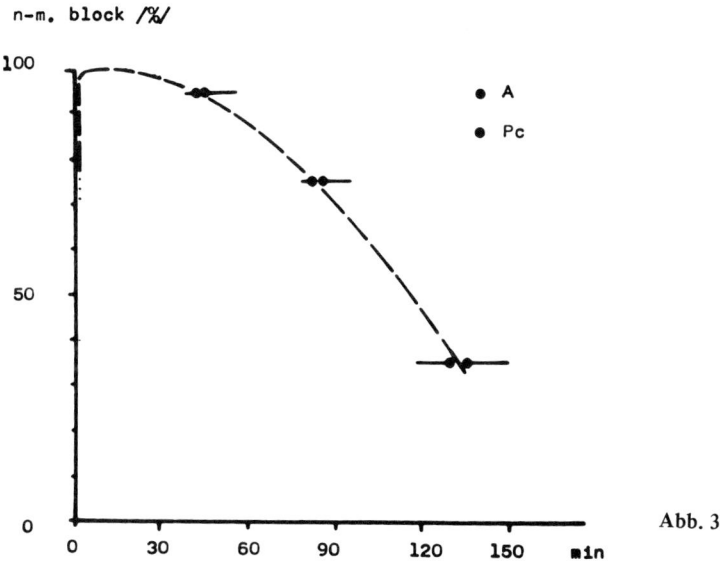

Abb. 3

menschlichen Serum schneller. Die auf Arduan bezüglichen Daten der Abbildung wurden graphisch dargestellt, wobei zwei Kompartments vorausgesetzt wurden (Abb. 6).

Die Halbwertszeiten veranschaulicht Abb. 7. Diese Abbildung zeigt auch die Halbwertszeit des Verschwindens von Pancuroniumbromid aus dem menschlichen Serum. Arduan erscheint frühzeitig, innerhalb einer Stunde, im Harn. In den meisten Fällen kann nur mit 30–40% des injizierten Arduans gerechnet werden. Laut Angaben von Buzello liegt dieser Wert im Falle von Pancuroniumbromid um 50% herum.

1. Enteiweissung.   Alkohol:Azeton   1:1

2. Verdampfung.   Rotadest

3. Reinigung mit Extraktion. Diäthyläther
                              Äthylacetat
                              Chloroform

4. Farbstoffextraktion.   Bengalrose

   /pH = 3,1; Chloroform/

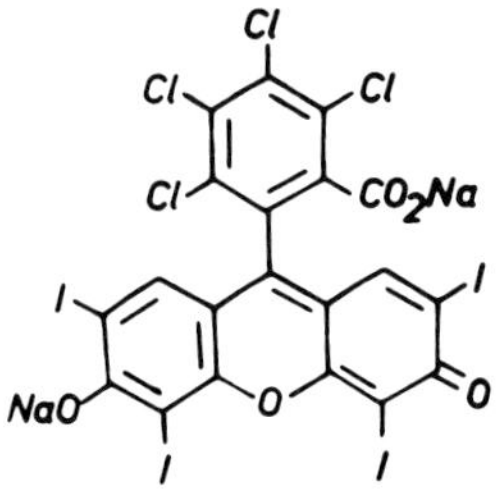

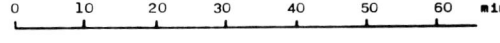

5. Destillation von Chloroform.

6. Jod-substitution.

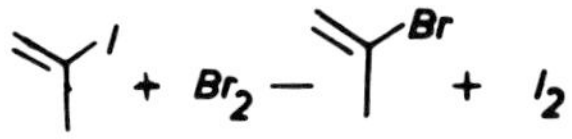

7. Bestimmung von Jod.   arzenigesaure + zerium/IV/-
                                            sulfat

Abb. 4. Bestimmung von Arduan im Serum

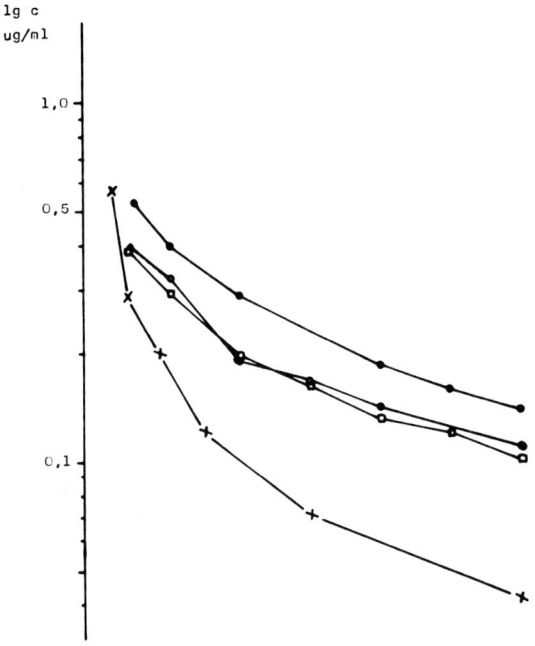

Abb. 5

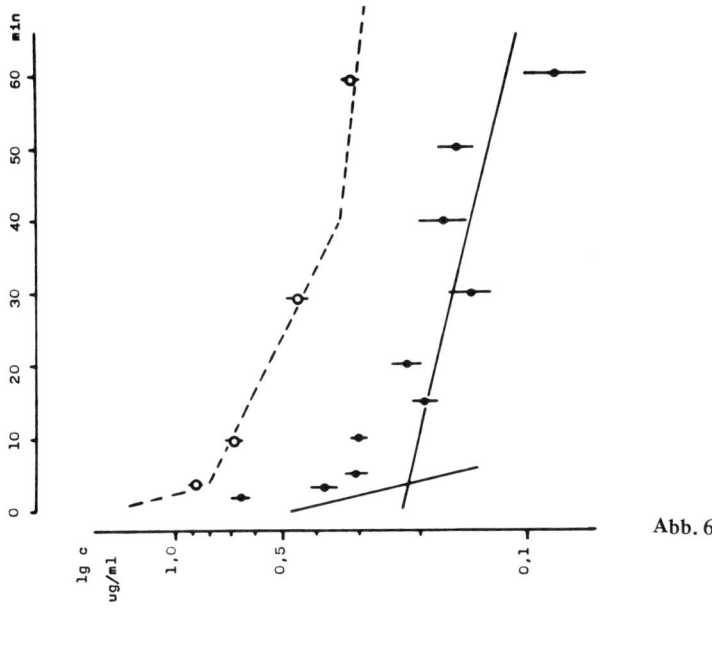

Abb. 6

$T_{1/2}$

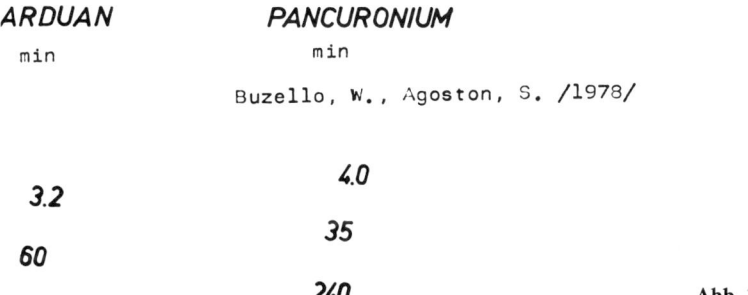

ARDUAN	PANCURONIUM
min	min

Buzello, W., Agoston, S. /1978/

ARDUAN	PANCURONIUM	
	4.0	
3.2		
	35	
60		
	240	Abb. 7

Zusammenfassung

Mit Hilfe der von uns entwickelten Methode haben wir die Elimination von Arduan aus menschlichem Serum gemessen. Unter der Voraussetzung von zwei Kompartmenten wurden die klinischen Parameter errechnet und die kinetischen Kurven von Arduan und Pancuroniumbromid verglichen. Die Absorption von Arduan erfolgte schneller. Weiter wurde die Pharmakodynamik beider Medikamente verglichen. Der neuromuskuläre Effekt von Arduan und Pancuroniumbromid war im wesentlichen gleich.

Der idente, neuromuskuläre Effekt der abweichenden Kinetik unterstützt die im allgemeinen mehr und mehr akzeptierte These, daß das Maß der nicht depolarisierenden Muskelrelaxantien von der Konzentration im Serum nur indirekt beeinflußt wird.

Enflurane Analgesia

S. Firn

It is generally accepted that major surgical procedures require general analgesia and/or regional anaesthesia, but all too often in the past scant attention has been paid to the provision of satisfactory analgesia, for such things as post-operative wound pain, especially during physiotherapy, removal of sutures, mobilisation of joints stiffened by injury, disease, or immobilisation, burns dressings etc.

These procedures often require high degrees of patient cooperation and in many instances have to be repeated, at frequent intervals. Safe, adequate analgesia provides both physical and mental relief during these painful episodes.

Inhalation analgesia can be very useful in these circumstances. Various anaesthetic agents have been used with varying degrees of success, depending upon, which agent was used, the technique of administration and the experience of the administrator.

In the late 1960's and early 1970's a number of different groups of workers [1, 2, 3, 4, 5] successfully used the halogenated ether, Methoxyflurane, for inhalation analgesia, during burns dressings.

When Enflurane became readily available in the United Kingdom in 1978, in view of its close chemical relationship to Methoxyflurane it seemed reasonable to investigate its analgesic properties (Fig. 1).

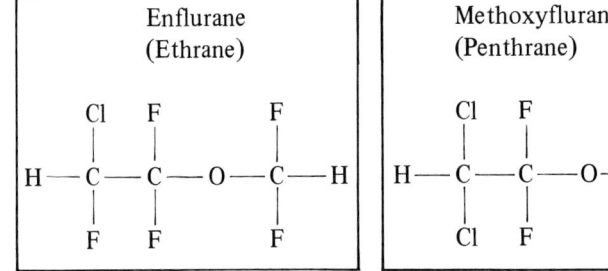
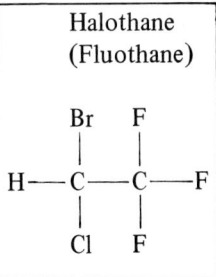

Fig. 1. Structural formulae of Ethrane, methoxyflurane and halothane

Method

Patients

Initially patients undergoing burns dressings were selected, but the trial was soon extended to include any patient, who was undergoing a painful procedure. No age limit was set and out-patients were, also, included.

Equipment

2 calibrated, temperature compensated, air draw-over Enflurane vaporisers, supplied by Cyprane Limited were used. One vaporiser was calibrated from 0.5% to 5% Enflurane in air and the second vaporiser had an expanded scale in the lower range i.e., 0.5% to 1.5%.

Procedure

This was the same as described by the author in 1972. No promise about the degree of analgesia was made to the patient. The patients were not starved.

Face masks were used and the patients were encouraged whenever possible to hold the mask in place themselves. The concentration of the inhaled mixture was adjusted by the administrator, taking care to retain consciousness and verbal contact with the patient at all times.

The analgesic effect was judged both on objective and subjective findings, taking into account the patients physical and mental reaction to the procedure and the degree of co-operation obtained.

The results of the analgesic effect were assessed using the criteria of Paker and Tital [1] i.e.

Very good   Total analgesia, with full mental and physical relaxation.
Good   Slight discomfort, insufficient to cause anxiety.
Fair   Discomfort causing some anxiety, but not severe enough to require supplementary drugs.
Poor   Discomfort or anxiety sufficient to require supplementary analgesics or sedation.

Result

Enflurane analgesia was used 75 times in 36 patients (26 males and 10 females), whose ages ranged from 8 weeks to 63 years. 17 patients (47%) were under 10 years of age.

16 patients were suffering from burns, 9 had undergone Plastic Surgery procedures, 6 were Orthopaedic patients and the remaining 5 were under the care of the Neurosurgeons, the General Surgeons, the Dental Surgeons, and the Paediatricians (Table 1).

The number of administrations received by any one patient varied from 1 to 10. Duration of Enflurane inhalation varied from 3 minutes to 2 hours (Fig. 2).

The effect was judged to be Very Good on 36 occasions, Good on 27, Fair on 8 and Poor on 4 occasions. On the 4 occasions when the result was judged to be poor no addition analgesics were used, only sedation (Fig. 3).

Table 1. Type of patient

Burns	16
Plastic surgery	9
Orthopaedic surgery	6
Neurosurgery	2
General surgery	1
Dental surgery	1
Paediatric	1

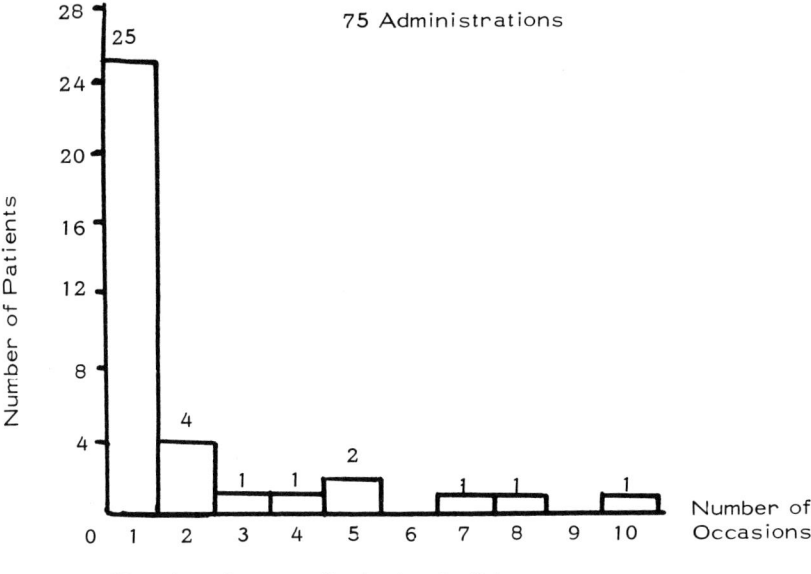

Fig. 2. See text

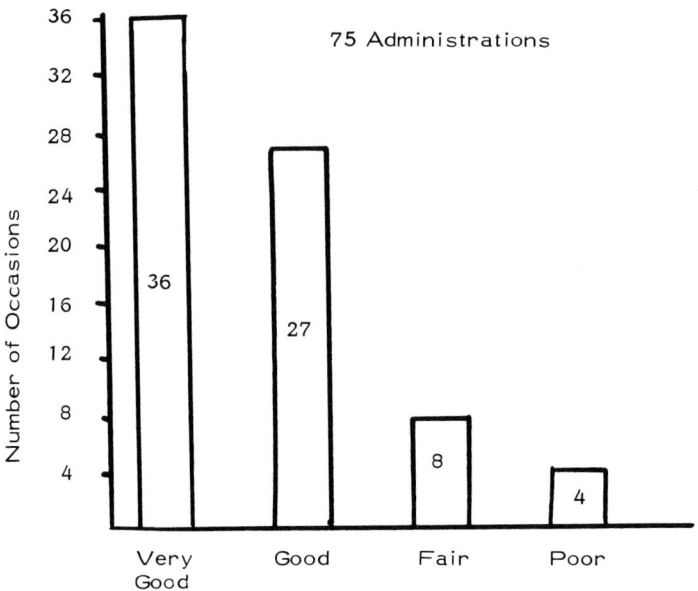

Fig. 3. See text

Discussion

From the beginning of the trial it was obvious that Enflurane possessed very definite analgesic properties, but it was also obvious, that it was easy to produce a restless uncooperative patient, if the inhaled concentration was too high, with no apparent increase in analgesia. The critical level above which restlessness began, appeared to be about 1%. In the patients in the latter part of this initial trial, it was rarely necessary to use concentrations above 0.75%.

In long procedures the inhaled concentration of Enflurane often had to be varied several times, to keep the patient analgesic, but alert.

The effects of Enflurane analgesia appear to be very similar to those of Methoxyflurane analgesia, but have the distinct advantage of being produced in a much shorter time.

The average time required to produce analgesia with Enflurane was 3 minutes, compared to about 9 to 10 minutes with Methoxyflurane.

Patients, also, seem to find the smell of Enflurane more acceptable.

The mood-modifying effect seen with Methoxyflurane is even more pronounced with Enflurane producing marked mental relaxation, even in very anxious patients. Amnesic effects were also, exhibited by some patients.

Pre-operative starvation was unnecessary and the absence of nausea and vomiting, allowed patients to eat and drink normally, within minutes of the end of the procedures, and many were delighted to do so.

It would appear from this preliminary trial, that there is possibly a very wide worthwhile application for Enflurane Analgesia in the future and further investigation is already underway in Wakefield.

References

1. Packer KJ, Titel JH (1969) Methoxyflurane analgesia for burns dressings, experience with the analgizer. Brit J Anaesth 41:1080
2. Laird SM, Gray BM (1971) Intermittent inhalation of Methoxyflurane and Trichloroethylene as analgesics in burns dressing procedures. Brit J Anaesth 43:149
3. Marshall MA, Ozorio HPL (1972) Analgesia for burns dressings using Methoxyflurane. Brit J Anaesth 44:80
4. Firn S (1972) Methoxyflurane analgesia for burns dressings and other painful ward procedures in children. Brit J Anaesth 44:517
5. Firn S (1975) Eine vergleichende Studie von Methoxyfluran- und Entonox-Analgesie bei der Versorgung von Brandwunden bei Kindern. In: Bergmann H, Blauhut B (eds) Anaesthesiologie und Wiederbelebung, Band 90, Springer Verlag, p 197

Panel II
Perinatologie

Vorsitz: J. Neumark

Mechanisms and Pathways of Parturition Pain

J.J. Bonica

I am pleased to be here this afternoon and participate in this session on obstetric anesthesia and intensive care during the perinatal period. The large audience suggests that with the passage of time there is progressively more interest in this field. My task this afternoon is to: a) state some basic facts; b) briefly describe the mechanisms and pathways of parturition pain; c) mention physical and psychologic factors which influence the degree of parturition pain; and d) emphasize the deleterious effects of unrelieved severe pain associated with parturition. I will start by stating that, notwithstanding the claims of the proponents of natural childbirth and of so-called prophylaxis that pain during labor and parturition is not an inherent part of the physiologic process of childbirth but rather a product of social, cultural, and emotional influence, there is ubiquitous testimony that, ever since the beginning of time, in most instances, childbirth has been a painful process. It is, of course, true that the amount of pain varies among different cultures and ethnic groups, it varies in the same woman from one childbirth to another, and it varies in different phases of the same labor. Moreover, it is well known that the intensity of pain is influenced by a variety of physical and psychological factors which will be mentioned later.

To provide optimal anesthetic care to parturients, it is necessary for the anesthesist to have a thorough knowledge of the nature of the pain of parturition, including the mechanisms that initiate nociceptive impulses in the uterus, perineum, and pelvis; current concepts of central mechanisms involved in transmission and modulation of nociceptive information; the factors that affect the pain of childbirth; and, most importantly, the effects of parturition pain on the mother, the fetal-placental complex, the forces of labor, and the newborn.

Mechanisms of Parturition Pain

Although the exact neurophysiologic and biochemical mechanisms which produce pain during the various stages of labor and vaginal delivery have not been conclusively determined, it appears that it is due to four factors: a) dilatation of the cervix; b) contraction and distension of the uterus; c) distension of the outlet, vulva, and perineum; and d) a heterogenous group of other factors. During the first stage, pain is due to stretching and possible tearing of the cervix and contraction and distension of the uterus. It is probable that pressure and stretch of the uterine muscles stimulate high threshold mechanical nociceptors[1] repeatedly and lower the threshold. Moreover, it is possible that contractions cause cellular breakdown with the liberation of "pain producing substances": which diffuse into the extra-

---

[1] Nociceptors are receptors of nerve terminals which respond only to "nociceptive" or "noxious" stimulation, i.e., stimulation that is actually or potentially damaging to tissues.

cellular space and there decrease the threshold of nociceptors. During the second stage, the stretching and actual tearing of fascia, skin, subcutaneous tissue, and other somatic structures in the perineum which are pain sensitive stimulate nociceptors in these structures. Other factors which probably contribute to the pain of childbirth include: 1. traction and pressure on the adnexa and parietal peritoneum and structures they envelope; 2. pressure on and stretch of the bladder, urethra, rectum, and other pain sensitive structures in the pelvis; 3. pressure on one or more roots of the lumbar sacral plexus; and 4. reflex skeletal muscle spasm and vasospasm in these structures supplied by the same spinal cord segments supplying the uterus.

The nociceptive stimulation activates "bare" nerve terminals which are uniquely sensitive to noxious stimulation and are endings of subsets of the thinly myelinated A delta and the unmyelinated C fibers. Although the exact mechanisms by which noxious stimuli activate these nociceptors and cause them to transduce it into impulses is unknown, specific peptides such as bradykinin-like substances are probably involved.

Parturition Peripheral Pain Pathways

The A delta and C fibers which supply the uterus constitute visceral afferents which accompany the sympathetic nerves and pass sequentially through: a) the uterine and cervical plexuses; b) the pelvic (inferior hypogastric) plexus; c) the middle hypogastric plexus or nerve; d) the superior hypogastric plexus; and e) thence through the lumbar and lower thoracic sympathetic chain which they leave by way of the white rami communicantes associated with the 10th, 11th, and 12th thoracic and 1st formed spinal nerves. These nociceptive afferents then pass through the posterior roots of these nerves and enter the spinal cord and make synaptic contact with interneurons in the dorsal horn (Fig. 1). The mild pain

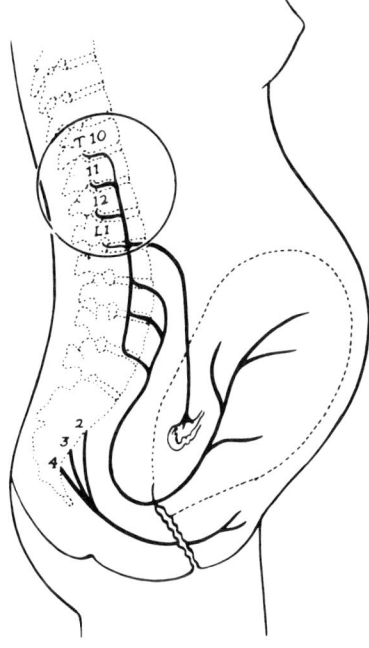

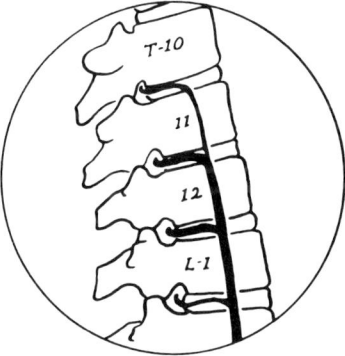

Fig. 1. Peripheral parturition pain pathways. The uterus, including the cervix, is supplied by sensory (pain) fibers that pass from the uterus to the spinal cord by accompanying sympathetic nerves in the sequence summarized in the text. The primary pathways (shown as thick lines in the inset) enter the 11th and 12th spinal segments while the secondary auxiliary pathways enter at T_{10} and L_1. The pathways from the perineum pass to the sacral spinal cord via the pudendal nerves. Modified from and courtesy of Bonica JJ (1967) Principles and Practice of Obstetric Analgesia and Anaesthesia. FA Davis Company, Philadelphia

of uterine contractions of early labor is transmitted to the 10th and 11th spinal cord segments (Fig. 2), but when contractions become more intense and the pain is severe the adjacent two segments become involved (Fig. 3). It deserves emphasis that the cervix is supplied by the same segments ($T_{10}-L_1$) as the body of the uterus and not through sensory nerves
associated with the nervi erigentes that enter the spinal cord at S_2-S_3 and S_4 as generally
believed and stated in virtually every anatomy textbook in current use. The uterine contraction pain is referred to the skin supplied by these four spinal segments (Figs. 1, 2): the
abdominal wall between the umbilicus and the symphysis pubis anteriorly; the skin and subcutaneous tissue over the iliac crests and upper gluteal regions laterally; and the skin and subcutaneous tissue overlying the lower four lumbar vertebrae and the upper half of the sacrum[2].

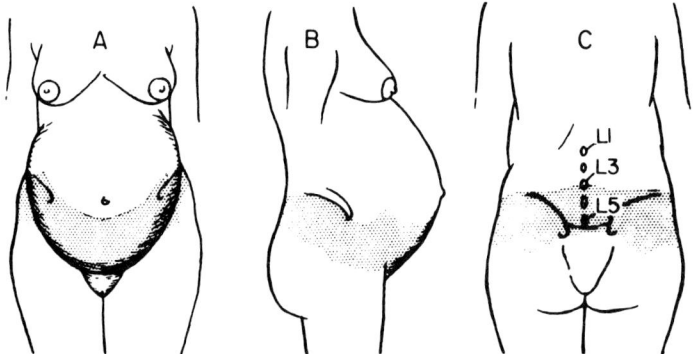

Early first stage: Pain Intensity Moderate

Fig. 2. The pain associated with uterine contraction during the early part of the first stage referred to the
11th and 12th thoracic dermatomes

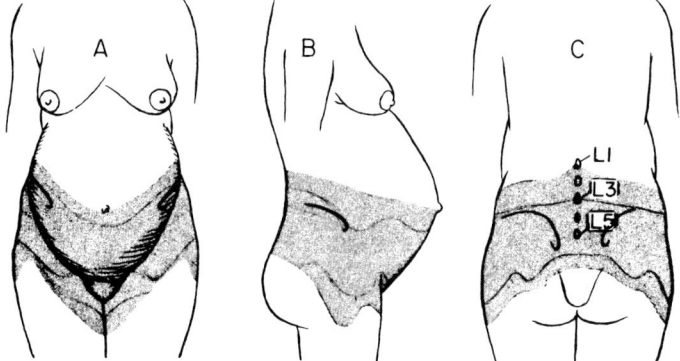

Late first stage: Pain Intensity Severe

Fig. 3. Severe pain produced by intense uterine contractions during the latter part of the first stage referred to T_{10}, T_{12}, and L_1 dermatomes

---

[2] It is recalled that the posterior divisions of the lower thoracic and lumbar nerves migrate caudally for a
considerable distance before they emerge to supply the skin and subcutaneous tissue and adjacent paravertebral region. Thus the cutaneous branches of the posterior division of T_{10} supply the skin at the level
of the spinous processes of L_2 and L_3 vertebrae; those of T_{11} supply the skin overlying L_3 and L_4; while
T_{12} supplies the skin over L_5 and S_1; and L_1 those tissues over the upper part of the sacrum.

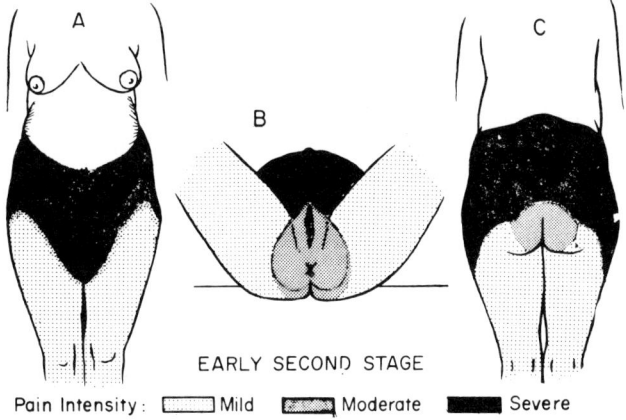

Pain Intensity: ☐ Mild ▨ Moderate ■ Severe

Fig. 4. Distribution of labor pain during the early phase of the second stage. Uterine contractions remain intense and produce severe pain in $T_{10}-L_1$ dermatomes, and, at the same time, the presenting part exerts pressure on pelvic structures and thus causes moderate pain in the very low back and perineum and often mild pain in the thighs and legs

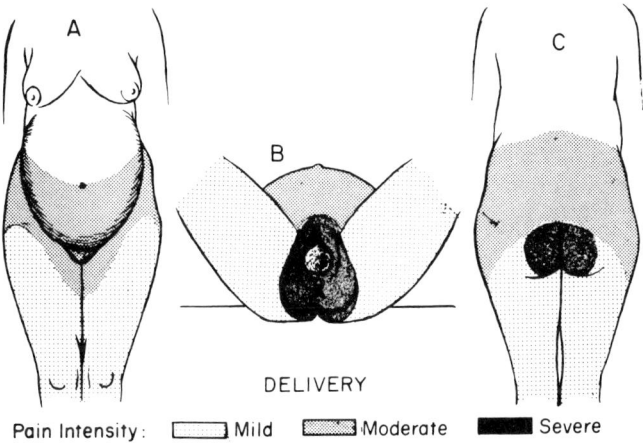

Pain Intensity: ☐ Mild ▨ Moderate ■ Severe

Fig. 5. Distribution of parturition pain during the latter phase of the second stage and in the actual delivery. The perineal component is the primary cause of discomfort. Uterine contractions produce moderate pain

The A delta and C fibers which supply the perineum and are stimulated during the second stage pass to the spinal cord primarily through the pudendal nerves and make synaptic connections with interneurons of S_2, S_3, and S_4 spinal cord segments. Like other pain caused by stimulation of superficial somatic structures, the perineal pain is sharp and well localized to the perineum (Figs. 4, 5).

The nociceptive A delta and C fibers which supply the pelvic structures that may be a source of nociceptive stimulation and pain during the latter part of the first stage and during the second are components of visceral and somatic nerves that enter the spinal cord at levels $T_{10}-S_5$ inclusive. Nociceptive stimulation of visceral structures procudes pain referred to lower thoracic and upper lumbar dermatomes; stimulation of these structures supplied by somatic nerves including the parietal peritoneum, uterine ligaments, fascia and ligaments of muscles in the pelvic cavity causes pain referred to the lower lumbar and sacral segments; pressure on one or more roots of the lumbosacral plexus will cause pain referred to the back of the thighs and perhaps the legs. In patients with persistent posterior position of the presenting part or with dystocia there is intense stimulation from uterine distension and the pelvic structures that produces severe pain in the low back and the thighs. To relieve such pain, segments L_2-S_3 must be blocked.

The peripheral nociceptive afferents enter the dorsal horn of the spinal cord and synapse with large marginal cells (lamina I) which are exclusively nociceptive interneurons and also with the dendrites of neurons located predominantly contralaterally, but a few pass ipsilaterally. Moreover, these neurons make synaptic connections with interneurons that send axons to the anterior and anterolateral horn where they synapse with somatomotor and sympathetic motor neurons respectively.

After being subjected to modulating influences, some of the nociceptive impulses[3] from the dorsal horn pass to the anterior and anterolateral horns where they stimulate neurons whose axons constitute peripheral somatic motor nerves and sympathetic nerves, respectively, that become involved in segmental (nocifensive) reflexes (Fig. 6). Other impulses pass through the contralateral and some to the ipsilateral spinothalamic systems and other ascending pathways which convey them to the brain stem and cerebrum to provoke suprasegmental reflex responses, the perception of pain, and the three important psychologic dimensions of pain: sensory-discriminative, motivational-affective, and cognitive-evaluative.

In contrast to the older idea of straight-through transmission of nociceptive information without modification, new data make it impressively clear there is an incredible degree of modulation all along the course of transmission of nociceptive impulses from the uterus to the brain. The greatest degree of modulation occurs in the dorsal horn and other parts of the central nervous system and is affected by input from different sized peripheral nerves and by local, segmental (spinal cord), and supraspinal descending influences.

One of the most powerful descending inhibitory systems is depicted in Fig. 7 and summarized in the legend. It is to be noted that activation of neurons in the periaqueductal gray (PAG) generate impulses which descend through axons that make synaptic contacts with neurons in the nucleus magnus, the axons of which are serotonergic and descend and make synaptic contact with terminals with primary peripheral afferents and with interneurons in laminae I, II, and V. Through these complex synaptic arrangements, they exert either directly or through small short-axon interneurons of the substantia gelatinosa either presynaptic inhibition of primary afferents or postsynaptic inhibition of spinothalmic neurons. Although the exact biochemical mechanism is not known, modulatory influence may be acheived through enkephalins which are released from the terminals of short axon interneurons that act as neuromodulators or as transmitters to modulate synaptic nociceptive transmission.

---

[3] Most authorities define pain as an unpleasant perceptual and emotional experience which takes place in high cortical parts of the brain in the awake, conscious human being. Therefore, the impulses or messages produced by tissue damage are referred to as "noxious" or "nociceptive" and not "pain" during the transmission from the site of stimulation to the higher cortical centers.

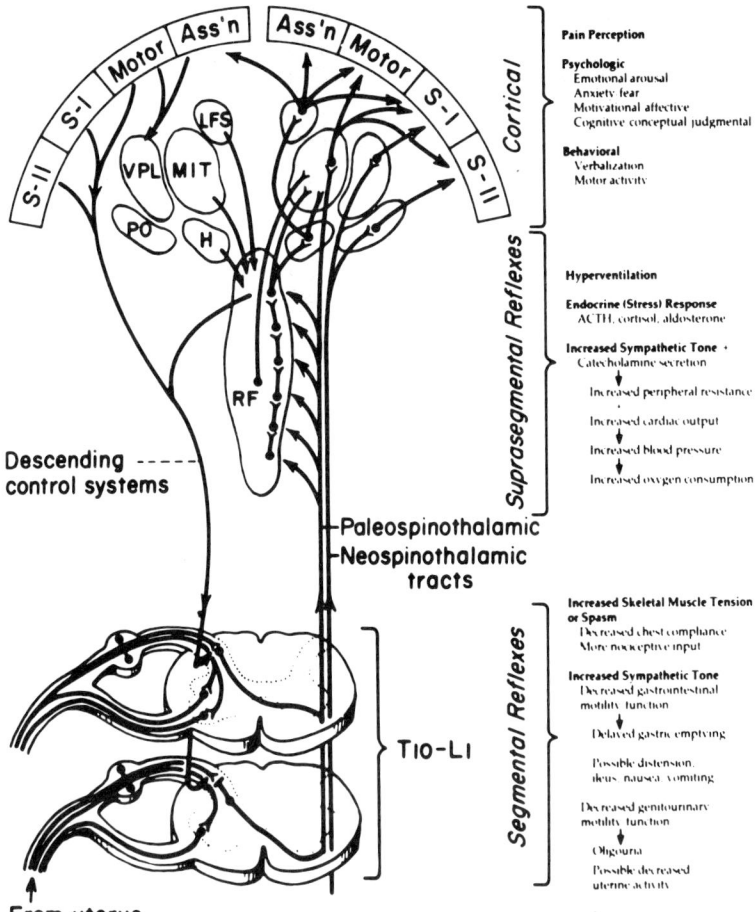

Fig. 6. The ascending neural pathways in the neuraxis primarily involved in transmission of nociceptive information to anterior and anterolateral horn cells and to the brain and descending pathways that convey modulating influences from the brain to the spinal cord. On the right are listed segmental and supra-segmental reflex responses. Abbreviations: NGC – nucleus gigantocellularis; H – hypothalamus; PO – posterior thalamus; VPL – ventral posterolateral thalamus; MIT – medial and intralaminar thalamic nuclei; LFS – limbic forebrain structures; S_1 and S_2 – somatosensory cortex

Factors that Influence the Pain of Childbirth

Parturients differ widely in the amount of pain and suffering they experience during childbirth and even the same parturient has varying degrees of pain at different stages of labor and certainly during different labors. This variability is due to differences in physical factors or psychologic factors or both.

Physical factors that influence labor pain include: 1. the intensity and duration of uterine contractions; 2. degree of dilatation of the cervix and speed with which this is achieved with each contraction; 3. the distension of perineal tissue; and 4. various other physical factors such as age, parity, condition of the cervix at the onset of labor, relation of the infant to the

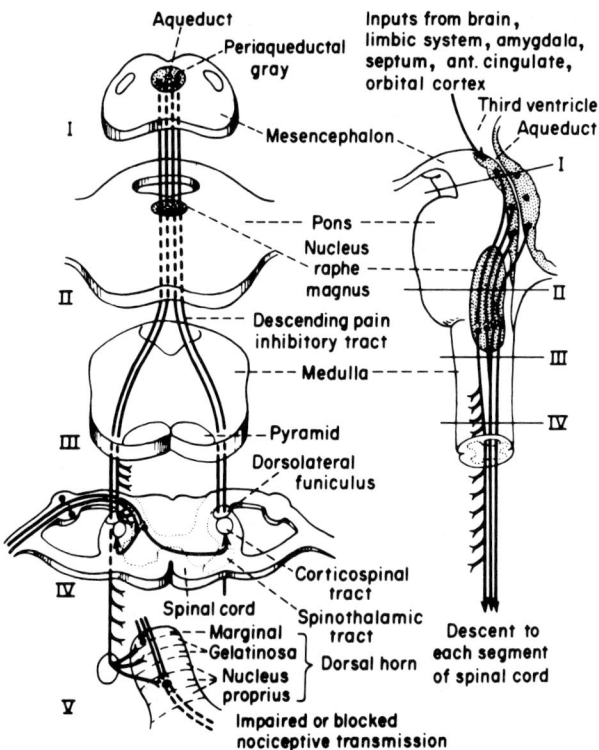

Fig. 7. Anatomic schema of the supraspinal descending pain inhibitory system. The horizontal lines labeled I–IV indicate the levels of the cross section shown on the left while the right is a schematic sagittal section of the same structures. Neurons of the periaqueductal gray (stippled area around the aqueduct of Sylvius) send axons to the nucleus raphe magnus where they synapse with serotonergic neurons. These, in turn, send long axons descending through the medulla lateral to the pyramidal tract and through the dorsolateral funiculus of the spinal cord just lateral to the lateral corticospinal tract. Termination of these axons enter the dorsal horn at various levels of the spinal cord where they make synaptic contacts with neurons in laminae I, II, and probably V, as depicted in section IV and V of the cross sectional drawing on the left

size of the birth canal, and the general condition of the parturient. Many of these factors are interrelated: for instance, an elderly primipara experiences a longer, more painful labor than a younger primipara. The cervix of a multipara begins to soften even before the onset of labor and is less sensitive than that of a primipara. In the presence of dystocia due to a contracted pelvis or a larger baby, the gravida experiences more pain than under normal conditions. Fatigue, loss of sleep, anemia, general debility, and malnutrition exert a great influence on the patient's tolerance to the painful experience and consequently modify her behavior.

The nociceptive input coming from the periphery to the brain initiates three major psychological dimensions: 1. anxiety and emotional arousal; 2. motivational and affective dimensions; 3. cognitive-conceptual-judgmental dimensions. Each of these psychologic factors can exacerbate a nociceptive input and any other of the psychologic factors. For example, the anxiety and emotional arousal stimulated by the nociceptive input through psycho-physiologic mechanisms increase the skeletal muscle tension that adds to the nociceptive input and also may cause vasospasms and consequent ischemia which produces biochemical changes in tissues that lower the threshold of nociceptors. Moreover, motivational affective factors influence the degree of emotional stress and avoidance behavior manifested by an individual. The cognitive-conceptual-judgmental dimensions are influenced by the upbringing, personality, attitude, beliefs, past experience, and sociocultural factors and interpersonal transactions. Consequently, parturition pain may be influenced by any and all of these factors as well as mentation, attitude, and mood of the parturient at the time of labor.

It is well known that anxiety, fear, and apprehension will enhance the parturient's nociceptor transmission and emotional responses to the labor pain she perceives. One of the most frequent causes of anxiety and fear is ignorance or misinformation about the process of pregnancy and parturition and the significance of labor pain. The primigravida who has been psychologically conditioned to believe that the pain of labor causes an event which is attendant with danger will react differently from the well-informed parturient who has been adequately prepared. Inappropriate remarks or words may prove strong "negative" suggestions to the end that sensations are intensified and pain becomes exaggerated. Finally, many cultural patterns and customs are conducive to overt expression and behavior of pain and suffering.

Suggestion, distraction, and motivation are highly effective in modulating (inhibiting) nociceptive transmission and the affective dimensions of pain. They are inextricably interrelated with the amount of confidence the parturient has in her physician or midwife and the understanding or feelings she has about the process of childbirth. It has been shown conclusively that prenatal education of the gravida often eliminates or decreases the anxiety, fear, and apprehension, and may initiate psychodynamic mechanisms that actually diminish transmission of nociceptive information.

The aforementioned recent data about supraspinal descending influences explains how psychologic factors can increase or decrease the labor pain. On one hand, emotional, motivational affective factors promptly activate the cortical mechanisms in the brain which may stimulate periaqueductal neurons and thus increase the activity of the aforementioned supraspinal descending inhibitory system which prevents or impairs the transmission of nociceptive information in dorsal horn and in different levels of the neuraxis. On the other hand, under appropriate conditions, anxiety, fear, and apprehension may activate certain brain mechanisms which inhibit the efficacy of supraspinal descending inhibitory systems which in turn enhance the transmission of nociceptive impulses resulting in greater pain perception which in turn may increase the anxiety, fear, and emotional arousal. Thus a "vitious circle" is initiated and will persist unless it is interrupted by psychologic and pharmacologic procedures.

Deleterious Effects of Parturition Pain

From time immemorial it has been universally appreciated that the pain of uterine contractions has the important biologic function of signalling the onset of labor. Moreover, in the last half century it has been recognized that the physiologic, biochemical, and psychologic responses are intended to preserve homeostasis. Many proponents of natural childbirth claim that the experience of the pain is a part of the normal delivery process and is essential to the emotional well-being of the mother and the normal psychologic and physiologic development of the baby. However, what has not been realized is that, if labor pain is not relieved when it becomes severe, it is likely to have deleterious effects on the mother, fetus, and newborn. The persistent pain and stress enhance the segmental and suprasegmental reflex responses which then become abnormal and cause exaggerated effects on ventilation, circulation, endocrine function, and other body functions.

Human studies in unpremedicated primigravidas in labor have shown that the pain of uterine contractions causes a fivefold to twentyfold increase in ventilation with consequent severe respiratory alkalosis (Fig. 8), a significant increase in sympathetic activity and nor-

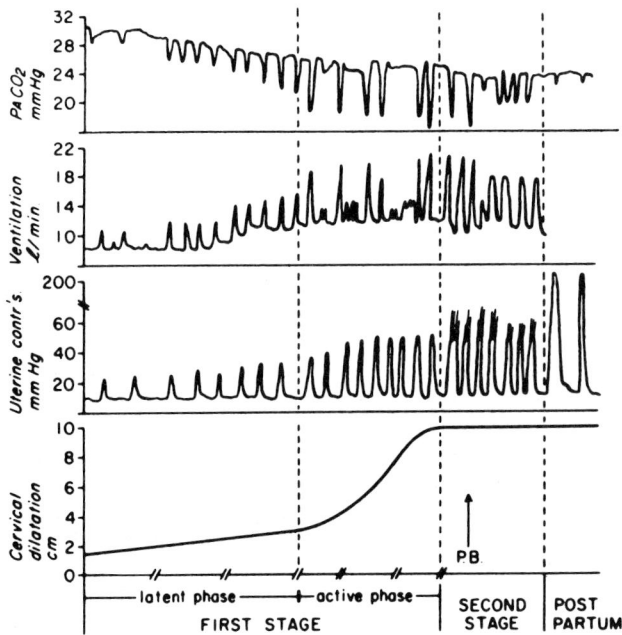

Fig. 8. Ventilatory changes during labor in unpremedicated gravida (schematic). Note correlation of the stage of labor as reflected by the Friedman's curve (lowermost tracing), the frequency and intensity of uterine contractions, minute ventilation, and arterial carbon dioxide tension (uppermost curve). Early in labor, uterine contractions are small and are associated with mild pain, causing only small increases in minute ventilation and decreases in $PaCO_2$. But, as labor progresses, the greater intensity of contractions causes greater changes in ventilation and CO_2. During the active phase, contractions with increased intra-uterine pressure of 40–60 mmHg cause severe pain which acts as intense stimulus to ventilation with a consequent reduction of $PaCO_2$ to 18–20 mmHg. During the second stage, the reflex bearing-down efforts further increase intrauterine pressure and distend the perineum with consequent additional pain that prompts the parturient to ventilate at a rate almost twice that of early labor, causing a commensurate reduction in $PaCO_2$. Pudendal block relieves the perineal pain, but the patient is still able to effectively bear down voluntarily. The voluntary bearing-down efforts decrease the respiratory rate and consequently minute volume ventilation, resulting in a smaller reduction in $PaCO_2$ than obtained before the block. (Courtesy of Bonica JJ (1973) Clinical Anaesthesia Series. FA Davis Company, Philadelphia, 10:2–9)

epinephrine release which causes a 50–150% increase in cardiac output, a 20–40% increase in blood pressure, and significant increases in metabolism and oxygen consumption and decreases in gastrointestinal and urinary bladder motility and, at times, in uterine contractility. The increased load on the heart and circulation is tolerated well by a healthy gravida, but may prove deleterious to parturients with heart disease. The increase in oxygen consumption caused by the pain and work of labor, together with the loss of bicarbonate from the kidney as compensation for the respiratory alkalosis, and often reduction in carbohydrate intake, usually produce a progressive metabolic acidosis which not only is deleterious to the mother, but is transferred to the fetus (Fig. 9). Some have suggested that this is in part due to pain-

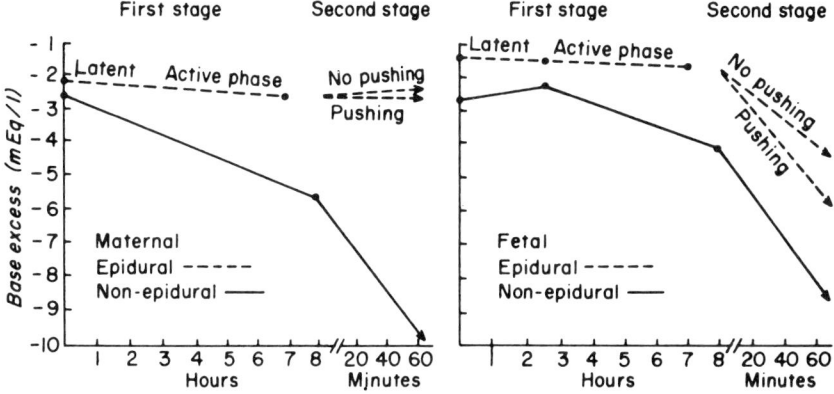

Fig. 9. Representation of mean changes in extent of maternal (left) and fetal (right) metabolic acidosis during the first and second stages of labor observed in a group of "clinically acceptable ideal" parturients managed without lumbar epidural analgesia and in two similar groups of parturients managed with epidural analgesia, of which those in one group retained a bearing-down reflex and those in the other group did not and were delivered by outlet forceps. Note the significant metabolic acidosis among the non-epidural group of parturients, whereas those given an epidural analgesia experienced little or no change in their acid-base status. Fetuses born of mothers managed without epidural also developed impressive metabolid acidosis during the first stage and an even greater degree during the second stage. Fetuses of mothers given epidural had no change in acid-base during the first stage, but there was a time-dependent increase in metabolic acidosis during the second stage, although the rate of increase was less than in the nonepidural group and least if the mother did not bear down during the second stage. (Modified from and courtesy of Crawford JS (1976) Principles and Practics of Obstetric Anaesthesia. Oxford, Blackwell Scientific Publications; based on the data of Pearson and Davis J (1974) Obstet Gynaecol Br Cwlth 81:971)

induced reflex vasoconstriction of peripheral tissue with consequent inadequate perfusion and hypoxia. Finally, the decrease in gastrointestinal motility causes retention of fluid and food in the stomach and increases the risk of aspiration of gastric contents.

Pain induced in pregnant baboons, ewes, and other animals produces a significant (25−35%) increase in catecholamines particularly norepinephrine with a consequent 36−70% decrease in uterine blood flow (Fig. 10). These effects were also noted in animals subjected to fear and psychologic stress. Moreover, it has been found that severe pain and anxiety during human labor causes an increase in norepinephrine and epinephrine which is attenuated significantly after institution of regional analgesia. Severe hyperventilation with consequent severe respiratory alkalosis causes a shift in the maternal oxygen dissociation curve which impairs the transfer of oxygen to the fetus. This effect, together with the reduction in uterine blood flow provoked by the increased norepinephrine release, is likely to further impair placental blood gas exchange. The incidence of such series of intermittent impairment of placental blood gas exchange is apparently tolerated by the normal fetus, but if the fetus is

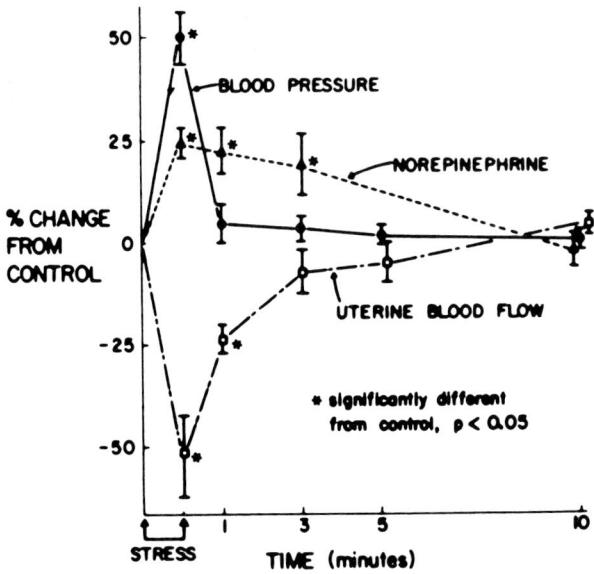

188   J.J. Bonica

Fig. 10. The effects of pain-induced stress on maternal arterial blood pressure, noradrenalin blood level, and uterine blood flow. The stress was induced by application of an electric current on the skin of a ewe at term. Note that the increase in arterial pressure is very transient but the decay in norepinephrine level is more protracted and is reflected by a mirror-image decrease in uterine blood flow. (Courtesy of Shnider SS, et al. (1979) Anaesthesiology 50:30)

already at risk because of obstretric complications, the pain induced reduction of oxygen may be the critical factor that produces morbidity or even mortality.

In addition to the significant increase in plasma catecholamines provoked by the pain of labor, there is an elevation of plasma corticosteroids, maternal ACTH and cortisol levels rise as labor progresses, reaching maximum values immediately prior to the delivery. The pain and stress also increase the secretion of free fatty acids and other endocrines which may have deleterious effects on the mother and fetus. Partial relief of pain with systemic analgesics de-

Fig. 11. Schematic diagram of an actual case showing the relations of cervical dilatation (lowermost panel), uterine contractions, ventilation, and arterial carbon dioxide tension (uppermost panel) in a primigravida managed with narcotic and extradural analgesia. At 5-cm dilatation the parturient had moderate pain and was given 50 mg of meperidine intravenously slowly, resulting in partial relief of pain and consequently smaller changes in ventilation and $PaCO_2$. When the pain became severe, when the cervix was 6 cm dilated, the induction of segmental peridural analgesia had no effect on uterine contractions, but the pain relief eliminated the maternal hyperventilation so that $PaCO_2$ was 28 mmHg. During the second stage, the perineal distension caused pain and initiation of the reflex bearing-down effort and a concommitant increase in ventilation that caused slight decrease in $PaCO_2$ to about 24–25 mmHg. The addition of low caudal (L_5–S_5) analgesia eliminated the perineal pain and decreased the respiratory drive. With the voluntary bearing-down efforts, the tidal volume was increased to about 2,500 ml (the inspiratory capacity), but the rate was decreased to 5–6 during the 50–60 second contractions, whereas during the 75–90 relaxation phase, the tidal volume was reduced to 500–600 ml and the rate to 10–12 per minute, so that the average minute ventilation was about 14–16 l/min, resulting in a $PaCO_2$ of 26–30 mmHg

creases the degree of endocrine response, while continuous epidural analgesia prevents it entirely (Figs. 11, 12).

The aforementioned deleterious effects of severe parturition pain and the associated physiologic responses can be decreased with narcotic analgesics and completely eliminated

Table 1. Technique and characteristics of double catheter technique

Technique	Comparison with other extradural techniques
– Needle puncture at L_{2-1} → catheter advanced 3 cm (T_{12})	**Advantages**
– Needle puncture in sacrum at S_4 → advance catheter to S_3	1. Requires less drug than standard or single catheter techniques
– Aspiration test and injection of test dose	2. The most specific technique for labor and delivery
– If negative at 5 min, inject 4–5 ml analgesic solution of local anaesthetic in upper catheter → analgesia $T_{10}-L_1$	3. Least effect on mother and fetus
– Continuous oxygen and frequent monitoring	4. No effects on newborn
– Top-up analgesic dose in the upper catheter as soon as uterine pain returns	5. No premature numbness or weakness of limbs
– With onset of pain in limbs and perineum inject 5–7 ml of analgesic solution through caudal catheter → analgesia in limbs and perineum	6. No premature perineal relaxation → no interference with flexion and internal rotation
– Continue analgesia until after internal rotation → 5–7 ml 0.75% bupivacaine or 1.5% etidocaine via lower catheter → profound perineal muscle relaxation	7. "Rolls-Royce" of obstetric analgesia
	Disadvantages
	1. Two catheters are required → greater risk of complication and failure (Obviated by skilled anaesthesist)

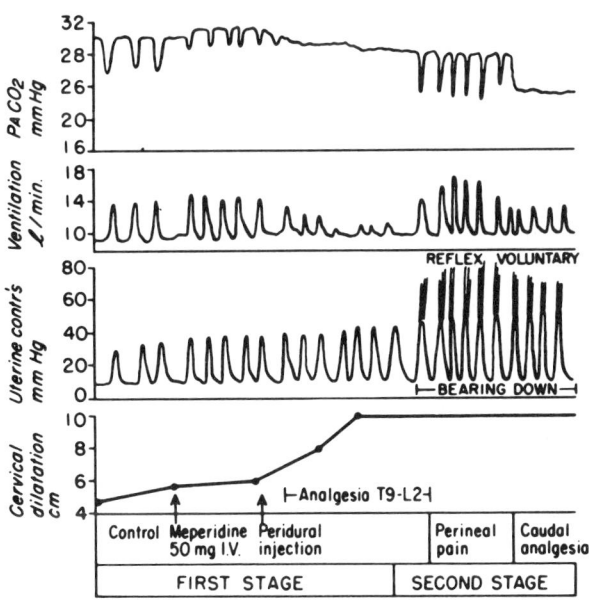

by appropriate techniques of regional analgesia. Of the various regional techniques, extradural analgesia is the best all around method. Several clinical studies have impressively demonstrated that complete relief of pain with epidural analgesia during the first stage obviates the metabolic acidosis (reflected by a decrease in base excess and increase in lactate production) that develops in parturients managed with prepared childbirth but given no chemical analgesia or with meperidine or other narcotics (Figs. 11, 12). During the second stage, there is a slight time-dependent decrease in base excess and increase in lactate in parturients who have complete pain relief but voluntarily bear down to aid the expulsive efforts of the uterus. On the hand, parturients who do not bear down but are delivered with the aid of outlet forceps develop little or no metabolic acidosis. Figure 13 and Table 1 depict the technique and characteristics of the double catheter extradural analgesia procedure which can be considered the Rolls-Royce of obstetric anesthesia.

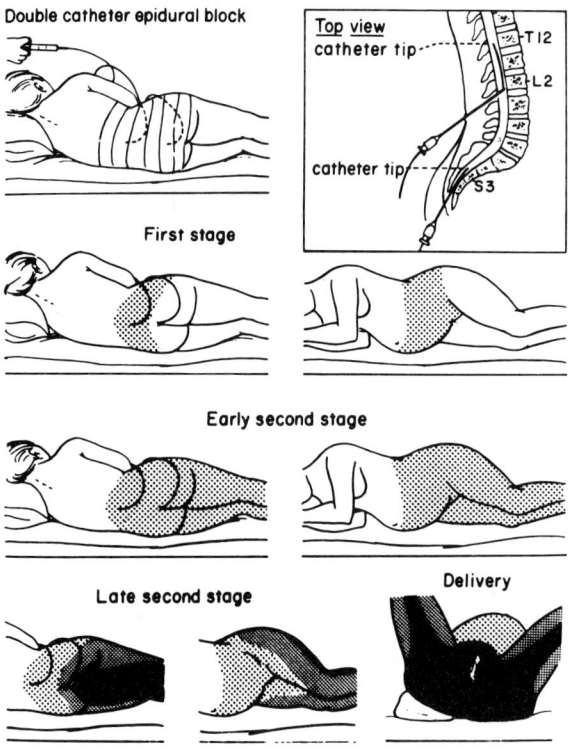

Fig. 12. The double catheter technique for extradural analgesia-anaesthesia for labor and delivery. The tip of the upper catheter is at T_{12} and the one for the lower catheter at S_3. As soon as contractions produce moderate pain, small (4–5 ml) volumes of analgesic concentrations of local anaesthetics are injected through the upper catheter to relieve the pain. Similar injections are repeated throughout labor. When the presenting part exerts pressure on the pelvic structures and perineum causing pain in the lower lumbar and sacral segments, 5–7 ml analgesic concentrations of a local anaesthetic are injected through the lower catheter. After flexion and internal rotation are completed, a high concentration of the local anaesthetic is injected through the lower catheter to produce perineal muscle relaxation and anaesthesia of sacral segments (black)

Plazentagängigkeit von Anaesthetika

V. Weiss

Geburtshilfliche Anaesthesie- und Analgesiemethoden haben eine doppelte Aufgabe zu erfüllen, nämlich der Mutter eine möglichst schmerzfreie Geburt zu verschaffen, ohne dabei schwerwiegende Folgeerscheinungen der vitalen Funktionen von Mutter und Kind zu verursachen.

Grundsätzlich ist festzustellen, daß alle üblichen Anaesthesiedrogen früher oder später die Plazenta passieren, doch ist das Ausmaß dieses Durchtrittes für die diversen Medikamentengruppen verschieden. Intravenös [7] verabreichtes Thiopental z.B. wird schneller das Kind erreichen als das Bupivacain einer Periduralanaesthesie [6, 15]. Das ideale Medikament, das alle von uns gewünschten Eigenschaften besitzt, nämlich totale Schmerzfreiheit für die Mutter oder Schlaf, ohne daß das Kind Zeichen der geringsten Depression zeigt, haben wir eben immer noch nicht zur Verfügung.

Daher stellt sich nach wie vor das Problem der Plazentagängigkeit der für die Anaesthesie verwendeten Medikamente.

Schon seit dem Altertum nahm man an, daß Substanzen, die mit der Nahrung aufgenommen werden, von der Mutter zum Kind übertreten [2]. Aristoteles spricht in seinem Embryologiebuch, daß die Plazenta ihre Nährstoffe aus dem mütterlichen Blut beziehe, wie ein Baum seine Nahrung aus den Wurzeln.

Seit den ersten Versuchen für eine geburtshilfliche Anaesthesie durch James Young Simson waren die Ansichten über dieselbe sehr geteilt. Wegen der für das Kind unbekannten Folgen waren zu seiner Zeit viele Geburtshelfer gegen die Anaesthesie. Walter Channing, Professor für Geburtshilfe an der Harvard-Universität, war dafür und erklärte, der für die Anaesthesie verwendete Äther träte nicht durch, weil er ihn an der Nabelschnur nicht gerochen hätte. Dagegen stand die Beobachtung von Sir John Snow, der im Atem von Neugeborenen nach Äthernarkosen der Mütter den Äther gerochen haben wollte.

Diese konträren Ansichten haben sich ja bis in unsere junge anaesthetische Neuzeit lange erhalten.

Wenn man heute von der Plazentagängigkeit der Anaesthesiedrogen spricht, sind 2 Aspekte vorhanden:
– die Verabreichung von Anaesthesie während der Schwangerschaft,
– eine solche für die Geburt.

In beiden Fällen ist der Vorgang bis auf geringe Unterschiede derselbe, nur bleibt einmal der Fötus mit dem mütterlichen Kreislauf in Verbindung, und somit ist derselbe am Abbau der verabreichten Medikamente beteiligt, so daß der kindliche Organismus weniger belastet wird.

Werden jedoch Medikamente für die Geburt verabreicht, muß der Organismus des Neugeborenen mit den eventuellen Folgen der an die Mutter gegebenen Drogen allein fertig werden. Hier ist ein grundlegender Unterschied.

Die Plazentagängigkeit [18] aller uns bekannten Anaesthesiedrogen hängt nach unseren augenblicklichen Kenntnissen von einer ganzen Reihe von Faktoren ab, die sich in ihrer Gesamtheit einmal sehr günstig für das Kind auswirken können, jedoch unter anderen Umständen sehr ungünstige Folgen haben können. Als Beispiel: nach komplikationsloser Schwangerschaft wird am Termin bei einem normal entwickelten Kind der Mutter ein Beruhigungsmittel, z.B. Diazepam, und anschließend eine Periduralanaesthesie gegeben. Der depressive Effekt auf ihr Neugeborenes wird minimal sein. Für die Frühgeburt eines unterentwickelten Kindes mit schwierigem Schwangerschaftsverlauf wird das obige Procedere vielleicht eine Gefahr bedeuten [13, 14].

Die für den diaplacentaren Durchgang maßgebenden Faktoren sind:
— die Oberflächengröße der Plazentarmembran und ihre Dicke,
— die Kreislaufverhältnisse auf beiden Seiten der Membran,
— die respektiven Blutkonzentrationen einer Substanz bei Mutter und Kind,
— der osmotische Druck,
— die Wehentätigkeit.

Mit zunehmender Reife der Plazenta nimmt die Dicke der Plazentamembran ab, hingegen nimmt die Oberfläche kontinuierlich an Größe zu. Diese beiden Tatsachen begünstigen die Plazentagängigkeit am Ende der Schwangerschaft. Der mütterliche Blutdruck und die Druckverhältnisse im plazentaren Kreislauf, in engem Zusammenhang mit der Wehentätigkeit, spielen ebenso eine Rolle für den diaplazentaren Durchtritt. Die Art, wie ein Medikament in den Körper der Mutter eingebracht wird, ist genauso wichtig. Eine schnelle intravenöse Injektion eines Medikamentes [10] wird eine andere mütterliche Blutkonzentration und einen daraus folgenden Gradienten bewirken, als eine orale Gabe [9]. Erfolgt diese intravenöse Injektion knapp vor der Geburt, kann man annehmen, daß eine größere Menge der Substanz zum Kind übergetreten ist und man eine Depression beim Neugeborenen erwarten kann [5].

Eine ganz entscheidende Rolle für den plazentaren Durchgang spielen aber die chemischphysikalischen Eigenschaften des Medikamentes selbst, wie:
— Fettlöslichkeit,
— Dissoziationsgrad,
— Molekulargewicht,
— Proteinbindungsfähigkeit.

Je fettlöslicher eine Substanz ist, desto leichter wird sie durch die Plazenta gehen. Bis zu einem Molekulargewicht von 600 treten die Substanzen sehr rasch durch, über 1000 ist der Durchgang verzögert. Man bedenke, die verdampfbaren Anaesthetika haben ein Gewicht um 200, lokale Anaesthetika zwischen 200 und 300. Schwache Elektrolyte treten leicht durch, stark dissoziierte Substanzen viel schwerer. Darüber hinaus ist aber zu sagen, daß undissoziierte Substanzen mit hoher Fettlöslichkeit sehr rasch durchtreten, während schlecht fettlösliche Substanzen trotz schwacher Dissoziation schwer übertreten. Die Plazentagängigkeit einer Substanz wird durch die Fettlöslichkeit ihrer undissoziierten Menge und ihrer Dissoziationskonstanten gesteuert. Dies ist besonders bei den Lokalanaesthetika wichtig. Die Proteinbindungsfähigkeit einer Substanz beeinflußt die Bildung der Konzentrationsgradienten [16].

Der plazentare Durchgang einer Substanz kann auf verschiedene Arten erfolgen, nämlich durch:
— einfache Diffusion als Folge eines Konzentrationsgradienten,
— Diffusion mit Hilfe von Trägermolekülen,
— einen aktiven enzymatischen Transport,
— besondere Mechanismen, z.B. Pinozytose.

Die häufigste Form des plazentaren Durchganges erfolgt durch einfache Diffusion. Mit Hilfe der Fick'schen Diffusionsgleichung kann man die Menge eines Medikamentes, das in der Zeiteinheit durchgetreten ist, berechnen.

$$Q/t = \frac{K.A\,(Cm - Cf)}{D}$$

K =	Konstante
A =	Oberfläche
Cm =	mütterliche Konzent.
Cf =	kindliche Konz.
D =	Dicke

Mittels dieser Gleichung können aber zirkulatorische Faktoren nicht berücksichtigt werden, obwohl denselben große Wichtigkeit zukommt. Eine Verengung im arteriellen Teil des plazentaren Kreislaufes kann die Plazentawanderung eines Medikamentes vermindern. Hingegen erhöht ein venöses Obstakel den Durchgang, weil es in diesem Fall zu einem längeren Kontakt der Membran mit der Substanz kommt.

Zusätzlich ist noch zu berücksichtigen, daß in der Plazenta metabolische Prozesse wie Hydroxilation oder Methylation stattfinden können. Auch dies hat einen Einfluß.

Will man nun diese etwas theoretischen Überlegungen in die Praxis umsetzen, so ist folgendes zu sagen: Alle intravenös eingebrachten Substanzen erzeugen Konzentrationsgradienten. Es wird von der Dosis, der Schnelligkeit der Applikation und der Proteinbindungsfähigkeit der Substanz abhängen, wie hoch der Gradient zwischen mütterlichem und kindlichem Blut ist. Ist das Medikament von einem hohen Fettlöslichkeitsgrad, wird seine schwache Dissoziation ideale Voraussetzungen für den Durchgang durch die Plazenta schaffen, z.B. Pentothal. Ist das Medikament stark dissoziiert und wenig fettlöslich wie im Falle der Muskelrelaxantien, dann müssen extrem hohe Dosen verabreicht werden, um einen Durchgang zu erzielen oder eine Wirkung beim Kind festzustellen [4].

Bei den verdampfbaren [8, 11] und gasförmigen Anaesthetika [16, 17] wird der Faktor Zeit eine große Rolle spielen. Je länger die Mutter einem solchen Anaesthetikum kontinuierlich ausgesetzt wird, desto höher wird die mütterliche Blutkonzentration sein, und es bildet sich ein hoher Gradient, der zusammen mit der hohen Fettlöslichkeit dieser Medikamente einen großen Durchgang erwarten läßt.

Bei Verwendung von Lokalanaesthetika wird zu beachten sein, zu welchem Zeitpunkt der Geburt eine Periduralanaesthesie angelegt wird; ob es sich um eine Dauerperidurale oder um eine einmalige Dosis handelt und welches Medikament verwendet wird. Die Dissoziationskonstante des verwendeten Medikamentes sowie das herrschende pH werden den dissoziierten und den undissoziierten Anteil des Medikamentes steuern. Ein Ansteigen des mütterlichen pH wird den undissoziierten Anteil erhöhen, ein fallendes pH die dissoziierte Form. Dies ist nicht nur für den analgetischen Effekt des verwendeten Medikamentes von Bedeutung, sondern wird auch die Bildung eines Gradienten beeinflussen und damit letztlich auch für die Menge verantwortlich sein, die zum Kind übertritt [1, 3]. Auch bei den Lokalanaesthetika wird die gegebene Gesamtmenge pro Zeiteinheit eine Rolle spielen.

Bei der Verabreichung starker Analgetika an die Mutter wird das Intervall zwischen der Gabe und der Geburt des Kindes eine zusätzliche Rolle spielen [12].

Abschließend ist zu sagen, daß bei guter Kenntnis der Eigenschaften der oder des verwendeten Medikamentes und ihrem richtigen Einsatz die Mutter eine schmerzfreie Geburt haben kann, ohne daß ihr Neugeborenes eine Atem- oder Kreislauf-Depression zeigt.

Literatur

1. Brown W et al. (1977) Mepivacaine in amniotic fluid following epidural anaesthesia. Anaesthesiology 47:384–386
2. Caton D (1977) Obstetric anaesthesia and concepts of placental transport. Anaesthesiology 46:132–137
3. Dodson EW (1976) Neonatal drug intoxication: Local anaesthetics. Ped Clinics of North America Vol 23 No 3, p 339–412
4. Duvaldestin P et al. (1978) The placental transfer of pancuronium and its pharmacokinetics during caesarian section. Acta Anaesth Scand 22:327–333
5. Ellingson A et al. (1977) Transplacental passage of Ketamine after intravenous administration. Acta Anaesth Scand 21:41–44
6. Garstka G, Stoeckel M (1978) Diaplazentarer Transfer von Lokal-Anaesthetika. Prakt Anaesth 13:1–6
7. Ghoneim MM, Korttila K (1977) Pharmacokinetics of intravenous anaesthetics implication for clinical use. Clinical Pharmacokinetics 2:344–372, Adis Press
8. Jones Jr et al. (1973) Fetal cerebral oxygen consumption at different levels of oxygen. J Appl Physiol 43, 6:1080–1084
9. Kangas L, Kanto J, Erkkola R (1977) Transfer of nitrazepam across the human placenta. Europ J Clin Pharmacol 12:355–357
10. Kivalo I, Saarikoskis (1977) Placental transmission of atropine at fullterm pregnancy. Brit J Anaesth 49:1017–1021
11. Latto IP, Waldron BA (1977) Anaesthesia for cesarean section. Brit J Anaesth 49:371–378
12. Maduska AL, Hayghassemali M (1978) A double-blind comparison of butorphanol and meperidine in labour: maternal pain relief and effect on the new born. Canad Anaesth Soc J 25, 5:398–411
13. McDonald JS (1977) Preanaesthetic and intrapartal medications. Clinical Obst and Gynecol 20, 2:447–459
14. Morgan D et al. (1978) Disposition of meperidine in pregnancy. Clin Pharmacol Ther, p 288–295
15. Ralston DH, Shnider SM (1978) The fetal and neonatal effects of regional anaesthesia in obstetrics. Anaesthesiology 48:34–64
16. Steward DY, Creighton RE (1978) The uptake and excretion of nitrous oxyde in the newborn. Canad Anaesth Soc J 25, 3:215–217
17. Vieira E (1979) Effect of the chronic administration of nitrous oxide 0.5% to gravid rats. Brit J Anaesth 51:283–287
18. Weiss V (1976) Passage placentaire des agents anaesthesiques. Med et Hyg 34:432–434

Einfluß der Allgemeinanaesthetika auf Uterus und Fetus

W. Dick

Die Diskussion um mögliche Einflüsse der Allgemeinanaesthesie auf Uterus und Fetus hat in den letzten Jahren eine grundlegende Wandlung erfahren. Waren zunächst alle tonus- bzw. wehenmindernden Auswirkungen etwa von Halothan oder Ethrane unerwünscht, wurden sie kurz darauf zu einer Segnung für alle die Fälle von intrauteriner Asphyxie, bei denen der Uterustonus und die Wehenfrequenz eine ungünstige Rolle spielen.

Nachdem die Betasympathikomimetika als Tokolytika entdeckt worden waren, traten wehenhemmende Einflüsse von Anaesthetika völlig in den Hintergrund klinischer Bedeutung, der Anaesthesist hatte sich allenfalls mit Problemen aus der Kombination halogenierter Anaesthetika mit Betasympathikomimetika auseinanderzusetzen.

Eine klinisch bedeutsame negative Rolle während der Narkose spielen hingegen nach wie vor diejenigen Anaesthesiemittel, die den Uterustonus und die Wehenfrequenz zu erhöhen vermögen. Ihr Einfluß ist jedoch in der postpartalen Phase wiederum erwünscht im Gegensatz zu Anaesthetika, die auch in der postoperativen Phase noch eine tonusmindernde Wirkung entfalten können. Unter diese generellen Vorbehalten müssen alle diskutierten Einflüsse von Anaesthetika auf den Uterus letztlich gestellt werden.

Zu den einstmals in der Geburtshilfe verpönten Allgemeinanaesthetika zählen wegen ihres uterusrelaxierenden Effektes z.B. Halothan, Methoxyfluran, Enfluran und Isofluran.

Ähnlich wie Halothan führen diese Substanzen von einer bestimmten Konzentration ab zu einer Verminderung der Wehentätigkeit und des basalen Uterustonus. Munson und Embro [15] konnten belegen, daß das Ausmaß der uterusrelaxierenden Wirkung bei gleicher Anaesthesietiefe bzw. bei gleicher minimaler alveolärer Konzentration jeweils identisch ist (Abb. 1).

Die Furcht vor der intrapartalen uterusrelaxierenden Wirkung der Anaesthetika ist in der Geburtshilfe weitgehend gewichen, seitdem derartige Substanzen bzw. neuerdings die Betasympathikomimetika gezielt zur Unterdrückung der Wehen eingesetzt werden. Von Bedeutung geblieben ist dabei jedoch der mögliche Einfluß solcher Substanzen auf die Frequenz der postpartalen atonischen Nachblutungen. Aus den Daten von Munson [14] und Cullen [3] ist ersichtlich, daß diese Gefahr relativ gering ist, wenn Lachgas alleine verwendet wird, jedoch signifikant werden kann, wenn Halothan, Fluroxen oder Forane zugegeben werden (Abb. 2).

Unter den intravenös applizierbaren Anaesthetika verhalten sich hinsichtlich des Uterustonus und der Wehenbereitschaft Thiopental, Metohexital, Hexobarbital und Propanidid weitgehend indifferent (Abb. 3) [4]. Diese Aussage kann jedoch für Ketamin in der üblichen Dosierung von 1−2 mg/kg KG nicht gelten.

Aus eigenen Untersuchungen (1972) wissen wir, daß Wehenfrequenz und Uterusmotilität jeweils nach der Applikation von 2 mg/kg KG deutlich und signifikant ansteigen (Abb. 4) [4]. Ähnliche Ergebnisse legten z.B. Marx et al. vor [12].

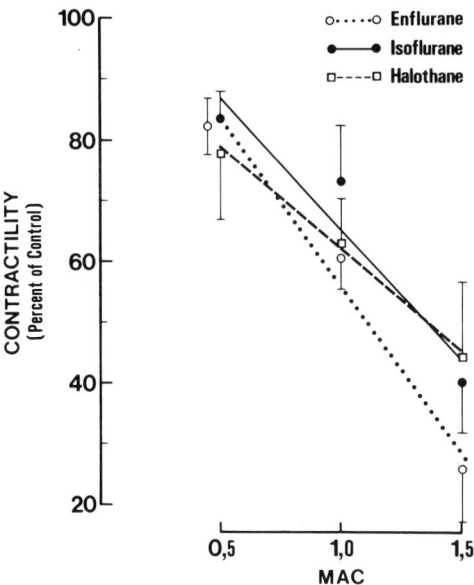

Abb. 1. Halothan, Ethrane, Isofluran und Wehentonus (nach [15])

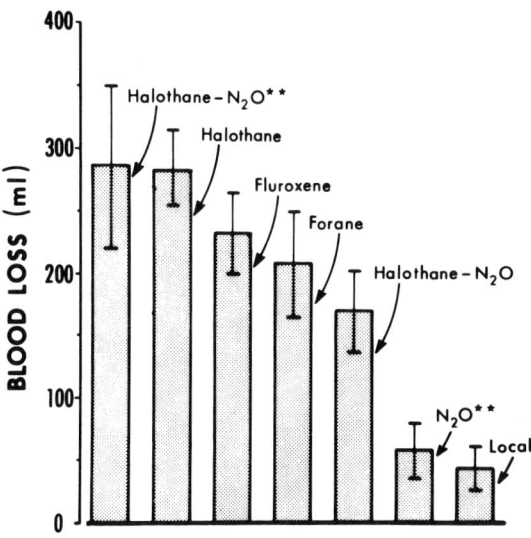

Abb. 2. Blutverlust und Anasthesieverfahren (modifiziert nach [14])

Welches Ausmaß ein derartiger Effekt annehmen kann, mag aus dieser Originalkurve deutlich werden, derzufolge nach der intravenösen Applikation von 2 mg/kg KG ein regelrechter Wehensturm auftrat (Abb. 5).

Es gibt einige Hinweise dafür, daß ein kontraktionsfördernder Effekt auch unter der Applikation von Succinylbischolin auftreten kann [6], während sich Methylcurarin, Allo-

I.v. Anästhetika und Muskelrelaxantien	Einzeldosis	Wirkung auf den Uterus
Thiopental	200 – 400 mg	Ø
Methohexital	100 – 300 mg	Ø
Ketamin	1 – 2 mg/kg	+
Propanidid	bis 7 mg/kg	±
Succinylcholin	1 – 1,5 mg/kg	+
Alloferin	0,15 mg/kg	Ø
Pancuronium	0,05 mg/kg	Ø

Abb. 3. Uterusmotilität und intravenöse Anaesthetika sowie Muskelrelaxanzien

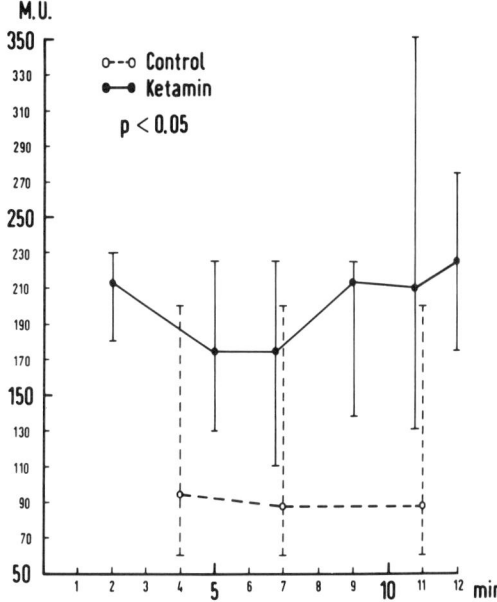

Abb. 4. Der Einfluß von Ketamin auf die Kontraktilität des Uterus

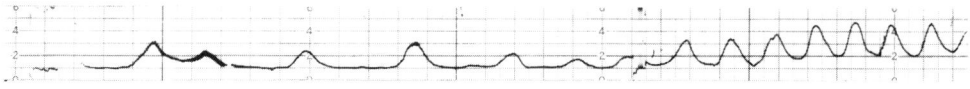

Abb. 5. Originalregistrierung der intrauterinen Druckschwankungen nach Applikation von Ketamin

ferin und Pancuroniumbromid wiederum indifferent bezüglich des Uterustonus und der Wehenfrequenz auswirken [4].

Will man den Einfluß von Allgemeinanaesthetika auf den Feten und das Neugeborene beurteilen, so müssen zunächst einmal adäquate Ventilationsbedingungen bei der Mutter und damit suffiziente Gasaustauschbedingungen zwischen Mutter und Fet vorausgesetzt werden. Wie notwendig diese Prämisse ist, haben Untersuchungen von Palanjuk und Levinson [10, 17] gezeigt, wonach bei einer respiratorischen Alkalose der Mutter in tiefer Anaesthesie trotz uteriner Vasodilatation eine plazentare Mangelperfusion auftrat und die Feten azidotisch wurden.

Daß auch die CO_2-Elimination beim Feten von der Mutter abhängig ist, ist vielfach untersucht worden. Wir selbst haben vor einigen Jahren einen deutlichen und linearen Zusammenhang zwischen dem CO_2-Partialdruck der Mutter und dem des Feten nachweisen können [4] (Abb. 6). Daraus resultiert u.a. die Überlegung, bei einer vermuteten respiratorischen Beteiligung in eine Azidose über eine kontrollierte Ventilation während der Allgemeinanaesthesie positiv eingreifen zu können.

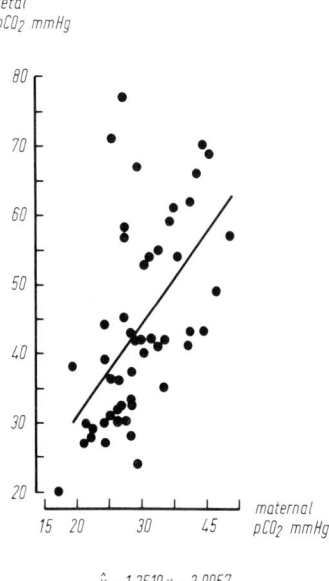

$$\hat{y} = 1,3510\,x + 3,9057$$
$$r = 0,55 \qquad p < 0,1\%$$

Abb. 6. Zusammenhänge zwischen mütterlichem PCO_2 und fetalem PCO_2

Lange Zeit haben Befürchtungen vor schädigenden Auswirkungen hoher Sauerstoffkonzentrationen bei der Mutter vor einer adäquaten Sauerstoffapplikation an Mutter und Fet abgehalten. Nachdem Marx und Matthäo [11] schlüssig nachgewiesen hatten, daß der fetale PO_2, die Sauerstoffsättigung und der Sauerstoffgehalt mit steigenden inspiratorischen Sauerstoffkonzentrationen der Mutter verbessert werden, hat diese irrige Ansicht eine Revision erfahren (Abb. 7). Die kritische PO_2-Grenze, ober- oder unterhalb derer die fetale Oxygenierung schlechter oder besser wird und von der ab in der postnatalen Phase lange oder kurze Fristen bis zur Etablierung einer regelmäßigen neonatalen Ventilation vergehen, liegt bei 300 mmHg im mütterlichen Arterienblut.

Von diesen Effekten muß die eigentliche Wirkung der Allgemeinanaesthetika auf den Feten exakt separiert werden. Über die Plazentagängigkeit der verschiedenen Anaesthetika ist bereits berichtet worden. Ein wesentlicher Zusammenhang kann bestehen zwischen Konzentration und Einwirkungsdauer einiger Anaesthetika auf der einen Seite und dem Zustand

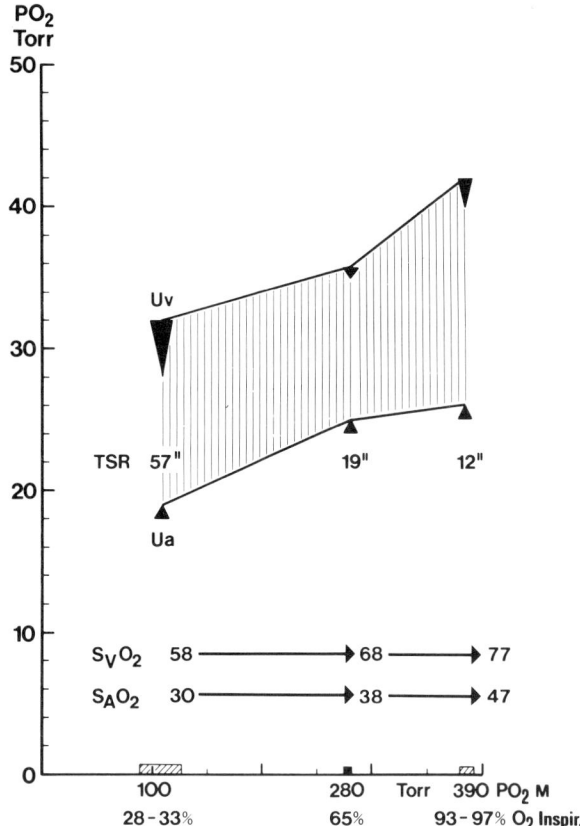

Abb. 7. Zusammenhänge zwischen mütterlicher und kindlicher Oxygenierung (nach [11])

des Feten bzw. Neugeborenen auf der anderen. Diese Relation hängt jedoch davon ab, ob intravenös applizierbare Substanzen oder Inhalationsanaesthetika verwendet werden. So hat Finster [8] nachgewiesen, daß die Thiopentalkonzentrationen im mütterlichen Blut und damit auch im fetalen Blut um so niedriger waren, je länger das Einleitungs-Entwicklungs-Intervall dauerte (Abb. 8). Ähnliche Befunde konnten wir für Ketamin erheben [4].

Von entscheidender Bedeutung kann jedoch nach Finster [8] die Dosierung des intravenösen Anaesthetikums werden, mit 4 mg/kg KG Trapanal bemerkte er keine Häufung deprimierter Kinder, mit 8 mg/kg KG jedoch eindeutig.

Für Lachgas wurde von Finster [7] bei einer Mischung von 70% mit 30% Sauerstoff eine Häufung neonataler Depressionen dann postuliert, wenn diese Mischung mehr als 10 min verabreicht wird. In eigenen Untersuchungen haben wir jedoch diese Befunde mit einer Mischung von 50% Sauerstoff und 50% Lachgas nicht verifizieren können. Hier mögen auch die bereits zitierten Untersuchungen von Marx [11] hineinspielen, wonach für das postpartale Verhalten der Neugeborenen gerade der Sauerstoffpartialdruck im mütterlichen Blut als kritischer Parameter zu werten ist.

Werden die Konzentrationen von Lachgas, Ethrane, Halothan etc. in bestimmten Grenzen gehalten – Lachgas 50%, Halothan maximal 0,8%, Ethrane maximal 1,5% etc. –, so

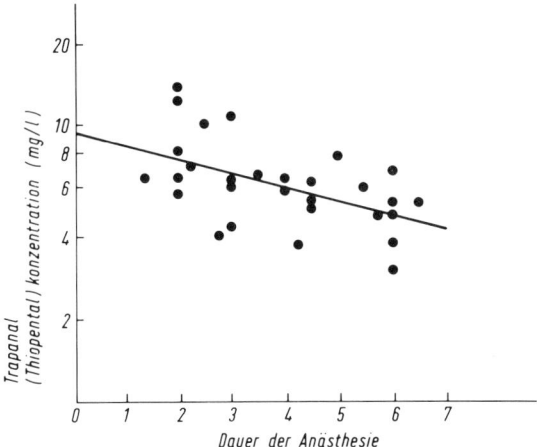

Abb. 8. Zusammenhänge zwischen Einleitungs-Entwicklungs-Intervall und Thiopentalkonzentration (nach [8])

kann nach den vorliegenden Befunden nicht von einer Häufung deprimierter Neugeborener gesprochen werden [4, 13, 20]. Weder für Halothan noch für Ethrane hat der Versuch, das Einleitungs-Entwicklungs-Intervall in Beziehung zur Apgarzahl zu bringen, ein verwertbares Ergebnis gebracht. Auch konnten keine Beziehungen zwischen Säuren-Basen-Status und Einleitungs-Entwicklungs-Intervall abgeleitet werden.

Crawford [1, 2] hat vor einigen Jahren jedoch bereits und erst jüngst wieder den Verdacht geäußert, daß nicht so sehr das Einleitungs-Entwicklungs-Intervall und damit der Einfluß der Anaesthetika für den fetalen und neonatalen Zustand verantwortlich sind als vielmehr das Inzisions-Entwicklungs-Intervall. Hierzu scheinen jedoch noch weitergehende Untersuchungen erforderlich zu sein.

Die eigentlichen Gefahren der Allgemeinanaesthesie gehen damit weniger von den Allgemeinanaesthetika als vielmehr vom Anwender, von den Komplikationen einer normalen Anaesthesie, vom Versagen der Schutzmechanismen, von begleitender Azidose und Hypoxie sowie aus der Anwendung von Vasokonstringenzien aus [5] (Abb. 9). Zwar verursacht die Allgemeinanaesthesie auch bei normalen Blutgasen eventuell niedrigere neonatale Apgarwerte im Vergleich zu Nichtanaesthesiekollektiven. Diese niedrigen Apgarwerte sind aber nicht mit perinataler Morbidität und Mortalität zu korrelieren, sondern nur als anaesthesiebedingte Reflexabnahme der Schreiintensität und des Muskeltonus zu werten. Niedrige Apgarwerte durch Hypoxie und Azidose haben hingegen sehr wohl mit Morbidität und Mortalität in der Perinatalperiode zu tun [19].

Seitdem man zudem dazu übergegangen ist, den Zustand des *Feten* nicht nur anhand der Herztöne, sondern auch der fetalen Blutwerte zu beurteilen, und den Zustand des *Neugeborenen* nicht nur nach dem Apgarschema und den Blutgaswerten, sondern auch nach den postpartalen neurophysiologischen Parametern [18], ist der vermeintlich oft negative Einfluß der Allgemeinanaesthetika weiter relativiert worden. Eine Reihe einschlägiger Studien haben nämlich nachdrücklich demonstriert, daß die oft postulierten negativen Auswirkungen der Allgemeinanaesthetika auf den Feten und das Neugeborene einem prospektiven Vergleich etwa mit Feten und Neugeborenen nach Periduralanaesthesie nicht mehr standzuhalten vermögen [9, 16].

Kindliche Gefährdung

durch

Allgemein- und Periduralanästhesie

① **Anwender**

② **Komplikationen der Anästhesie**

③ **Versagen der Schutzmechanismen**

④ **Azidose / transplaz. Übergang**

⑤ **Vasokonstriktion** ⎫ **durch**
   Hypoperfusion ⎬ **Anästhetika**
   Wehentonus ⎭ **Adjuvantien**

⑥ **Abfall der PO_2-Werte**

Abb. 9. Zusammenstellung kindlicher Gefährdungsfaktoren durch die Allgemeinanaesethesie und Regionalanaesthesie

Literatur

1. Crawdord JS, Burten M, Davies P (1973) Anaesethesia for section: further refinements of a technique. Brit J Anaesth 45:726
2. Crawford JS (1979) Persönliche Mitteilung anläßlich des Deutschen Kongresses für Perinatale Medizin, Berlin
3. Cullen BF, Margolis AJ, Eger EI (1970) Effect of anaesthesia and ventilation on blood loss during elective therapeutic abortion. Anaesthesiology 32:108
4. Dick W (1978) Anaesthesie bei geburtshilflichen Eingriffen. In: Anaesthesie in Gynäkologie und Geburtshilfe. Klinik der Frauenheilkunde und Geburtshilfe, Bd. IV, p 361. Urban & Schwarzenberg, München Wien Baltimore
5. Dick W (1979) Gefährdung von Mutter und Kind durch Allgemeinanaesthesie und Periduralanaesthesie. 9. Deutscher Kongreß für Perinatale Medizin Berlin, 11.–14.6.1979
6. Felten DJC, Goddard BA (1966) The effect of suxamethonium chloride on uterine activity. Lancet I:852
7. Finster M (1974) The placental transfer of drugs. In: Shnider SM, Moya F (eds) The anaesthesiologist, mother & newborn. Williams & Wilkins Company, Baltimore
8. Finster M (1966) Plasma thiopental concentrations in the newborn following delivery under thiopental-nitrous oxide anaesthesia. Amer J Obstet Gynec 95:621
9. Hollmen AI, Jouppila R, Koivisto M, Maatta L, Pihlajaniemi R, Puukka M, Rantakyla P (1978) Neurologic activity of infants following anaesthesia for caesarian section. Anaesthesiology 48:350

10. Levinson G, Shnider SM, de Lorimier AA, Steffenson JL (1974) Effects of maternal hyperventilation
     on uterine blood flow and fetal oxygenation and acid-base status. Anaesthesiology 40:340
11. Marx GF, Mateo CV (1971) Effects of different oxygen concentrations during general anaesthesia
     for elective caesarean section. Canad Anaesth Soc J 18:587
12. Marx GF, Hwang HS, Chandra P (1978) Postpartum uterine pressures with different doses of keta-
     mine. Vortrag Vth European Congress of Anaesthesiology. Paris, 4.–9.9.1978
13. Moir DD (1970) Anaesthesia for caesarean section. An evaluation of a method using low concentra-
     tions of halothane and 50% of oxygen. Brit J Anaesth 42:136
14. Munson ES (1974) Effect of anaesthetics on uterus and labor. In: Shnider SM, Moya F (eds) The
     anaesthesiologist, mother & newborn. Williams & Wilkins Company, Baltimore
15. Munson ES, Embro WJ (1977) Enflurane, isoflurane, and halothane and isolated human. Anaesthesio-
     logy 46:11
16. Palahniuk RJ, Scatliff J, Biehl D, Wiebe H, Sankaran K (1977) Maternal and neonatal effects of
     methoxyflurane, nitrous oxide and lumbar epidural anaesthesia for caesarean section. Canad Anaesth
     Soc J 24:586
17. Palahniuk RJ. Shnider SM (1974) Maternal and fetal cardiovascular and acid-base changes during
     halothane and isoflurane anaesthesia in the pregnant etw. Anaesthesiology 41:462
18. Scanlon JW, Brown WU, Weiss JB, Alper MH (1974) Neurobehavioral responses of newborn infants
     after maternal epidural anaesthesia. Anaesthesiology 40:121
19. Smith B (1974) Inhalation anaesthesia in obstetrics: public health aspects. In: Shnider SM, Moya F
     (eds) The anaesthesiologist, mother & newborn. Williams & Wilkins Company, Baltimore
20. Weiss V, de Carlini Ch, Engelhorn A (1977) Enflurane und Fluorkonzentration im mütterlichen und
     kindlichen Blut bei Kaiserschnittnarkosen. Prakt Anaesth 12:370

Toxizität der Lokalanaesthetika in der Geburtshilfe

P.J. Poppers

Die Toxizität der Lokalanaesthetika, angewendet während Wehen und zur Geburt, kann eine bedeutende Rolle für den Zustand von Foetus und Neugeborenen spielen. Bei der Subarachnoidalanaesthesie kann ihr Einfluß auf Foetus oder Neugeborenes ignoriert werden. Die Betrachtungen ändern sich aber, wenn es sich um die Epiduralanaesthesie handelt. In diesem Falle werden weitaus größere Mengen an Lokalanaesthetika benötigt und werden dabei in ein besonders in der Schwangerschaft hoch vaskularisiertes Gewebe injiziert, aus welchem diese rasch ins mütterliche Blut aufgenommen werden.

Dies konnte eindeutig von Morishima nachgewiesen werden. Mepivacain wurde in kürzester Zeit aus dem Epiduralraum resorbiert, und die mütterlichen Blutkonzentrationen erreichten in etwa 30 Minuten ihren Höhepunkt. Kaum war es im mütterlichen Kreislauf feststellbar, passierte es auch raschest die Plazenta. Das Konzentrationsverhältnis im Plasma zwischen Foetus und Mutter lag bei 0,7. Deprimierung der Neugeborenen wurde damals korreliert mit der foetalen Plasmakonzentration des Mepivacains. Shnider machte ähnliche Beobachtungen bei der Anwendung von Lidocain [2].

Der Gefäßreichtum des Injektionsgebietes bestimmt, wie rasch ein Medikament resorbiert wird. Im allgemeinen ist bei nicht Schwangeren die Resorption am raschesten nach Interkostalblockaden, weniger nach caudalen und epiduralen, und am geringsten nach peripheren Nervblockaden. Bei Gebärenden ist die Resorption aus der Parazervikalregion mindestens ebenso rasch wie nach Interkostalinjektion.

Anfangs hatte es den Anschein, daß die foetale Depression mit der Höhe der Blutkonzentration direkt korreliere. Nun scheint eher die durch Kumulation im Uterusmuskel bedingte Gefäßkontraktion eine viel bedeutendere Rolle zu spielen. Letzteres resultiert in einer Abnahme der plazentaren Perfusion. In der Tat haben experimentelle Untersuchungen darauf hingewiesen, daß das foetale Schaf höhere Blutkonzentrationen von Lokalanaesthetika toleriert als dessen Mutter; eine Anweisung, daß ein anderer Faktor, wie zum Beispiel die Gefäßkontraktion, eine viel wichtigere Rolle spielen muß.

Die Resorption in den Kreislauf wird im allgemeinen verzögert, falls ein Vasokonstriktor den Lokalanaesthesielösungen beigefügt wird. Es zeigte sich, daß dann der mütterliche Plasmaspiegel niedriger und der Plazentakonzentrationsgradient geringer war. Aber es gibt einen wissenschaftlichen Befund, daß die Anwendung von Lokalanaesthetika mit Adrenalin oder einem anderen Vasokonstriktor in der geburtshilflichen Anaesthesie kontraindiziert ist. Die Uterusdurchblutung wird durch Adrenalin negativ beeinflußt [3] und führt zur Gefährdung in der Sauerstoffversorgung des Foeten. Außerdem hemmt Adrenalin, selbst in minimalsten Dosen, die Weheintensität und -frequenz.

Neurologische Verhaltensuntersuchungen von Neugeborenen, deren Mütter Epiduralanaesthesien erhalten hatten, konnten in ihren Aussagen mit den Lokalanaesthetika, die angewandt wurden, korreliert werden [4, 5, 6]. Nach Bupivacain waren die Ergebnisse jenen der Kontrollgruppe gleich, nicht beim Lidocain. Dieser Unterschied wurde mit der Unterschiedlichkeit in der Proteinbindung dieser beiden Substanzen erklärt. Man glaubte, daß die Proteinbindung die Plazentapassage beherrscht. Vergleicht man diese beiden Substanzen, so wird es offensichtlich, daß die Relation der foetal-mütterlichen Blutkonzentration mit zunehmender Proteinbindung niedriger wird [7]. Bupivacain hat im Erwachsenenplasma eine Proteinbindungskapazität von mehr als 90% und im foetalen Plasma von 50%, und hat somit ein foetal-mütterliches Plasmakonzentrationsverhältnis von 0,2. Prilocain mit der geringsten Proteinbindung unter den Lokalanaesthetika hat ein foetal-mütterliches Plasmakonzentrationsverhältnis von 1,0. Die Bedeutung der Aussagen der neurologischen Verhaltenstests Neugeborener konnte noch nicht geklärt werden; jedoch könnte man behaupten, daß Prilocain in der Geburtshilfe vielleicht ein wenig wünschenswertes Lokalanaesthetikum darstelle. Klinisch hingegen hat Prilocain eine relativ geringe Toxizität, und eben für den Foetus auch [7]. Wie reimt sich das zusammen? Offensichtlich kann man nicht alles mit der Proteinbindung erklären. Im folgenden wird das deutlich.

Es liegt jetzt auf der Hand, die Verteilung der Lokalanaesthetika im Foetus zu studieren, nachdem sie die Plazantabarriere überschritten haben [8]. In Arbeit befindliche Untersuchungen von Morishima et al. weisen darauf hin, daß beträchtliche Mengen an Lokalanaesthetika, ganz unabhängig von ihrer Fähigkeit der Proteinbindung, sich in Herz und Hirn des Foeten finden lassen. Dies legt Nachdruck darauf, daß das festgestellte Gleichgewicht der Plasmakonzentrationen beidseits der Plazenta ein dynamisches Gleichgewicht ist. Somit werden auch Substanzen mit hoher Proteinbindung, wie Bupivacain oder Etidocain, die Plazenta durchqueren. Daher glaubt man, daß die geringe foetale Toxizität des Bupivacains eher ein Ausdruck der raschen Verteilung im Gewebe als der seiner hohen Proteinbindungsfähigkeit sei. Weiters verhält sich die Geschwindigkeit der Verteilung einer Substanz im Gewebe zunehmend mit zunehmender Fettlöslichkeit dieser Substanz. Es ist gerade das Prilocain, das die wichtige Rolle einer hohen Fettlöslichkeit und einer raschen Verteilung im Gewebe in der Ermäßigung der Toxizität nachweist [9].

Der dritte Faktor, der einen Einfluß auf die Toxizität der Lokalanaesthetika hat, ist ihre metabolische Abbaugeschwindigkeit. Die Ester unter den Lokalanaesthetika werden hydrolisiert. Vergleicht man Tetracain, Procain und Chlorprocain, so findet man eine abnehmende Toxizität mit Zunahme der Abbaugeschwindigkeit. Von diesen dreien ist Chlorprocain das am wenigsten toxische. Seine Halbwertzeit im foetalen Plasma sind 43 Sekunden [10]. Im Gegensatz dazu sind die Halbwertzeiten bei den Amiden der Lokalanaesthetika in Stunden anzusetzen. Unter letzteren gibt es dabei beachtliche Unterschiede, ganz unabhängig davon, ob ihre anaesthetischen Eigenschaften sich gleichen oder nicht. Die Halbwertzeit von Mepivacain im foetalen Plasma kann bis zu neun Stunden dauern, etwa dreimal so lang wie bei Lidocain.

Schließlich hat auch das Säure-Basen-Gleichgewicht im Foetus einen Einfluß auf den Grad der Toxizität der Lokalanaesthetika. Mit zunehmender Azidose nimmt auch die Toxizität der Lokalanaesthetika zu. Noch bedeutender ist die Tatsache, daß bei foetaler Hypoxie die Konzentration der Lokalanaesthetika im foetalen Gewebe zunimmt. Dies erklärt man mit der Anhäufung von Kationen [11]. Lokalanaesthetika sind schwache Basen mit einem pH zwischen 7,7 und 8,7. Also, bei einem normalen pH sind schon mehr Kationen als Basen vorhanden. Wenn jetzt der pH im Gewebe abnimmt, so wird immer mehr vom Lokalanaesthetikum dissoziiert und die dadurch stark vermehrten Kationen können als geladene Teilchen die Plazenta als biologische Membran nicht mehr durchwandern, und werden auf jener Seite der

Plazenta gefangen, welche die azidotischere ist. In diesem Falle ist es die foetale Seite (Abb. 1).

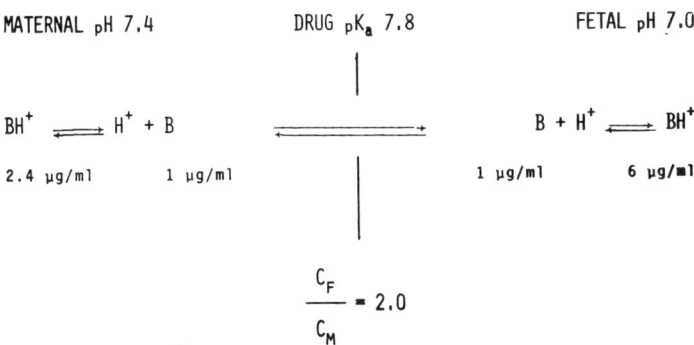

DRUG ACCUMULATION IN ACIDOTIC FETUS

MATERNAL pH 7,4   DRUG pK$_a$ 7,8   FETAL pH 7,0

$BH^+ \rightleftarrows H^+ + B$ $B + H^+ \rightleftarrows BH^+$

2.4 µg/ml   1 µg/ml   1 µg/ml   6 µg/ml

$$\frac{C_F}{C_M} = 2.0$$

Abb. 1. Da geladene Kationen die Plazentarmembran nicht durchqueren können, bezieht sich das Lokal-anaesthetikumsgleichgewicht zwischen Mutter und Foetus nur auf ungeladene Basen. Das Konzentrations-verhältnis von Kationen zu Basen eines Lokalanaesthetikums mit pK$_a$ 7,8 beträgt 2,4 bei pH 7,4. Es nimmt zu bis auf 6 bei pH 7,0. Dies führt zu einer Anhäufung von Lokalanaesthetikum im Foetus im Falle von foetaler Azidose

Betrachtet man abschließend die verschiedenen Aspekte der Toxizität der Lokalanaesthetika für den Foetus, müssen wir den Schluß ziehen, daß eine Substanz mit der raschesten Abbaugeschwindigkeit die höchste Sicherheit bietet. Unter diesem Gesichtspunkt müßte man die Ester bevorzugen. Die Amide sind aber qua Wirksamkeit überlegen. Bei den Amiden kann die durch hohe Fettlöslichkeit bedingte Verteilung im Gewebe schon wichtiger sein als die Proteinbindung.

Alles in allem kann man derzeit Chlorprocain, Bupivacain und vermutlich auch Prilocain für die Epiduralanaesthesie bei der Geburt akzeptieren. Jedoch muß die Entwicklung neuer Substanzen vorangetrieben werden.

Literatur

1. Morishima HO, Daniel SS, Finster M, Poppers PJ, James LS (1966) Transmission of mepivacaine hydrochloride (Carbocaine) across the human placenta. Anaesthesiology 27:147
2. Shnider SM, Way EL (1968) Plasma levels of lidocaine (Xylocaine) in mother and baby following obstetrical conduction anaesthesia. Anaesthesiology 29:921
3. Rosenfeld CR, Barton MD, Mescia G (1976) Effects of epinephrine on distribution of blood flow in the pregnant ewe. Am J Obstet Gynecol 124:156
4. Brazelton TB (1973) Neonatal behavioral assessment scale. Clinics in Developmental Medicine, Spastics International Medical Publication. J.B. Lippincott & Co, Philadelphia
5. Scanlon JW, Brown WU, Weiss JB, Alper MH (1974) Neurobehavioral responses of newborn infants after maternal epidural anaesthesia. Anaesthesiology 40:121

6. Scanlon JW, Ostheimer GW, Lurie AO, Brown WU, Weiss JB, Alper MH (1976) Neurobehavioral responses and drug concentrations in newborns after maternal epidural anaesthesia with bupivacaine. Anaesthesiology 45:400

7. Poppers PJ (1975) Evaluation of local anaesthetic agents for regional anaesthesia in obstetrics. Br J Anaesth 47:322

8. Finster M, Morishima HO, Boyes RN, Covino BG (1972) Placental transfer of lidocaine (Xylocaine) and its uptake by fetal tissues. Anaesthesiology 36:159

9. Poppers PJ, Finster M (1968) Use of prilocaine hydrochloride (Citanest) for epidural analgesia in obstetrics. Anaesthesiology 29:1134

10. Finster M, Perel JM, Hinvark OH, O'Brien JE (1974) Pharmacodynamics of 2-chloroprocaine (Nesacaine), an ester-type local anaesthetic. Abstracts, Fourth Europ Congr Anaesth, International Congress Series No. 330. Excerpta Medica, Amsterdam, p 189

11. Shore PA, Brodie BB, Hogben CAM (1957) The gastric secretion of drugs: A pH partition hypothesis. J Pharmacol Exp Ther 119:361

Einfluß der Epiduralanaesthesie auf Uterus und Foetus

J. Neumark

Es gibt ausreichend Hinweise in der langjährigen Erfahrung mit der Epiduralanaesthesie in der Geburtshilfe, die uns überzeugen, daß wir keinen negativen Einfluß auf Uterus und Foetus befürchten müssen. Voraussetzung ist die Kenntnis der pharmakodynamischen und physiologischen Wirkungsmechanismen und die Reduktion möglicher negativer Nebenwirkungen.

Zuerst Hinweise auf günstige Einflüsse: Als die „Ontario Perinatal Mortality Study Group" 1967 den Einfluß verschiedenster Faktoren auf die perinatale Mortalität untersuchte, fand sie, daß reife Neugeborene die gleiche Überlebenschance hatten, gleichgültig ob die Mutter eine Epiduralanaesthesie gehabt hat oder nicht. Hingegen unreife Neugeborene, alle, die ein Geburtsgewicht unter 2500 g hatten, hatten eine bis zu 40% höhere Überlebensrate, wenn die Mutter eine Epiduralanaesthesie gehabt hatte. Neun Jahre später fanden David und Rosen die gleichen Ergebnisse 1976 für den Raum Wales in Großbritannien [4]. Die Ursache des positiven Einflusses der Epiduralanaesthesie auf den Foeten ist multifaktoriell und im einzelnen schwer beweisbar. Sangoul et al. [16] fanden z.B. bei Gebärenden nach Epiduralanaesthesie einen um 14% geringeren Sauerstoffverbrauch. Pearson und Davies [14] zeigten, daß mit Zunahme der Geburtsdauer auch der Laktatgehalt und damit die Azidose im Blut der Mutter linear zunimmt. Nach Epiduralanaesthesie nimmt der Laktatspiegel unabhängig von der Geburtsdauer nicht mehr zu. Bromage [3] zeigte, daß bei schmerzhaften langdauernden Geburten die pH-Differenz zwischen mütterlichem und foetalem Blut signifikant höher ist als bei Frauen, die Epiduralanaesthesie haben. Messungen der uteroplazentaren Durchblutung mit ^{113}In-Transferrin an unserer Abteilung in Wien [9] zeigten, daß diese bei gesunden Frauen sich durch die Epiduralanaesthesie nicht ändert. Bei Frauen hingegen, die eine hochgradige Plazentainsuffizienz hatten (EPH-Gestosen), fand sich nach Epiduralanaesthesie eine eindrucksvolle Verbesserung. Ähnliche Ergebnisse durch Messung des intravillösen Flows mit ^{133}Xenon durch Hollmen bestätigen unsere Beobachtungen [8]. Auch Messungen des transkutanen Sauerstoffdruckes mit der Elektrode von Huch am Skalp des Foeten zeigten uns keinerlei Veränderungen im Verlauf der Epiduralanaesthesie, falls nicht andere Ursachen (Rückenlage, Uterushyperaktivität) diesen beeinflußten [12] (Abb. 1).

Die Annahme, daß die Epiduralanaesthesie die Uterusaktivität hemmt, gehört ebenfalls der Geschichte an. Durch kontinuierliche transzervikale intrauterine Druckmessung konnte dies widerlegt werden [7, 12, 17, 19].

Alle diese günstigen Informationen sollten hingegen nicht zur Euphorie und zur Unvorsichtigkeit führen. Schon dem Beitrag von Dr. Poppers können wir entnehmen, daß auch nach Epiduralanaesthesie die Lokalanaesthetika im Foetus Blut- und Gewebsspiegel erreichen können, die nicht ganz ohne pharmakologischen Einfluß sind.

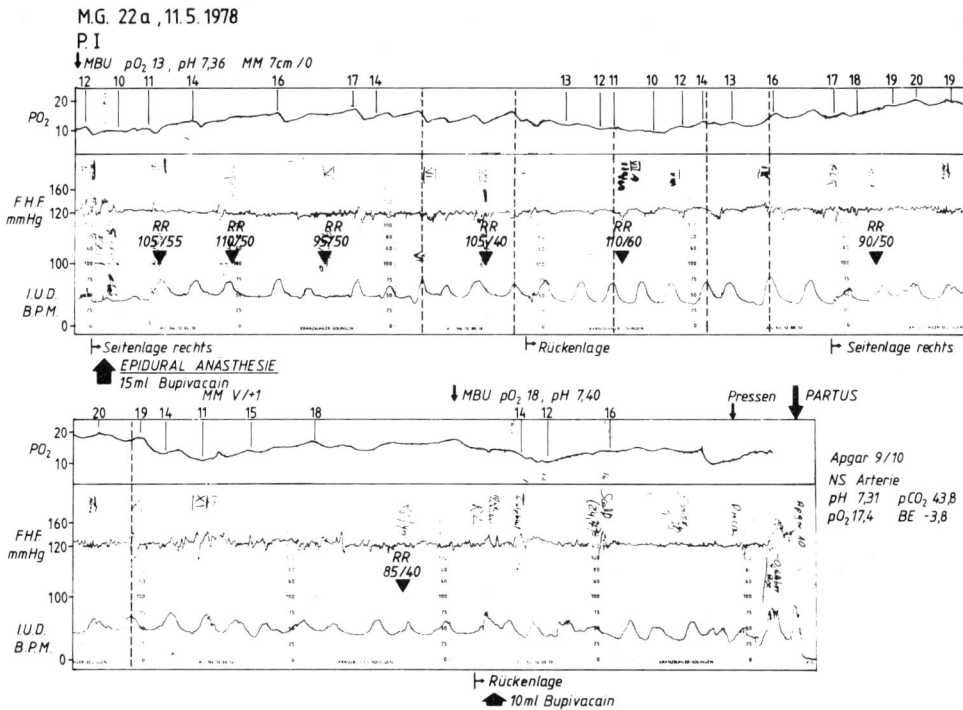

Abb. 1. Kardiotokographie und kontinuierliche transkutane pO_2 -Messung vor, während und nach Epidural-anaesthesie, bei Seiten- und Rückenlage

Retrospektive Auswertung unserer Kardiotokogramme durch den Computer machten uns darauf aufmerksam, daß Foeten, deren Mütter Epiduralanaesthesien hatten, signifikant mehr späte und variable Dezelerationen aufzeigten als jene ohne Epiduralanaesthesie [12]. Um alle anderen Faktoren einschränken zu können, machten wir eine prospektive Studie. Folgende Beobachtungen mußten erfüllt sein, damit die Patientinnen nicht aus der Studie ausgeschlossen wurden:

1. Alter 20 bis 30 Jahre
2. Beibehaltung der Seitenlage für die gesamte Studiendauer
3. Kein Blutdruckabfall von mehr als 10%
4. Beginn der Studie bei einer Muttermundweite von 4 cm
5. Beginn der Studie nicht vor Uterusaktivität von 200 ± 40 Montevideoeinheiten
6. Oxytocinzufuhr mit Motorpumpe unverändert mindestens 30 Minuten vor Beginn der Studie bis Ende der Studie
7. Intrauterine Druck- und foetale Herzfrequenzmessung
8. Komplikationsloser Geburtsverlauf
9. Apgarwert der Neugeborenen mindestens 8.
10. Nabelschnurarterien-pH mindestens 7,25.

Nur 28 Patientinnen erfüllten diese Bedingungen. Wir fanden bei diesen in den ersten 30 Minuten nach Anlegen der Epiduralanaesthesie sowohl eine Zunahme der Uterusaktivität und des Basaltonus als auch eine Zunahme der sogenannten Alarmdezelerationen. Doch beides nur für eine kurze Zeit. Nach mehr als dreißig Minuten, auch nach den Wiederholungs-injektionen, fanden wir keine Veränderungen signifikanter Art gegenüber der Ausgangslage.

Wir glauben wieder, daß eine Summe von Faktoren in den ersten dreißig Minuten nach Epiduralanaesthesie auftreten müssen, um den oben beschriebenen kurzzeitigen Einfluß auf Uterus und Foetus auszuüben:

1. Nach Injektion in den Epiduralraum ist die Blutkonzentration der Lokalanaesthetika in den ersten 30 Minuten am höchsten. Dies kann selbst in klinischen Konzentrationen zu einer Erhöhung des Uterustonus und zu einer Reduktion der Uterusdurchblutung führen, wie Untersuchungen mit intravenöser Zufuhr von Lidocain und in vitro-Versuche gezeigt haben [6, 11]. Daß dieser Faktor, wenn er allein auftreten würde, vermutlich bedeutungslos ist, beweist, daß nach Wiederholungsinjektionen keine signifikanten Veränderungen zu finden sind, obwohl hier die Blutspiegel durch Kumulation sicher höher sind als nach der Erstinjektion.

2. Durch Blockade der Nervenversorgung des Nebennierenmarkes und durch die Beendigung des Streß' durch den Geburtsschmerz kommt es zum Abfall der endogenen Katecholamine, in erster Linie des Adrenalins. Das Noradrenalin könnte als Reaktion auf die durch Sympa-thikusblockade bedingte Gefäßerweiterung sogar zunehmen. Adrenalin ist bekanntlich ein Wehenhemmer, Noradrenalin hingegen macht den Uterus überempfindlich [1]. Der Wegfall des endogenen Wehenhemmers und die Zunahme der Reizbarkeit des Uterus durch die Epiduralanaesthesie kann sich besonders bei gleichzeitiger Gabe von Oxytocin bemerkbar machen.

3. Daß die Gabe von Oxytocin per Infusion besonders häufig vorübergehend nach Anlegen der Epiduralanaesthesie zu foetalen Herzdezelerationen führt, wurde schon von anderen be-schrieben [10, 18] (Abb. 2).

4. Durch die plötzliche Dilatation der peripheren Gefäße fallen diese als Instrument der Tem-peraturregulation aus. Es verbleibt bei kühler Außentemperatur das Muskelzittern, welches nach Epiduralanaesthesie vorübergehend gehäuft gesehen wird. Dies erhöht den Sauerstoff-verbrauch für kurze Zeit [3, 12].

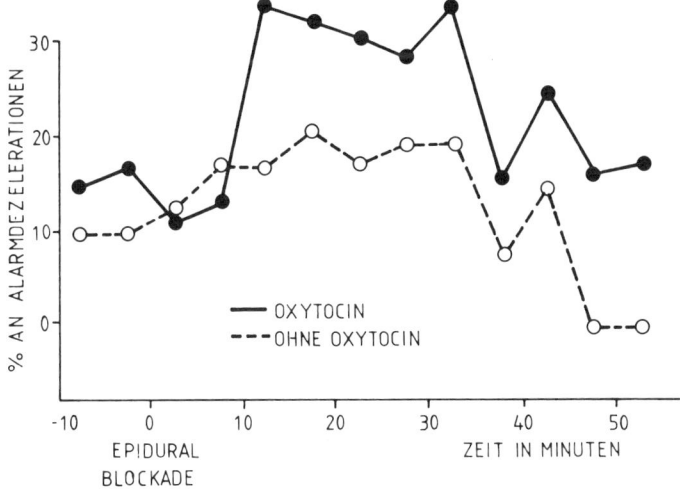

Abb. 2. Anstieg der Alarmdezelerationen in der foetalen Herzfrequenz in den ersten 30 Minuten nach Epi-duralanaesthesie bei gleichzeitiger Oxytocininfusion. Nach McDonald et al. [10]

5. Die Blockade kann bis zu einer Kompensation durch Einstellung der Hyperventilation zur Abnahme des pH, durch Reduktion der respiratorischen Alkalose, und zur Abnahme des pO_2 durch einen Anstieg des pCO_2 führen.

6. pO_2-Abfall und foetale Herzdezelerationen verlaufen parallel, wie Sie am Beispiel einer gleichzeitigen Messung des transkutanen Sauerstoffdruckes und der foetalen Herzfrequenz nach Epiduralanaesthesie an unserer Abteilung erkennen können (Abb. 3).

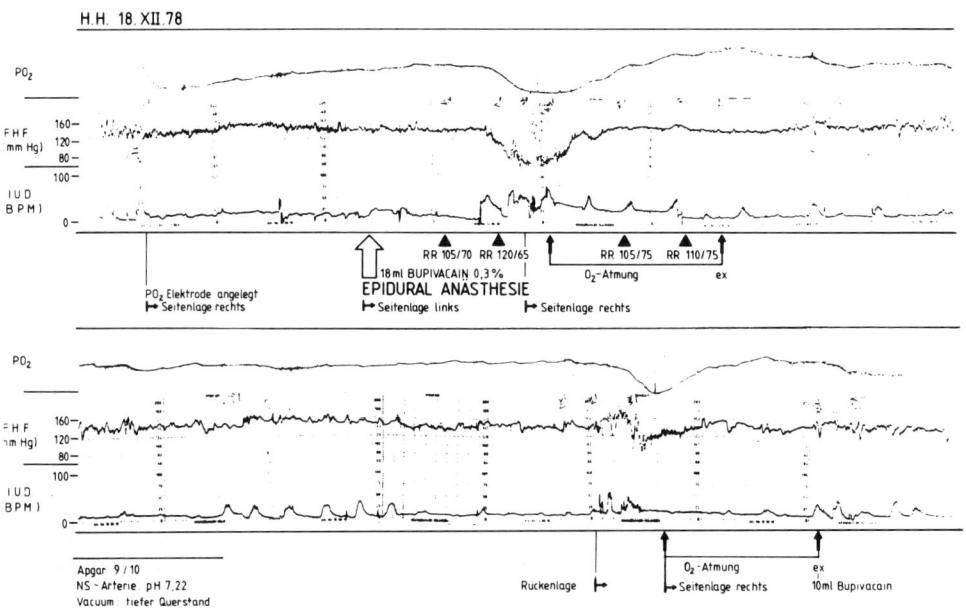

Abb. 3. Kardiotokographie und transkutane pO_2-Messung vom foetalen Skalp bei Auftreten einer Herzfrequenzdezeleration beim Foeten nach Epiduralanaesthesie

Um daher die möglichen negativen Einflüsse der Epiduralanaesthesie auf Uterus und Foetus im Griff zu behalten, sollte der Anaesthesist die Patientin in den ersten 30 bis 40 Minuten besonders überwachen und folgendes beachten:

1. Vermeidung der Rückenlage
2. Vermeidung eines Blutdruckabfalles (laufende Infusion)
3. Unterbrechung der Zufuhr von Wehenmitteln
4. Keine Manipulationen an der Patientin. Es konnte gezeigt werden, daß selbst eine vaginale Untersuchung zum Anstieg der endogenen Prostaglandine und zur Uterusstimulation führt
5. Eine prophylaktische Gabe von Sauerstoff über eine Maske für diese 30 Minuten wäre zu empfehlen. Der gleichzeitige pO_2-Anstieg im Foetus konnte bewiesen werden [12] und einem oben beschriebenen Abfall kann damit vorgebeugt werden.
6. Sollte in seltenen Fällen es dennoch zu einem Blutdruckabfall kommen, so ist das Ephedrin zu seiner Korrektur das Mittel der Wahl, da es den geringsten Einfluß auf die Uterusdurchblutung hat [5, 15].
7. Im Falle einer Überstimulation des Uterus mit bedrohlicher Bradykardie des Foeten ist eine Wehenhemmung mit Halothan oder Betamimetika zu erwägen [1, 13].

Literatur

1. Baumgarten K (1967) Die Beeinflussung der Uterusmotilität. Verlag Brüder Hollinek, Wien
2. Bibby JG, Mitchell MD, Anderson A, Turnbull AC (1978) Factors affecting prostaglandine response to vaginal examination during human pregnancy. Proc Europ Congr Perinatal Med (No 335)
3. Bromage PR (1978) Epidural Analgesia. WB Saunders Comp, Philadelphia London Toronto
4. David H, Rosen M (1976) Perinatal mortality after epidural analgesia. Anaesethesia 31:1064
5. Eng M, Beres PU, Parer JT, Bonica JJ, Ueland K (1973) Spinal Anaesthesia and Ephedrine in Pregnant Monkeys. Am J Obst Gynecol 115:1095
6. Greiss FC, Still JG, Andersen SG (1976) Effect of Local Anaesthetic Agents on the Uterine Vasculatures and Myometrium. Am J Obst Gynecol 124:889
7. Henry JS Jr, Kingston MB, Maughan GB (1967) The Effect of Epidural Anaesthesia on Oxytocin-Induced Labor. Am J Obst Gynecol 97:350
8. Hollmen AI (im Druck) What the anaesthesist can offer in high-risk cases. In: Crawford, Weaver, Wilday (Hrsg) Obstetric clinical care. Biomedical Press, Elsevier/North-Holland
9. Janisch H, Leodolter S, Neumark J, Philipp K (1978) Der Einfluß der kontinuierlichen Epiduralanaesthesie auf die uteroplazentare Durchblutung. Z Geburtsh u Perinat 182:343
10. McDonald JS, Bjokman LL, Reed EC (1974) Epidural Analgesia for Obstetrics. A Maternal, Fetal and Neonatal Study. Am J Obst Gynecol 120:1055
11. Morishima HO, Gutsche BG, Stark RI, Milliez JM, James LS, Keenaghan JB, Covino BS, Covino BG (1976) Changes in Uterine Bloodflow, Uterine Activity and Fetal Heart Rate Following intravenous Administration of Lidocaine. Abstracts of Scientific Papers, ASA-Annual Meeting 1976, S 541
12. Neumark J (1979) Die kontinuierliche lumbale Epiduralanaesthesie. In: Bergmann etc (Hrsg) Anaesthesiologie und Intensivmedizin. Band 126. Springer Verlag, Berlin Heidelberg New York
13. Neumark J, Clark RB (1977) Halothane for Intrauterine Resuscitation of the Fetus. Anaesth Rev 4, X:13
14. Pearson JF, Davies P (1973) The Effect of Continuous Lumbar Epidural Analgesia on the Acid-Base Status of Maternal Arterial Blood During the First Stage of Labor. J Obst Gynecol Brit Commonw 80:218
15. Ralston DH, Shnider SM, De Lorimier AA (1974) Effects of Equipotent Ephedrin, Metaraminol, Mephenteramine and Methoxamine on Uterine Blood Flow in the Pregnant Ewe. Anaesthesiology 40:354
16. Sangoul F, Fox GS, Houle GL (1975) Effect of Regional Analgesia on Maternal Oxygen Consumption During the First Stage of Labor. Am J Obst Gynecol 121:1080
17. Schellenberg JC (1977) Uterine Activity During Lumbar Epidural Analgesia with Bupivacaine. Am J Obst Gynecol 127:26
18. Schiffrin BS (1972) Fetal Heart Rate Patterns Following Epidural Anaesthesia and Oxytocin Infusion During Labor. J Obst Gynecol Brit Commonw 79:332
19. Vasicka A, Kretchmer H (1961) Effects of Conduction and Inhalation Anaesthesia on Uterine Contractions. Experimental Study of the Influence of Anaesthesia on intraamniotic Pressure. Am J Obst Gynecol 82:600

Reanimation des Neugeborenen

W. Stoll

Die Betreuung des Neugeborenen im Gebärsaal, gemeint im umfassenden Sinne
— der primären Versorgung nach komplikationsloser Geburt,
— der primären Reanimation nach subpartualer Beeinträchtigung und
— der Überwachung bei gestörter Adaptation an das extrauterine Leben,
stellt ein Grenzgebiet mit fließenden Übergängen zwischen Geburtshilfe, Neonatologie und
Anaesthesiologie dar.

Natürlich gibt es eine Perspektive in geburtshilflicher, neonatologischer und anaesthesiologischer Sicht, das heißt, es gibt entsprechende Wünsche und Forderungen. Und vor allen
Dingen gibt es *verschiedene Modelle* der Zusammenarbeit, wobei diese Modelle gegeben sind
durch die hierarchische Stellung der Klinik oder des Spitals und die damit verbundenen Aus-
bildungsverpflichtungen. Diese Modelle sind aber auch gegeben durch die baulichen und personellen Verhältnisse.

Die Entwicklungen im Fachgebiet der Geburtshilfe haben im Verlaufe der letzten Jahre
einen markanten Panoramawechsel gebracht.
— Die Geburtshilfe ist ruhiger und sicherer geworden.
— Die Verfahren zur guten Überwachung von Schwangerschaft und vor allen Dingen der Ge-
burt mit Kardiotokographie und Mikroblutuntersuchung sind allgemein gut etabliert.
— Das prospektive Denken steht ganz im Vordergrund.
— Die Gelegenheiten, da unerwarteterweise ein schwerst deprimiertes Kind in intensiver Weise
reanimiert werden muß, sind sehr selten geworden.

Dazu kommt, daß wir der Mutter-Kind- und auch der Vater-Kind-Beziehung eine ganz
andere Bedeutung beimessen als noch vor wenigen Jahren. Man mag heute nicht mehr so
recht von der primären Reanimation des Neugeborenen sprechen, das heißt, man mag diesen
Aufgabenbereich nicht mehr gerne aus dem größeren Zusammenhang des Geburtsgeschehens
herausbrechen, vielmehr sollten alle Bemühungen um das Neugeborene mit diesem neuen
Konzept verwoben sein.

Mehr und mehr wird in den Kliniken von der liegenden auf die halbsitzende Geburtsstellung gewechselt. Physiologische Untersuchungen sprechen für diese Geburtsstellung, nämlich das größere Lungenvolumen der gebärenden Frau, der bessere Einsatz der Rumpfmusku-
latur beim Pressen, die Einwirkung der Schwerkraft. Nicht zuletzt spricht aber die phanta-
stische Perspektive der gebärenden Frau auf das zur Welt kommende Kind für diese Gebär-
haltung. Höchst frustrierend für die entbundene Frau und den jungen Vater ist in der Regel
das nun folgende Versorgen des neugeborenen Kindes auf einem verdeckten Wickeltisch oder
gar in einem anderen Raum. Die Frau, die eben geboren hat, soll ihr Kind jetzt nicht abgeben
müssen, sondern sie soll sich freuen über seine Lebensäußerungen.

Damit stellt sich die ganz zentrale Frage: Soll die Mutter (oder auch der Vater) die Reanimation mitverfolgen? Die Antwort ist im wesentlichen gegeben mit der Frage nach der *Vorbereitung* der schwangeren Frau auf die Geburt. Es gehört zum Wissen einer sich auf die Geburt vorbereitenden Frau, daß der Übergang vom intrauterinen zum extrauterinen Leben mit höchst eindrücklichen und sogar kritischen Funktionsänderungen einhergeht und daß deren Störungen den unverzüglichen Einsatz gezielter Hilfeleistungen erfordern (Tabelle 1).

Tabelle 1. Reanimationsmaßnahmen Neugeborener FKA 1978

Zahl aller Kinder	1 350
davon 1-min-Apgar < 7 und/oder pH < 7,15	213

Terminkinder (193)	Beatmung mit Maske u. Beutel	Intubation	Nabelvenen-Katheter	Überwachung im Inkubator	auf Neonatologie verlegt
Apgar < 7 **oder** pH < 7,15	104	2		62	20
Apgar < 7 **und** pH 7,14−7,10	14	1		10	3
Apgar < 7 **und** pH 7,09−7,00	7			6	4
Apgar < 7 **und** pH < 7,00	5	1	1	5	1
Frühgeborene (20) Apgar < 7 **oder** pH < 7,15	16	5		5	19

Tabelle 1 gibt einen Überblick über die Häufigkeit der Anwendung der einzelnen Reanimationsmaßnahmen bei den Neugeborenen, die im Jahre 1978 an der Frauenklinik Aarau geboren wurden. Von den insgesamt 1 350 Kindern wiesen 213 bei der Zustandsdiagnostik Zeichen einer gewissen Beeinträchtigung auf, nämlich eines 1-min-Apgar von weniger als 7 und/oder einen Nabelarterien-pH unter 7,15. Die Tabelle gliedert in Terminkinder und Frühgeborene.

Die große Gruppe der Kinder mit der Diskrepanz zwischen Apgarziffer und pH-Wert stellt erfahrungsgemäß ein Kollektiv dar, das nur einer kurzfristigen intrauterinen Beeinträchtigung ausgesetzt war. Ganz im Vordergrund steht bei dieser Gruppe die Sauerstoffbeatmung mit Maske und Beutel, 2 Kinder wurden intubiert. Auch bei den Gruppen mit stärkeren Graden der Azidose steht die alleinige Beatmung mit Maske und Beutel im Vordergrund. Relativ häufig wurden die Frühgeborenen intubiert. Lediglich einmal wurde ein Nabelvenenkatheter zur Puffertherapie eingelegt. Sehr häufig haben wir die Kinder im Inkubator weiter überwacht.

Ausgehend von der zahlenmäßigen Bedeutung der einzelnen Reanimationsmaßnahmen muß die Frage nach dem Mitverfolgen der Reanimation des Neugeborenen durch die jungen Eltern nochmals aufgeworfen werden. Die Beatmung mit Maske und Beutel ist die weitaus häufigste Reanimationsmaßnahme. Wir sind der Meinung, daß diese Maßnahme vor den

Augen der Eltern erfolgen darf. Die Intubation ist relativ selten geworden. Auch die ruhig
und sicher durchgeführte Intubation dürfte für die Eltern kaum schockierend wirken. Der
Nabelvenenkatheter kommt im Gebärsaal und im Operationssaal der Frauenklinik nur noch
höchst selten vor, so daß er für unsere Fragestellung kaum relevant ist (Tabelle 2).

Tabelle 2. Allgemeiner Arbeitsplan bei der Reanimation Neugeborener

Unter dem
Wärmestrahler
	1. Absaugen
	2. Sauerstoff-Beatmung mit Maske und Beutel
	3. Intubation
	4. Nabelvenen-Katheterismus
	    Natriumbikarbonat 8,4%ig
	    Glukose 10%ig
	5. Weitere Überwachung und evtl. Verlegung
	    ins Zentrum für Neonatologische Intensiv-
	    behandlung
	    Apgar-Status nach 1, 5 und 10 Minuten
	    pH-Wert im Nabelschnur-Arterienblut

Bei der Geburt eines Kindes darf es über den Ablauf der Reanimationsmaßnahmen keine
Zweifel geben. Unser Vorgehen ist in allen Fällen das gleiche (Tabelle 2). Auch bei völlig
normaler Geburt werden die ersten Maßnahmen des Arbeitsplanes durchgeführt. Absaugen
und Schutz vor Auskühlung sind obligatorisch bei jedem Neugeborenen. Im allgemeinen werden zwei Punkte immer wieder schlecht beachtet, nämlich die Erhaltung der Körpertempera-
tur und die Asepsis.

Es sei nun im folgenden auf einige Details der Reanimation des Neugeborenen eingegan-
gen.

Zur Wärmeerhaltung: Das Kind gelangt bei der Geburt aus dem tropischen Klima des
Uteruskavums (38 °C) ohne Passage einer Übergangszone direkt in das für seine Verhältnisse
geradezu arktische Klima des Gebärsaals (22 °C). Werden keine Vorkehrungen zum Schutz
vor Auskühlung getroffen, ist ein Temperatursturz von 2–3 °C innerhalb von 10–20 Minuten durchaus möglich. Sinkt die Rektaltemperatur unter 36 °C, spricht man von Hypother-
mie. Wärmeverlust bedeutet vermehrten Energie-, das heißt vermehrten Sauerstoffverbrauch.
Besonders gefährdet sind frühgeborene, intrauterin mangelversorgte und hypoxisch beein-
trächtigte Kinder.

Das Kind muß abgetrocknet und auf eine vorgewärmte Unterlage gelegt werden. Zur
Wärmeerhaltung haben sich Wärmestrahler am besten bewährt, aber auch diese sind nicht
ohne Gefahr. Es sind Hyperthermiezustände mit neurologischen Schäden, Wasserverlust-
syndrome und Verbrennungen, Katarakte und Corneaschädigungen und anderes mehr mitgeteilt worden. Das heißt für uns nichts anderes, als daß der Wickel- oder Reanimationsplatz
unter dem Wärmestrahler kein Ort ist, wo das Kind unbeaufsichtigt während längerer Zeit
liegen bleiben darf.

Zum Absaugen: Bei der Spontangeburt wird, durch den natürlichen Geburtsvorgang bedingt, eine größere Menge·Schleim und Lungenflüssigkeit abgepreßt. Besonders wichtig ist
daher das Absaugen bei operativen Geburten, vorab bei der Sectio caesarea. Neugeborene
sind Nasenatmer. Die Erklärung der reinen Nasenatmung beim reifen Neugeborenen dürfte

darin liegen, daß sich der relativ hochstehende Larynx direkt in den Nasopharynx öffnet, im Extremfall kann die Epiglottis die Uvula berühren. Die Tatsache der reinen Nasenatmung weist auf die Gefährlichkeit ödematöser Schwellungen der Nasenmucosa hin, wie sie nach Traumatisierung durch unsachgemäßes Absaugen auftreten können. Die Spitze des Absaugkatheters soll daher lediglich an die Nasenöffnungen gesetzt werden.

Auf dem Gebärbett werden Backentaschen, Oropharynx und Nase, unter dem Wärmestrahler zusätzlich noch der Magen abgesaugt. In den Oesophagus und den Magen gelangt man mühelos, wenn darauf geachtet wird, daß der Kopf gegenüber dem Rumpf nicht abgedreht ist. Mehr als 15 ml Mageninhalt lassen den Verdacht auf eine Stenose im oberen Darmbereich aufkommen. Gelangt man nicht in den Magen, besteht Verdacht auf eine Oesophagus-Mißbildung.

Zur Sauerstoffbeatmung mit Maske und Beutel: Kinder, die nach dem routinemäßigen Absaugen nicht mit der Spontanatmung einsetzen, sind zu beatmen. Mit dem Absaugen der oberen Luftwege werden in genügender Weise Reize gesetzt zur Stimulierung der Atmung, das Setzen irgendwelcher weiterer Stimuli bedeutet in der Regel nur einen unnötigen Zeitverlust.

Am wichtigsten bei der Instruktion der Ärzte und Schwestern in der Frauenklinik (eine sehr dankbare Aufgabe für den Anaesthesisten!) sind Hinweise zur Beatmung mit Maske und Beutel, der weitaus bedeutungsvollsten Reanimationsmaßnahme bei der Betreuung Neugeborener. Es ist hinzuweisen auf die richtige Haltung des kindlichen Kopfes und das richtige Aufsetzen der Maske. Das Insufflieren von Gas in die oberen Bereiche des Respirationstraktes stellt einen starken Stimulus für eine tiefe Inspirationsbewegung dar. Es handelt sich dabei um nichts anderes als um den sogenannten paradoxen Head'schen Reflex, das heißt, die rasche und kräftige Insufflation löst eine tiefe Inspirationsbewegung aus. Auch von diesen Überlegungen her ist es sinnvoll, bei einem apnoeischen Neugeborenen unverzüglich mit der Maskenbeatmung einzusetzen und auf irgendwelche anderen Stimulierungen zu verzichten.

Zur Intubation: Grundsätzlich soll die Indikation zur Intubation großzügig gestellt werden. Bei Verdacht auf Mekoniumaspiration wird zur Vornahme der Trachealtoilette intubiert. Erfahrungsgemäß genügen in der Geburtshilfe drei verschiedene Tubusgrößen (Innendurchmesser 2,5, 3,0 und 3,5 mm), mit dieser Auswahl ist es möglich, vom kleinen Frühgeborenen bis zum großen Terminkind alle Neugeborenen zu versorgen. Im Gebärsaal muß immer wieder darauf hingewiesen werden, daß die an sich gutgemeinte primäre Intubation durch den Ungeübten höchst fragwürdig ist, weil der mühsam praktizierte Eingriff das Kind oftmals einem längeren Sauerstoffmangelzustand aussetzt.

Gewisse Probleme ergeben sich beim Fixieren des Tubus. Heftpflasterstreifen eignen sich wegen der feuchten, möglicherweise noch vernixbedeckten Haut nicht. Eine gute Fixation läßt sich unter Zuhilfenahme einer ganz gewöhnlichen chirurgischen Gesichtsmaske bewerkstelligen. Der Hinterkopf des Kindes wird in die Maske gelegt, während die Bändel der Maske kreuzweise um den Tubusansatz geschlungen und geknotet diesen fixieren.

Zum Nabelvenenkatheterismus: Die moderne Geburtsmedizin mit konsequenter Überwachung der Geburten hat die Zahl schwer azidotischer Kinder in erfreulicher Weise zurückgehen lassen. Demzufolge ist auch die notfallmäßige Pufferung im Gebärsaal sehr selten geworden.

Die Indikation zum Nabelvenenkatheterismus ist gegeben, wenn bei ausreichender Sauerstoffbeatmung keine befriedigende Besserung des Zustandes erzielt wird. Wegweisend sind in erster Linie das klinische Bild und der Verlauf der Erholung in den ersten Lebensminuten. Es gibt Kinder, die bei der Geburt schwere Grade einer metabolischen Azidose aufweisen und sich erstaunlich schnell erholen mit spontaner Korrektur des Säure-Basen-Haushaltes. Eine bedeutende Rolle spielt dabei die Dauer der intrauterinen Beeinträchtigung.

Lediglich einmal haben wir im Jahre 1978 eine Pufferbehandlung im Gebärsaal bzw. im Operationssaal durchgeführt. Selbstverständlich könnte man diskutieren, ob nicht noch in weiteren Fällen von schwerer Azidose die Pufferbehandlung zu vertreten gewesen wäre. Die katamnestische Beurteilung der betreffenden Fälle läßt aber das Gegenteil ohne weiteres vertreten.

Es sind vorab zwei Gründe, die bei uns den Mut zur Pufferbehandlung dämpfen:

Zum ersten sind es die Gefahren des Katheterismus an sich, nämlich die Infektionen, Perforationen, Thrombosen, Embolien und anderes mehr.

Der zweite und gewichtigere Grund zur Zurückhaltung in der Natriumbicarbonat-Pufferung im Gebärsaal sind die Warnungen vor der relativ raschen Applikation konzentrierter Lösungen, das heißt molarer und halbmolarer Pufferlösungen, wie sie in der neuesten pädiatrischen Literatur zu finden sind. Es ist fraglich, ob der günstige Effekt der prompten Korrektur der metabolischen Azidose die potentiellen Nachteile der osmotischen Alteration aufwiegt. Es wird vorab auf die Gefahr von zerebralen Blutungen, besonders auch von intraventrikulären Blutungen aufmerksam gemacht, als Folge rasch sich aufbauender osmolaler Gradienten zwischen Plasma und Liquorflüssigkeit.

Man darf heute sogar sagen, daß ein Kind, das so schwer beeinträchtigt ist, daß es eine sofortige energische Pufferbehandlung benötigt, durch eine Lücke im geburtshilflichen Überwachungsnetz durchgeschlüpft ist.

Zur weiteren Überwachung des reanimierten Neugeborenen: Reanimierte Neugeborene und insbesondere auch Kinder mit nur diskreten Zeichen einer gestörten Adaptation müssen während der ersten Lebensminuten und -stunden sorgfältig überwacht werden. Die Folgen zu spät erkannter sekundärer Störungen könnten verhängnisvoll sein. Die Geburtshilfe mündet jetzt ins Fachgebiet der Neonatologie ein. Das Kind soll nach der primären Versorgung in einem vorgeheizten Inkubator (36 °C) überwacht werden. Der Inkubator bietet ideale klimatische Bedingungen und ist vor allem ein ausgezeichnetes Mittel, das Kind auch aus einiger Entfernung jederzeit in Sicht zu behalten (Tabelle 3).

Tabelle 3. Postnatale Überwachungsparameter (Adaptationsstatus)

Atmung	Kreislauf	Labor
Frequenz	Herzfrequenz	pH
Zyanose	Herzgeräusch	Haematokrit/
Stöhnen	periphere Kapillar-	Haemoglobin
Einziehungen	füllung	Dextrostix
Nasenflügel	kalte, weiße Füße	
Rektaltemperatur		

Es ist möglich, mit wenigen klaren Beobachtungen und drei einfachen Laboruntersuchungen eine gute und ausreichende Information über die Anpassungsschwierigkeiten des Neugeborenen zu gewinnen. Ein entsprechendes Protokollblatt ist zu führen. Weitere Entscheidungen werden jetzt zusammen mit dem Neonatologen getroffen, sei dies am Inkubator des Gebärsaals oder sei dies durch eine telefonische Konsultation.

Die Inkubatorüberwachung soll am Bett der Mutter erfolgen. Die Mutter freut sich an ihrem Kind, das sich schrittweise erholt oder – im anderen Fall – soll die Mutter unsere weiteren Maßnahmen verstehen.

Abschließend sei lediglich noch darauf hingewiesen, daß die Chancen für ein Kind nur dann optimal sind, wenn der Übergang von der Geburtshilflichen Klinik in die Obhut des Neonatologen fließend ist. Neben einer zweckmäßigen Organisation ist dazu die ständige Bereitschaft zur engen kollegialen Zusammenarbeit erforderlich.

Literatur

1. Committee on environmental hazards (1978) Infant radiant warmers. Pediatrics 61:113–114
2. Duc G, Mieth D, Rooth G, Stoll W, Welsch H (1974) IX. Podiumsgespräch: Das noch nicht verlegungsbedürftige Risikoneugeborene – Überwachung und Betreuung in der Frauenklinik. 7. Dtscher Kongr Perinat Med Berlin
3. Finberg L (1978) The relationship of intravenous infusions and intracranial hemorrhage-a commentary. J Pediat 91:777–778
4. Kopelman AE (1978) A new use for adult face masks. Pediatrics 61:162
5. Martin R, Roessmann U, Fanaroff A (1976) Massive intracerebellar hemorrhage in low-birth-weight infants. J Pediat 89:290–293
6. Rhodes PG, Hall RT, Hellerstein St (1977) The effects of single infusions of hypertonic sodium bicarbonate on body composition in neonates with acidosis. J Pediat 90:789–795
7. Stoll W (1975) Die primäre Reanimation des Neugeborenen. Grundlagen-Praxis. Enke, Stuttgart

Intensivtherapie der schweren EPH-Gestose und Eklampsie

H. Bayer

Die EPH-Gestose, eine spezifische Erkrankung der Schwangerschaft, wirft bezüglich Entbindungszeit, Geburtsleitung und Schmerzbekämpfung alle Fragen auf, die in den vorangegangenen Referaten dieses Panels diskutiert wurden: Wechselbeziehung zum Wehenschmerz (Referat Bonica), Vorteile und Gefahren von Lokal-, Regional- und Allgemeinanaesthesie der Mutter (Referat Weiss, Dick, Poppers, Neumark). Bei Verfügbarkeit entspechender Reanimationsmaßnahmen (Referat Stoll) sollte ein doch noch erfreulicher Zustand des Neugeborenen erzielt werden können.

Die Eklampsie ist eine abolut lebensbedrohliche Erkrankung der Frau in der Perinatalperiode, wobei oft genug das kindliche Leben nicht gerettet werden kann.

Die Behandlung der schweren EPH-Gestose orientiert sich an der klinischen Trias von Ödem, Proteinurie und Hochdruck, sowie den Hilfsparametern des Kreislaufs (Herzleistung, CVP, periphere Durchblutung und Augenfundusbild), der Nierenfunktion (Stundenharnmengen, Konzentrationsfähigkeit und Exkretionsleistung, Eiweiß- und Elektrolytbilanz) und im besonderen an den spezifischen Parametern der fetoplazentaren Einheit (fetale Sono- und Cardiographie, Östriolausscheidung, Amnioskopie und Fruchtwasseranalyse bezüglich Reifegrad).

Die Intensivtherapie der Eklampsie erfordert eine so massive Blutdrucksenkung und Sedierung, oft bis zur kompletten antikonvulsivischen Therapie mit Intubation und Relaxation, daß sich für einen noch lebenden Foetus eine untragbare Situation ergibt. Die ehestmögliche Uterusentleerung als einzig kausales Therapieprinzip ist daher immer anzustreben. Die weitere Behandlung ist rein symptomatisch und erfordert den Rahmen einer voll ausgerüsteten Intensivstation. Sie umfaßt im wesentlichen die Sedierung (z.B. Barbiturate, Neuroleptika, Diazepam), antikonvulsive Therapie (wie Hydantoine), Relaxation (z.B. Pancuronium), gleichzeitig Hypotensiva (wie Clonidin, Hydralazin, Nitroprussidnatrium) und Vasodilatantien (z.B. Sympathikolytika). Weiter ist nach Restitution des Plasmavolumens eine Unterstützung der Diurese (Mannit, Dopamin, Furosemid etc.) sowie Behandlung der gestörten Mikrozirkulation (z.B. mit niedermolekularen Dextranlösungen) erforderlich.

Bei bestehendem Hirnödem ist Cortison initial indiziert und eine streng kontrollierte Heparintherapie meist geeignet, der oft schweren Gerinnungsstörung und Verbrauchskoagulopathie zu begegnen.

Das generelle Infusionsprogramm umfaßt die Osmo- und Onkotherapie, Puffergaben und Elektrolytausgleich, meist auch Blutersatz und besonders Plasmaeiweißsubstitution. Dabei ist in den ersten Tagen meist eine komplette parenterale Ernährung zu gewährleisten.

Anaesthesiologie und Intensivmedizin

Anaesthesiology and Intensive Care Medicine

Herausgeber: H. Bergmann (Schriftleiter),
J.B. Brückner, R. Frey, M. Gemperle,
W.F. Henschel, O. Mayrhofer, K. Peter

Band 120
E.G. Star

Äthylenoxid-Sterilisation

1979. 2 Abbildungen, 4 Tabellen. VIII, 43 Seiten
DM 26,-
ISBN 3-540-09294-3

Band 121
H.P. Siepmann

Zur Herzwirkung von Inhalationsanaesthetica

Der isolierte Katzenpapillarmuskel als Myokard-Modell
1979. 14 Abbildungen, 5 Tabellen,. VIII, 63 Seiten
DM 39,50
ISBN 3-540-09230-7

Band 122

Coronare Herzkrankheit

Physiologische, kardiologische und anaesthesiolo-gische Aspekte. Weiterbildungskurs für Anaesthesieärzte am 10. Juni 1978 in Wuppertal
Herausgeber: J. Schara
1979. 61 Abbildungen, 15 Tabellen. IX, 97 Seiten
DM 48,-
ISBN 3-540-09416-4

Band 123
H. Kämmerer, K. Standfuss, E. Klaschik

Pathologische pulmonale Kurzschlußperfusion

Theoretische, klinische und tierexperimentelle Untersuchungen zur Variabilität
1979. 23 Abbildungen, 8 Tabellen. VIII, 71 Seiten
DM 37,-
ISBN 3-540-09498-9

Band 124

Neue Aspekte in der Regional-anaesthesie 1

Wirkung auf Herz, Kreislauf und Endokrinum
Postoperative Periduralanalgesie
Herausgeber: H.J. Wüst, M. Zindler
1980. 97 Abbildungen, 37 Tabellen.
XIV, 196 Seiten
DM 68,-
ISBN 3-540-09500-4

Band 125

Kreislaufschock

Herausgeber: J.B. Brückner
1980. 407 Abbildungen, 96 Tabellen.
XXIV, 646 Seiten
DM 168,-
ISBN 3-540-09660-4

Band 127

Mehrfachverletzungen

Herausgeber: H.-J. Streicher, J. Rolle
1980. 97 Abbildungen. XI, 217 Seiten
DM 79,-
ISBN 3-540-09658-2

Band 128
P. Lemburg

Künstliche Beatmung beim Neugeborenen und Kleinkind

Theorie und Praxis der Anwendung von Respira-toren beim Kind
1980. 85 Abbildungen. X, 146 Seiten
DM 63,-
ISBN 3-540-09659-0

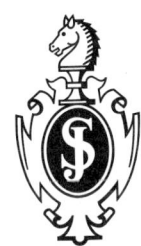

Springer-Verlag
Berlin
Heidelberg
New York

Band 129

25 Jahre Anaesthesiologie und Intensivtherapie in Österreich

Herausgeber: K. Steinbereithner, H. Bergmann
1979. 54 Abbildungen, 40 Tabellen. X, 149 Seiten
DM 69,-
ISBN 3-540-09777-5

Anaesthesiologie und Intensivmedizin

Anaesthesiology and Intensive Care Medicine

Herausgeber: H. Bergmann (Schriftleiter),
J. B. Brückner, R. Frey, M. Gemperle,
W. F. Henschel, O. Mayrhofer, K. Peter

Band 130
25 Jahre DGAI
Jahrestagung in Würzburg, 12.–14. Oktober 1978
Herausgeber: K.H. Weis, G. Cunitz
1980. 689 Abbildungen, zahlreiche Tabellen.
XXXVIII, 1012 Seiten
DM 158,–
ISBN 3-540-10140-3

Band 131
Akute respiratorische Insuffizienz
Herausgeber: K. Peter
1980. 83 Abbildungen, 12 Tabellen.
IX, 131 Seiten (18 Seiten in Englisch)
DM 58,–
ISBN 3-540-10185-3

Band 132
Endocrinology in Anaesthesia and Surgery
Editors: H. Stoeckel, T. Oyama
With the Co-operation of G. Hack
1980. 101 figures, 45 tables. XI, 203 pages
DM 94,–
ISBN 3-540-10211–6

Band 133
Lormetazepam
Experimentelle und klinische Erfahrungen mit einem neuen Benzodiazepin zur oralen und intravenösen Anwendung
Herausgeber: A. Doenicke, H. Ott
1980. 98 Abbildungen, 14 Tabellen.
XXI, 133 Seiten
DM 59,–
ISBN 3-540-10387-2

Band 134
Thrombose und Embolie
Herausgeber: H. Vinazzer
Mit Beiträgen zahlreicher Fachwissenschaftler
1981. 124 Abbildungen, 48 Tabellen.
XII, 345 Seiten
DM 118,–
ISBN 3-540-10393-7

Band 135
P. Sefrin
Polytrauma und Stoffwechsel
1981. 28 Abbildungen, VIII, 90 Seiten
DM 49,–
ISBN 3-540-10525-5

Band 136
W. Seyboldt-Epting
Kardioplegie
Myokardschutz während extrakorporaler Zirkulation
1981. 36 Abbildungen. IX, 74 Seiten
DM 78,–
ISBN 3-540-10621-9

Band 137
G. Goeckenjan
Kontinuierliche Messung des arteriellen Sauerstoffpartialdrucks
1981. 49 Abbildungen, 11 Tabellen.
IX, 110 Seiten
DM 78,–
ISBN 3-540-10730-4

Band 138
Neue Aspekte in der Regionalanaesthesie 2
Pharmakokinetik, Interaktionen, Thromboembolierisiko, New Trends
Herausgeber: H.J. Wüst, M. Zindler
1981. 70 Abbildungen. Etwa 200 Seiten
(etwa 120 Seiten in Englisch)
DM 78,–
ISBN 3-540-10893-9

Band 139
Prae- und postoperativer Verlauf – Allgemeinanaesthesie
Band 1 des ZAK 1979 Innsbruck:
Begrüßungsansprachen, Festvortrag
Panel III: Praeoperative Anaesthesieambulanz
Freie Themen: Allgemeinanaesthesie, Postoperative Nachsorge
Panel V: Anaesthesieletalität
Herausgeber: B. Haid, G. Mitterschiffthaler
1981. 113 Abbildungen. Etwa 240 Seiten
(etwa 110 Seiten in Englisch).
DM 98,–
ISBN 3-540-10942-0

Springer-Verlag
Berlin Heidelberg New York